SABINE HAUSWALD

Hormone bewegen mein Leben

Den weiblichen Hormonhaushalt natürlich ausbalancieren

Schirner Verlag

Die Ratschläge in diesem Buch sind sorgfältig erwogen und geprüft. Sie bieten jedoch keinen Ersatz für kompetenten medizinischen Rat. Alle Angaben in diesem Buch erfolgen daher ohne Gewährleistung oder Garantie seitens der Autorin oder des Verlages. Eine Haftung der Autorin bzw. des Verlages und seiner Beauftragten für Personen-, Sach- und Vermögensschäden ist ausgeschlossen.

Dieses Buch enthält Verweise zu Webseiten, auf deren Inhalte der Verlag keinen Einfluss hat. Für diese Inhalte wird seitens des Verlages keine Gewähr übernommen. Für die Inhalte der verlinkten Seiten ist stets der jeweilige Anbieter oder Betreiber der Seiten verantwortlich.

ISBN 978-3-8434-1303-9

Sabine Hauswald:
Hormone bewegen mein Leben
Den weiblichen Hormonhaushalt
natürlich ausbalancieren

Umschlag: Murat Karaçay, Schirner,
unter Verwendung von # 15450466
(© Monkey Business Images),
454636948 (© Raimundo79) und
96424850 (© blue67design),
www.shutterstock.com
Layout: Elena Lebsack, Schirner,
Lektorat: Bastian Rittinghaus, Schirner
Printed by: Ren Medien GmbH, Germany

www.schirner.com

1. Auflage Januar 2018

Inhalt

Widmung

Möge dieses Buch all den Frauen, die gesund, selbstbestimmt und in ihrer gesamten weiblichen Kraft leben möchten, Hilfe und Inspiration sein – völlig unabhängig davon, an welchem Punkt in ihrem Leben sie gerade stehen. Möge es ihnen und damit in die Häuser, Familien und Firmen Heilung und Weisheit zurückbringen, die uns Frauen seit langer Zeit von Natur aus gegeben sind.

Für alle Frauen, Betroffenen und Pionierinnen, die sich voller Mut auf den Weg machen, Schönheit, Gesundheit, Harmonie und Frieden in diese Welt zu tragen.

Mit großer Dankbarkeit widme ich dieses Buch all denjenigen, die sich für ein gesundes, weises, weibliches Leben stark machen – all den Heilerinnen, Kräuterkundigen, Schamaninnen, Therapeutinnen, Ärztinnen, Hebammen, Wissenschaftlerinnen, Astrologinnen, Trainerinnen, Mentorinnen und allen weiblichen Vorbildern aus vergangenen Jahrhunderten sowie in der Gegenwart.

Vorwort

Als langjährig praktizierende Ärztin für Allgemeinmedizin werde ich nur noch selten überrascht. Dies war jedoch der Fall, als ich Sabine Hauswald und ihr erstes Buch über die Schilddrüse kennenlernte. Ihr ganzheitlicher Ansatz gefiel mir auf Anhieb; auch, dass sie – sehr unkonventionell – kosmische Aspekte und Faktoren wie Sensibilität, Stress und die Seelenlage der Patienten/-innen mit einbezog. Die naturheilkundlichen und ganzheitlichen Aspekte, die weiblichen Themen und die Verbindungen zu altindischen Weisheiten und Systemen komplettierten ein rundum gelungenes erstes Buch, welches seit Juni dieses Jahres in der 2. Auflage erschienen ist. Deshalb dürfen wir gespannt sein auf ihr zweites Buch über Frauen und Hormone.

Aus der täglichen Erfahrung mit meinen Patienten und meinem eigenen Frausein weiß ich, dass sich immer mehr Patienten und Patientinnen eine alternative und/oder ganzheitliche Behandlung wünschen, mit einer ausführlichen und begleitenden Beratung, die alle Bereiche des täglichen Lebens mitbetrachtet. Ob es nun um Herz- und Kreislauferkrankungen, Schlaganfall, Stress, Burn-out, Depressionen, Diabetes, Übergewicht, Krebs, Schilddrüsenerkrankungen, Schlafstörungen, Müdigkeit und Erschöpfung oder unerfüllten Kinderwunsch geht, immer muss der Mensch in seinem eigenen Biotop mit Belastungen aus Umwelt, Giftstoffen, hormonähnlichen Stoffen, seelischen Belastungen durch Beruf, Familie, Gesellschaft gesehen und behandelt werden. Der heutige Patient/die heutige Patientin ist gut informiert und entscheidet selbst darüber, welche Angebote er/sie nutzt.

Hormone regulieren unser Leben. Alle vegetativen Funktionen unseres Körpers werden durch Hormone gesteuert, ob es sich dabei um die Sexualfunktion, den Wärmehaushalt, den Nahrungs- oder Wasserhaushalt, den Schlaf-wach-Rhythmus oder die Blutdruckregulation handelt. Hormone bilden als Botenstoffe mit ihren Regelkreisen einen zentralen Aspekt unseres Lebens. Auch bioidentische Hormone, aus einer natürlichen Quelle hergestellt und der chemischen Struktur der körpereigenen Hormone entsprechend, gewinnen immer mehr an Bedeutung.

Insbesondere für uns Frauen gilt *»Hormone bewegen unser Leben«:* der weibliche Zyklus, die Pubertät, die Schwangerschaft, die Stillzeit, die Prä-Menopause, die Menopause.

Ein innovativer Ansatz ist es, sich in Gruppen von Betroffenen und nach neuen Wegen Suchenden zusammenzuschließen, in denen zu allen Aspekten der Schilddrüse und dem wichtigen Hormonsystem informiert und aufgeklärt wird. Darüber hinaus soll jeder Teilnehmer/jede Teilnehmerin individuell gestärkt werden, seine/ihre Gesundheit und sein/ihr Wohlbefinden eigenverantwortlich in die Hand zu nehmen und sich auf den Weg zu begeben.

Sabine Hauswald hat hierzu ein neuartiges Setting einer Intensiv-Life-Changing-Hormongruppe entworfen, welche bereits vielen zu einem besseren Leben mit mehr Erkenntnis und zurück zu ihrer Lebensqualität verholfen hat. Sie bringt sehr viel praktische Erfahrung aus ihrem bisherigen Werdegang in die Gestaltung und die stete Weiterentwicklung dieser Gruppen mit ein.
Dank ihrer profunden Kenntnissen der Humanmedizin, der traditionellen europäischen Naturheilkunde, der Traditionellen Chinesischen Medizin, des Qi Gong, der Kräuterheilkunde, der Neuraltherapie und der medizinischen Astrologie leitet sie mit viel Herzblut diese Gruppen und ihre Workshops als Gesundheitscoach und Leadership-Trainerin. Ihr Engagement für uns Frauen, Gesundheitsstörungen mit einem ungewohnten, weitreichenden Blick zu begegnen, verdient viel Lob. Auf ihrer Website www.happyhormones.eu kann man die Begeisterung vieler Klientinnen und Teilnehmerinnen nachlesen.

Männer können häufig die komplexen hormonellen »Zustände« von Frauen nicht nachvollziehen und sehen sich damit herausgefordert.
Ein Buch nur für Frauen über Frauen und Hormone zu schreiben, ist längst überfällig und mag auch für den modernen Mann eine wertvolle Lektüre für ein tieferes Verständnis des anderen Geschlechts sein.

Es ist sehr erfrischend und spannend, zu lesen, in welche Zusammenhänge in diesem Buch die Rolle der weiblichen Hormone gestellt wird.
Dieses Buch ist wie ein Leuchtturm für uns Frauen, der uns die richtige Richtung zeigt, in der wir gesund, leistungsfähig und zufrieden unsere jeweiligen Lebensabschnitte annehmen und heil an Körper, Geist und Seele alt werden können.

Hannelore Mohr
Fachärztin für Allgemeinmedizin, Naturheilverfahren, Homöopathie und Akupunktur
München, im September 2017

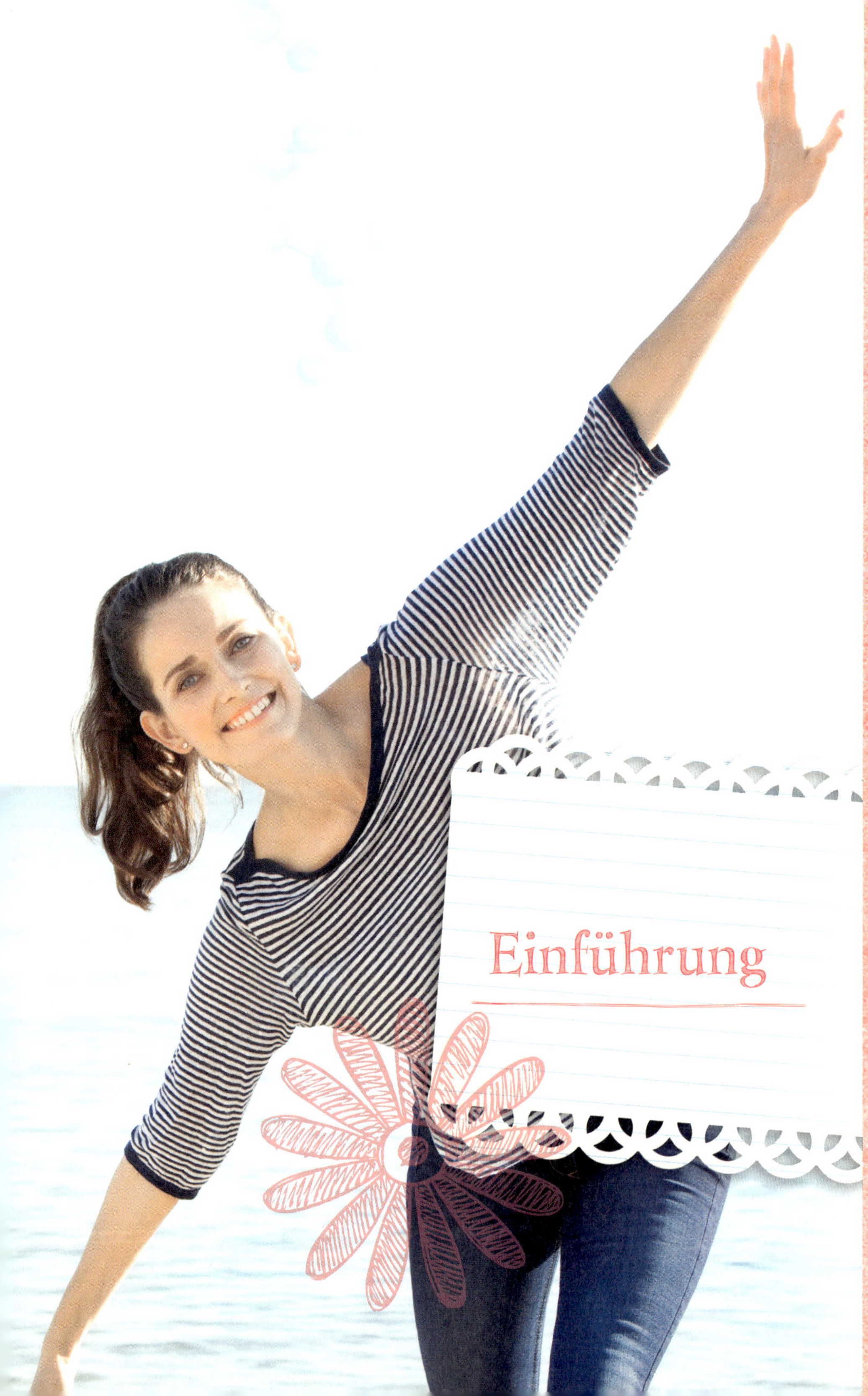

Einführung

Die Welt der Hormone ist faszinierend, geheimnisvoll und sehr komplex. Ihre Auswirkungen auf unser physisches, mentales und seelisches Sein sind immens.
In diesem Buch sind vorrangig das weibliche Hormonsystem – eingebettet in das Gesamthormonsystem des Menschen – und die Gesundheit von Frauen das Thema. Die Männer mögen es mir an dieser Stelle nachsehen, ihr werdet in einem separaten Buch eure Aufmerksamkeit bekommen, denn das Hormonsystem des Menschen hat viel entweder mit dem männlichen oder mit dem weiblichen Körper zu tun. Auch wenn einiges geschlechtsunspezifisch ist, so hängt doch ein herausragender Teil davon ab, ob wir ein Leben als biologische Frau oder als biologischer Mann führen. Dies allein rechtfertigt ein Buch mit dem Fokus auf die Frau bzw. auf den Mann.

»Die wahre Kunst besteht darin, der Frauenarznei keine Männerarznei und der Männerarznei keine Frauenarznei beizumengen, sondern jede dieser Arzneimittelgruppen nur mit anatomisch verwandten zusammen zu verwenden.«
Paracelsus (I / 197)

»Der Mann hat nämlich das Heiße und Trockene in sich, die Frau aber das Kalte und Feuchte.«
Paracelsus (III / 381)

Dennoch ist es äußerst sinnvoll, sich mit den physiologischen, psychischen und genetischen Voraussetzungen des jeweils anderen Geschlechts zu beschäftigen. Dies fördert Verständnis, Harmonie und Frieden zwischen Partnern und in der Gesellschaft.
Für beide Geschlechter gilt die unverrückbare Tatsache, dass Hormone bei Weitem mehr sind als »Botenstoffe« in unserem Organismus. Sie haben einen enormen Einfluss auf körperliche Funktionen, auf unsere Emotionen, auf unsere Psyche. Sie bewegen unser Leben in einer Form, deren Komple-

xität uns selten bewusst ist. Durch das Erforschen und tiefere Verständnis der hormonellen Zusammenhänge wuchsen in den letzten Jahren in mir der Respekt und die Bewunderung für die Natur, die dieses System hervorgebracht hat. Es ist ein unglaubliches Informationsnetz, das dafür sorgt, dass der Körper in perfekter Weise mit dem Gehirn interagiert, enorm schnell reagiert, wenn Gefahr droht oder wenn sich neues Leben im Körper einer Frau einnistet, heranwächst und daraus das Wunderwerk Mensch entsteht.
Durch Hormone wird unser Verstand, unser Denken ausgebildet.
Durch Hormone leiden und lieben wir.
Durch Hormone wird unser ganzes Sein bewegt!
Hormone bewirken, dass wir ausgeglichen sind und ein erfülltes Leben erfahren dürfen. Allein dies ist es wert, die Zusammenhänge aufzuzeigen, zu informieren und aufzuklären. Die Abwärtsspirale von Diabetes, Gewichtsproblemen, Herzerkrankungen, Schlaganfall, Schilddrüsenunterfunktion, Energielosigkeit, unerfülltem Kinderwunsch, Depressionen, Müdigkeit, Hitzewallungen und Schlafstörungen kann aufgehalten werden! Die genetische Veranlagung muss sich nicht erfüllen – jede Frau kann aktiv etwas tun. Das ist die gute, entscheidende Nachricht! Es sind wertvolle Ansätze und Lösungen vorhanden, abseits eines chemisch-synthetischen Eingreifens. Nicht selten ist »ein Kraut dagegen gewachsen« und die Rückkehr zu einem gesunden, kraftvollen und glücklichen Leben möglich.
An eigenem Leib und eigener Seele habe ich in meinem bisherigen Leben so manche hormonelle Achterbahnfahrt erlebt. Wie dankbar wäre ich gewesen, hätte ich besser und vor allem früher gewusst, was meiner physischen wie psychischen Lebenskraft im großen Kontext der Hormone gutgetan hätte!
In frühen Kindertagen schon als »Moppel« mit Gewichtsproblemen konfrontiert, erlitt ich als Heranwachsende ihretwegen Brüche in meinem Selbstwertgefühl und wurde bald jeglicher Hoffnung auf ein Leben als schlanke Frau beraubt.
Die verschiedensten Diäten, Phasen extremen Verzichts sowie Zeiten des ausufernden Futterns füllten viele Jahre meines Lebens. Dass wir Frauen mehr auf Kohlenhydrate stehen als Männer, zeichnete sich zwar auf meinem Speiseplan ab, bewusst wurde mir diese Tatsache aber erst Jahrzehnte später.

Das Hormon Leptin, das für das Hunger- und Sättigungsgefühl zuständig ist, kam erst in mein Bewusstsein, als ich Mitte vierzig war. Es erfüllt seine Aufgabe erst dann, wenn wir Frauen Normal- oder Untergewicht haben, und bewirkt, dass wir ein natürliches Sättigungsgefühl entwickeln. Liegen wir auch nur 2 oder 3 Kilo über Normalgewicht, regt es den Hunger an und sorgt dafür, dass wir keine natürliche Sättigung verspüren – wir futtern immer weiter. Was für eine Laune der Natur!

Andere Hormoneinflüsse teile ich mit vielen tausend anderen Frauen. Nahezu alle Frauen – und auch ihre mitleidenden Männer – wissen, was das PMS (prämenstruelles Syndrom) ist und kennen die emotionalen Ausnahmezustände und Heulanfälle vor der Monatsblutung. Himmelhoch jauchzend, im nächsten Moment zu Tode betrübt – unerträglich für einen selbst, ganz zu schweigen von unserem privaten wie beruflichen Umfeld. Dazu kommen regelrechte Fressanfälle, die die Nadel der Waage zusätzlich zu den natürlichen Wassereinlagerungen vor der Periode in die Höhe treiben. Allerdings muss PMS kein monatliches Schicksal bleiben!

Für mich war es intuitiv immer richtig, die Anti-Baby-Pille nicht einzunehmen – ich habe es kein einziges Mal mit ihr probiert. Irgendeine Stimme in meinem Frausein hat schon in meiner Jugend dafür gesorgt, dass diese synthetischen hormonellen Einflüsse nicht, und vor allem nicht, wie bei vielen anderen, über Jahrzehnte und ohne Pause der Einnahme, auf mein gesamtes Hormongleichgewicht gewirkt haben und dass die Regulation des natürlichen Menstruationszyklus in den übergeordneten Gehirnzentren ausgehebelt wurde.

Anders meine Erfahrung nach der Geburt meines Sohnes: Ich war damals schon einige Jahre selbstständig, und mein Gynäkologe empfahl mir dringend, mir bald nach der Entbindung eine sogenannte Hormonspirale zur sicheren Verhütung einsetzen zu lassen. Das würde mir als selbstständige Mutter die größtmögliche Sicherheit bieten, nicht allzu schnell nach dem ersten Kind erneut schwanger zu werden. Ich hörte auf ihn, die Lebensumstellung auf Praxisinhaberin *und* Mutter war groß und herausfordernd genug. Mein Körper kommunizierte unmittelbar mit mir: *Jede* Monatsblutung war von Unterleibskrämpfen begleitet, auch waren Schmerzen in Rücken und Unterbauch außerhalb der Regelblutung häufig. Es fühlte sich an, als führte mein Körper einen Kampf gegen dieses kleine Teil, das Gestagene direkt in meine Gebärmutter aussandte, und wollte es wieder loswerden. Ich hörte auf meinen Körper und ließ mir die Spirale nach wenigen Monaten wieder ziehen. Es fanden sich andere Lösungen, und meine Gebärmutter wurde wieder friedlich und ich entspannter.

Diese und weitere Erfahrungen mit meinem eigenen Hormonhaushalt sorgten dafür, dass ich selbst neugieriger wurde, tiefer forschte und Mosaikteile zusammensetzte. Vor zwanzig Jahren erlebte ich im Rahmen einer viralen Schilddrüsenentzündung, wie sich eine Überfunktion dieses Organs anfühlt und was die überhöhte Ausschüttung von Schilddrüsenhormonen mit meiner Lebensqualität und meiner inneren Ruhe anstellte. Ich fühlte mich nur noch getrieben, konnte keine fünf Minuten ruhig sitzen und fand nachts keinen Schlaf. Nach Ausheilung der Entzündung folgte eine subtile Unterfunktion der Schilddrüse – auf einmal waren zu wenig Hormone in meinem Blut. Die Hormone der Schilddrüse sorgen im Normalfall dafür, dass der Stoffwechsel optimal läuft, dass der Grundumsatz und die Energieleistung im Körper funktionieren, dass der Wärmehaushalt geregelt wird und dass wir genügend Antrieb, gute Stimmung und Tatkraft im Leben haben. In dieser Zeit litt meine positive Grundeinstellung zum Leben – Fröhlichkeit und Lebensfreude wurden von depressiven Gedanken und Pessimismus verdrängt. Zum Glück ging diese Phase vorüber, und meine Schilddrüse regenerierte sich vollständig. Zuvor war ich mir meiner Schilddrüse überhaupt nicht bewusst gewesen. Mir wurde klar, welch katastrophale Auswirkungen die Unkenntnis der Hormonwelt, die damals noch nicht so weit erforscht und in größere Zusammenhänge gesetzt worden war wie heute, auf mein tägliches Wirken als Physiotherapeutin hatte. Mit dem jetzigen Wissen hätte ich viele Patienten anders behandelt, zu weiteren Untersuchungen geschickt, wäre andere Wege gegangen. Die Zeit, die Wissenschaft, die interdisziplinäre Zusammenarbeit und auch ich waren noch nicht so weit. Inzwischen ist man sich in der Fachwelt einig, dass die Hormone für alle körperlichen und seelischen Vorgänge eine zentrale Rolle spielen. Ca. 150 Hormone kennt man mittlerweile, vermutet werden mehr als 1000 – keine Angst, ich nehme hier nur ein paar besonders wichtige für Sie heraus!

Laut Martin Wabitsch, Endokrinologe an der Universität Ulm, wird der Einfluss der Hormone auf unsere Gesundheit und unser gesamtes Leben noch immer unterschätzt. Er geht davon aus, dass sie der Schlüssel zum **Verständnis unseres Verhaltens und unserer Persönlichkeit** sind. Viele Mediziner, Hirnforscher, Psychologen, Soziologen, Philosophen, alternative Heiler und Schamanen beschäftigen sich inzwischen mit den weitreichenden hormonellen Zusammenhängen und deren Auswirkungen.

Gern möchte ich dazu beitragen, dass jeder Frau die Details des komplexen Zusammenspiels der Hormone bewusst werden und sie diese nachvollziehen kann. Und dass jede Frau erlebt, wie die Hormone harmonisch miteinander arbeiten, ohne die körperlichen wie seelisch-geistigen Auswirkungen, wenn ein oder mehrere Rädchen im System haken. Dieses Wissen ist die Voraussetzung dafür, dass frau gezielt und eigenverantwortlich nach Hilfestellungen und Lösungen für ihr Wohlbefinden, für ihr gesundes, weibliches Sein und ein erfülltes Leben suchen und finden kann. Dazu finden Sie im ersten Teil des Buches am Ende jedes Kapitels interaktive Fragen. Lassen Sie sich von diesen inspirieren, aktiv in einen Prozess der Selbstreflexion mit Ihrem eigenen Leben zu gehen, um wertvolle Erkenntnisse über die hormonellen Zusammenhängen hinaus zu erlangen und für Ihre weibliche Gesundheit zu nutzen.

Ade, hormonelle Achterbahnfahrten, und willkommen, Kindersegen, Sexdrive, Jugendlichkeit und Glücksfeuerwerk!

HAPPY HORMONES – HAPPY LIFE

Sabine Hauswald

September 2017

Das Besondere am Hormonsystem der Frau

Frauen machen, wenn sie Schwangerschaft und Geburt erleben, intensive Zeiten regelrechter Anflutungen verschiedener Hormone in ihrem Blutkreislauf durch. Das kann sie emotional und physisch richtig aufmischen und durchwirbeln. Oft empfinden Frauen ihre Schwangerschaft als Phase des absoluten Glücks und der Euphorie, und sie würden diesen Zustand gern auch nach dem Ende der Schwangerschaft aufrechterhalten. Doch diese Gefühle erleben wir einzig und allein durch die Umstellung unseres Hormonkreislaufes, während ein Kind in unserem Körper heranwächst.

Auch durch den Menstruationszyklus sind Monat für Monat viele Hormone im weiblichen Körper unterwegs, die sich gegenseitig ablösen und bedingen. Es gibt deutlich mehr rhythmische Vorgänge als im männlichen Körper und daher höhere Ausschläge nach oben und unten mit sichtbaren körperlichen Reaktionen wie der Monatsblutung, Wassereinlagerungen im Gewebe vor der Menstruation, einem Ziehen im Unterbauch beim Eisprung usw. Sie können sich leicht vorstellen, dass diese Rhythmik, dieses fein aufeinander abgestimmte System, störungsanfälliger ist als das im Organismus des Mannes. Was viele Frauen zu spüren bekommen, sind die emotionalen Auswirkungen und die Änderungen ihrer Verhaltensweisen, die durch hormonelle Lagen im Körper äußerlich sichtbar und erlebbar werden – im Positiven wie im Negativen. Hormone können uns mit ihren Wirkungen steuern, was in der Tat herausfordernd ist. Denken Sie nur an die »Zuckergier« vor der Menstruation oder die mangelnde Konzentrationsbereitschaft, wenn wir verliebt sind und die Gedanken nur noch um den Liebsten oder die Liebste kreisen.

Kommt eine Schwangerschaft zustande, erlebt die Frau eine Höchstproduktion an Hormonen, mit der der Körper die Schwangerschaft stabilisieren und schützen will. Für die Geburt des Kindes sind dann ganz andere Hormone zuständig, wieder andere in der Stillzeit.

Das Besondere daran ist, dass es sich bei all diesen hormonellen und körperlichen Vorgängen nicht allein um Funktionen der weiblichen Sexualhormone handelt. Das Zusammenwirken z. B. mit den Schilddrüsenhormonen spielt eine große Rolle – so groß, dass Schilddrüsenfehlfunktionen zu Unfruchtbarkeit und ungewollter Kinderlosigkeit führen können. Der Abfall der Hormonausschüttung nach der Geburt sorgt für Turbulenzen im Gehirnstoffwechsel, bei den Gehirnhormonen und Neurotransmittern – weshalb es zu postpartalen Depressionen kommen oder eine gut funktionierende Schilddrüse aus dem Takt geraten und manifeste Erkrankungen entwickeln kann, die dann häufig unerkannt bleiben.

Diese Ausführungen lassen schon erahnen, dass es einen detaillierten und tiefen Blick auf den weiblichen Hormonhaushalt lohnt, um aus der eigenen weiblichen Weisheit und dem Körpergefühl heraus dafür zu sorgen, dass hormonelle Verwirbelungen uns nicht mitreißen, sondern aufgelöst werden können.

Ich lade Sie ein zu einem genauen Blick auf die wichtigsten Hormone und deren »Tanz« miteinander.

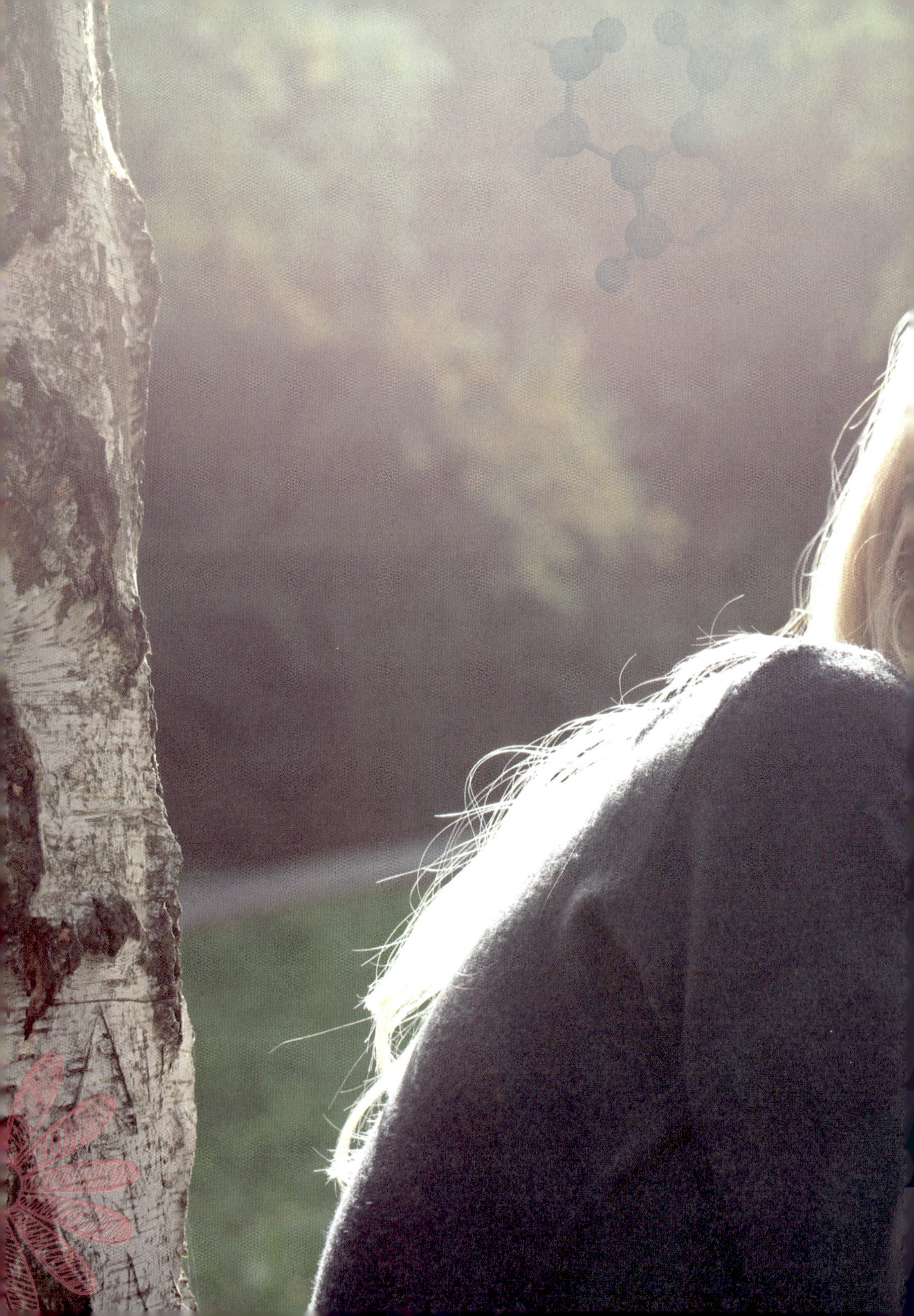

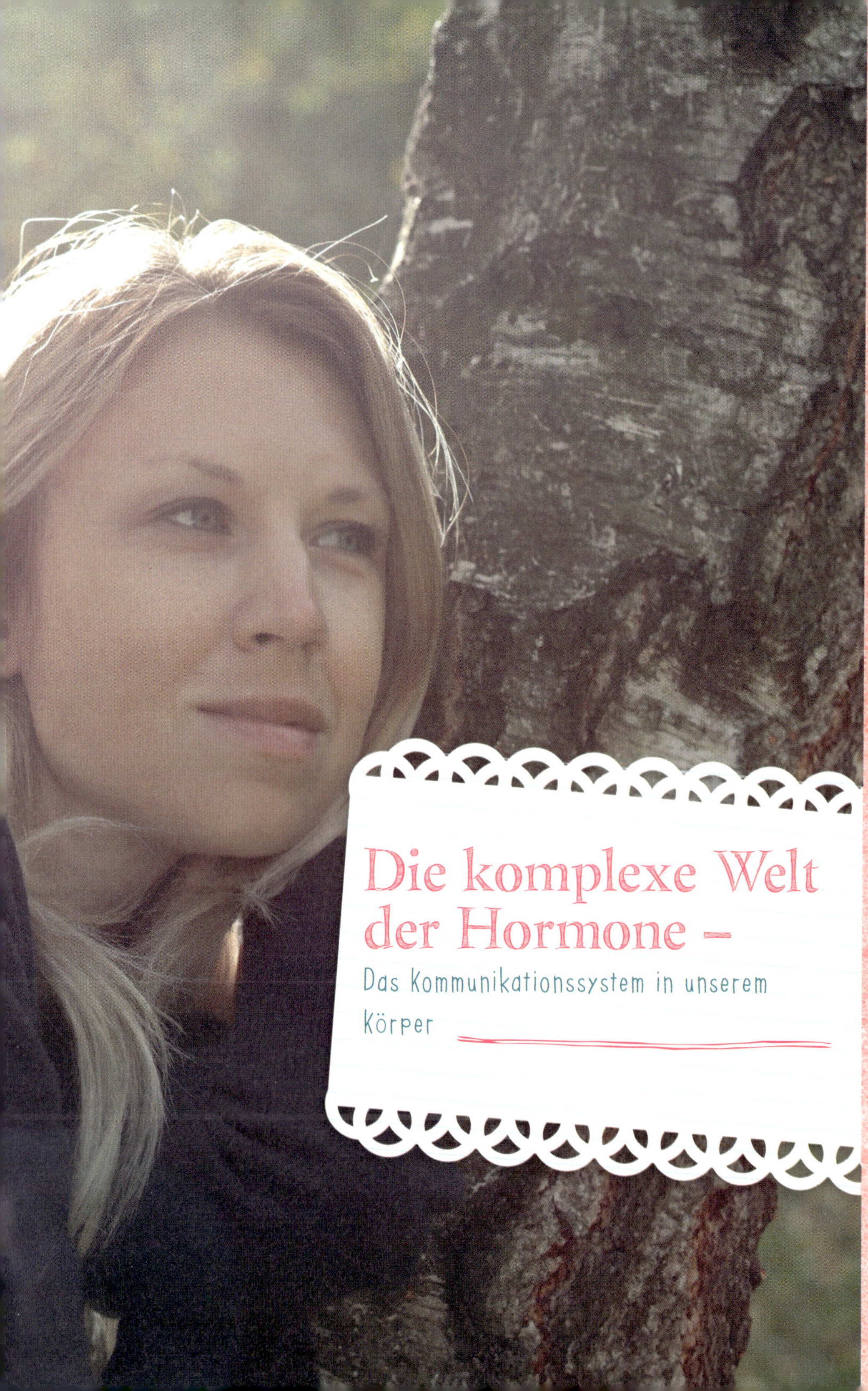

Die komplexe Welt der Hormone –

Das Kommunikationssystem in unserem Körper

Der Postillion – astrologische Zusammenhänge

Das Hormonsystem im Menschen ist ein Kommunikations- und Austauschsystem, das eng mit dem Nervensystem verbunden ist. Beide Systeme koordinieren miteinander lebenswichtige Vorgänge und Organfunktionen. Dabei geht es manchmal schneller zu, meist bei den Erfordernissen des Nervensystems, wohingegen das Hormonsystem eher langsamer, dafür nachhaltiger reagiert und seine Wirkungen entfaltet. Durch diese beiden Systeme ist im Körper alles mit allem verbunden und steht in Kommunikation untereinander.

Dies ist vergleichbar mit der Energie des archetypischen Prinzips von Merkur in der römischen Mythologie bzw. Hermes in der griechischen, dem Götterboten, der die Nachrichten überbringt und gleichsam für »luftige« Energie sorgt, die leicht und reibungslos wirkt. Wenn Nerven und Hormonregulation gut funktionieren, »flutscht« es, alles geht zügig und kinderleicht. Astrologisch und astromedizinisch steht der Planet Merkur für Austausch, Kommunikation, Vermittlung, Gedanken- und Verstandeskraft. Körperliche Zuordnungen sind das Nervensystem als »Nachrichtensystem« (»Großhirn an Faust: Bitte ausfahren!«, wie Otto es mal formulierte), das Rückenmark mit den Nervenverbindungsbahnen des Zentralnervensystems zum Körper und auch die Atmungsorgane Lunge und Bronchien. Hier sind das Luftelement, das Leichte und der (Sauerstoff-)Austausch als zentrales Thema der merkuriellen Energie vertreten.

Hildegard von Bingens Hirschzungenelixier ist ein sanftes, ausgleichendes Hormontonikum und zugleich ein Lungenstärkungsmittel. Auch hier sehen Sie die Verbindung Hormonsystem – Lunge deutlich. Dieser Medizinaltrank kann einfach selbst hergestellt werden, das Rezept dazu finden Sie im Anhang.

Die Leichtigkeit des Elements Luft bei Merkur erkennt man auch an der Zuordnung zur kindlichen, jugendlichen Energie. Der Mittwoch gilt als Merkur-Tag, was man an den Bezeichnungen z. B. im italienischen »mercoledi« erkennt. Auch das englische »Wednesday« oder das schwedische »onsdag« zeugen von der Verbindung zum germanischen Gott Wodan/Odin, der dem römischen Merkur gleichgesetzt wurde. Warum machen Sie also nicht den

Mittwoch zu einem Hormongesundheits- und Regenerationstag, an dem Sie sich viel frische Luft und lebendigen Austausch mit lieben und gleichgesinnten Menschen gönnen? Unterstützend wirken sogenannte Sonne-Merkur-Mittel aus dem Pflanzen- sowie astrologischen Bereich. Merkur verteilt gleichsam die Sonne in Körper, Geist und Seele, bringt chronische und festgefahrene Zustände zur Auflösung, fördert einen wachen und hellen Verstand und bringt Stoffwechsel und Nervensystem auf Vordermann. Diese Energie finden Sie u. a. in der Goldrute *(Solidago virgaurea)*, im Gamander *(Teucrium chamaedrys)*, im Dill *(Anethum graveolens)* und in der Esche *(Fraxinus excelsior)*. Letztere ist ein hervorragendes Anti-Aging-Mittel, und die unreifen Samen dienen zudem als ein Aphrodisiakum.

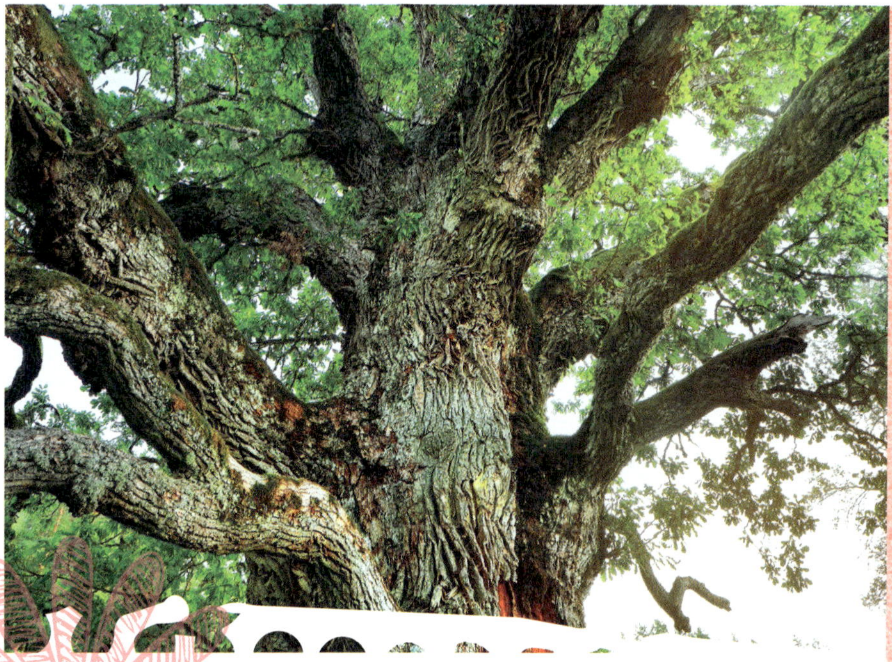

Dass das merkurielle Prinzip Einfluss auf die Jugendlichkeit haben kann, liegt auf der Hand. Infolge der Anregung aller Hormondrüsen im menschlichen Körper findet eine Verjüngung und Erfrischung von Körper, Geist und Seele statt. Dies kann zum Beispiel zu einer wiedereinsetzenden Menstruation nach Einstellung der Hormonproduktion der Eierstöcke führen – sowohl bei Amenorrhoe (Ausbleiben der Monatsblutung) einer Frau im fruchtbaren Alter als auch bei einer Frau, die bereits in die Menopause eingetreten ist. Die Anregung der Hormonausschüttung und der Kommunikation zwischen den Drüsen und den übergeordneten Gehirnarealen ist der Schlüssel, um länger gesund und fit zu bleiben. Dazu gibt es verschiedene Möglichkeiten, die von körperlichen Übungen und speziellen Massagen über Phytotherapie (Kräuterverordnungen), anthroposophische, homöopathische Mittelgaben, astromedizinische Pflanzenunterstützung nach dem Geburtshoroskop bis hin zu Bewusstwerdungs- und Umsetzungsprozessen durch Gesundheits- und Leadershipcoaching reichen. Den besten Erfolg erreichen Sie durch eine individuelle Kombination aller Maßnahmen.

Fragen für die Leserin

- Wie oft am Tag lachen Sie?
- Wann waren Sie das letzte Mal im Wald und haben die Luft dort bewusst gerochen?
- Wann erlauben Sie sich, wie ein Kind zu sein?
- Auf einer Skala von 1 bis 10: Wie neugierig sind Sie?
- Wie alt sind Sie – nicht biologisch, sondern gefühlt?

Was ist ein Hormon? Was ist das Hormonsystem?

Von Pharao Echnaton gibt es eine Büste aus dem 2. Jahrhundert v. Chr., die auf eine Akromegalie hinweist. Dabei vergrößern sich die Akren, also periphere und hervorspringende Körperteile wie Hände, Füße, Kinn, Nase, Lippen, Ohren und die äußeren Geschlechtsteile. Meist geht diese Erkrankung auf Tumore zurück, die zu viele Wachstumshormone bilden.

Chinesische Ärzte behandelten zur gleichen Zeit bereits Schilddrüsenfehlfunktionen mit stark jodhaltigem Seetang oder mit ausgeheizten Schwämmen.

Hormone scheinen in der arabischen Medizinkunst des Mittelalters noch keine große Rolle gespielt zu haben. Erst im 16. Jahrhundert wurden mit Organbeschreibungen der Drüsen und deren krankhaften Zuständen begonnen. Vesalius etwa beschrieb zu dieser Zeit die weiblichen Geschlechtsorgane.

Im ausgehenden 19. Jahrhundert wurden erstmalig die Wirkungen von Drüsenextrakten erkannt und beschrieben (z. B. aus der Nebenniere und der Hypophyse). Zu dieser Zeit gelang auch die erste chemische Hormonsynthese – Adrenalin wurde im Labor nachgebaut.

Die moderne Endokrinologie – die Lehre von den Drüsen und Hormonen – ist gekennzeichnet von der Herstellung synthetischer Hormone und der Entdeckung neuer Hormone. Begonnen hat es mit Adrenalin, Thyroxin- und Insulinkristallen, enorm wichtigen Hormonen der Nebenniere, der Schilddrüse und der Bauchspeicheldrüse. Die Chemie und Biochemie z. B. von Proteinhormonen wie LH (luteinisierendes Hormon) oder TSH (thyroideastimulierendes Hormon) konnte erst im Verlauf des 20. Jahrhunderts entschlüsselt werden. Insulin wurde 1921 entdeckt, 1935 wurde Testosteron aus Hoden isoliert. Ab 1943 behandelte man Schilddrüsenerkrankungen mit Radiojodeinsatz. 1956 wurden bei Hashimoto-Thyreoditis Autoantikörper entdeckt. Somatostatin – ein während der Verdauung von der Bauchspeicheldrüse ausgeschüttetes (sezerniertes) Peptidhormon – fanden die Wissenschaftler 1973. Noch später wurden die hypothalamischen Neuropeptide wie TRH (Thyrotropin-releasing-Hormon), GnRH (Gonadotropin-releasing-Hormon), GHRH (Wachstumshormon-releasing-Hormon) und CRH (Corticotropin-releasing-Hormon) entdeckt. In das letzte Drittel des 20. Jahrhunderts fallen die Entdeckungen der Hormonrezeptoren – der nukleären Steroid- und Thyroxinrezeptoren wie auch der an das G-Protein gekoppelten Membranrezeptoren.

Was die Wissenschaft bis zum heutigen Tag beschäftigt, sind die endokrinologischen Abhängigkeiten, die Interaktion von Hormonen untereinander und die Regulation der ins Blut freigesetzten Menge. Da die Begriffe **Inhibiting-** bzw. **Releasing-Hormone** im Laufe des Buches immer wieder fallen werden, sei an dieser Stelle kurz erläutert, was es damit auf sich hat. **Inhibiting-Hormone** (auch **Statine**) sind Hormone, die in verschiedenen Kernen des Hypothalamus gebildet werden und über ein bestimmtes Gefäßsystem zum Hypophysenvorderlappen gelangen, um dort die Freisetzung weiterer Hormone zu **hemmen. Releasing-Hormone** (auch **Liberine**) regen die Hypohyse hingegen zur Freisetzung anderer Hormone an, nicht aber zu deren Bildung. Auch sie stammen aus dem Hypothalamus, dessen Nerven in der ***Eminentia mediana*** enden. Hier werden unter Kontrolle anderer Hormone und Neurotransmitter die Releasing-Hormone in die Blutgefäße ausgeschüttet, die direkt zum Hypophysenvorderlappen reichen.

Was ist ein Hormon überhaupt? Der Begriff stammt vom altgriechischen »horman«, das »antreiben, erregen« bedeutet. Ein Hormon ist ein Botenstoff, ein Signalgeber im Organismus, der von einer Hormondrüse (z. B. der Bauchspeichel- oder Schilddrüse) gebildet und in die Blutbahn sezerniert wird. Über die Blutbahn erreicht das Hormon, zum Teil mithilfe spezieller Transporteiweiße, sein Zielorgan, wo es seine Aufgabe im Körper ausführen kann. Viele Hormone liegen aber auch frei im Blut vor und müssen zusehen, dass sie zu ihrem Zielort gelangen. Abbauende Enzyme können dafür sorgen, dass weniger Hormone dort ankommen. Dies kompensiert der Körper, indem er Hormone nicht kontinuierlich, sondern in gepulsten Stößen auswirft, sodass ausreichend Hormone die Reise bis zur Zielzelle überstehen. Dort gibt es spezielle Rezeptoren, die wie Schlösser für die Hormone funk-

tionieren. Im Hormonsystem gilt das Schlüssel-Schloss-Prinzip: Wenn der Schlüssel kein passendes Schloss vorfindet, kann das Hormon seine Wirkung im Organismus nicht entfalten.
Ab und an kann es zu unbeabsichtigten Ansprachen der Organe kommen – das Schloss springt quasi beim falschen Schlüssel auf. Das ist z. B. bei der Endometriose der Fall. Eigentlich sollten die ankommenden Östrogene die Gebärmutterschleimhaut zum Wachstum anregen. Manchmal reagieren jedoch auch Zellen außerhalb des Uterus, im Bauchfell der Frau, auf das Östradiol mit Zellwachstum, was dann für Schmerzen und Blutungen sorgt.
Wenn die Rezeptoren an der Oberfläche der Zielzelle sitzen, ist das Prinzip anschaulich – man kann es sich wie leuchtende Farbmarker vorstellen: Ein rot markiertes Hormon findet die rot markierte Eingangstür in die Zelle. Vor einigen Jahren stellten Wissenschaftler jedoch fest, dass sich etwa Steroidhormonrezeptoren fast alle *in* den Zielzellen befinden. Damit stellt sich die Frage: Woher hat das Hormon die Information, in welche Zelle es hineindiffundieren muss? Dies ist bei Weitem noch nicht abschließend erforscht.

Hormone haben die Fähigkeit, die Blut-Hirn-Schranke zu überwinden. Diese stellt eine physiologische Barriere zwischen dem Blutkreislauf und dem Zentralnervensystem (ZNS) dar. Ihre Funktion ist der Schutz des Gehirns vor Krankheitserregern, Toxinen und bestimmten Botenstoffen, die im Blut kursieren. Diese Schranke funktioniert wie ein feiner Filter, durch den nur die für das Gehirn notwendigen Nährstoffe eindringen sowie Stoffwechselendprodukte zur Entsorgung hinausgelangen können. Dass Hormone durch diesen Filter dringen, wird z. B. daran deutlich, dass das von den Eierstöcken gebildete und ins Blut sezernierte Östradiol als Feedback eine Hemmung des GnRH im Gehirn auslöst. Das GnRH ist das im Hypothalamus freigesetzte Gonadotropin-releasing-Hormon, das die gesamte Kaskade für die Sexualhormone in Gang setzt.
Hormonähnliche Stoffe aus der Umwelt (z. B. Methylparaben, ein Konservierungsstoff in Kosmetika, Phthalate, Weichmacher, oder Bisphenol A in Kunststoffen) können das Hormonsystem erheblich irritieren, da sie dem Körper »vorgaukeln«, sie seien Hormone. Sie öffnen das Schloss, lösen dann

aber entweder nur eine Teilreaktion oder gar keine Reaktion aus. Ihre Wirkungsweisen sind unterschiedlich und hängen von der Dosis sowie von Interaktionen mit anderen Umweltbelastungen ab. Selbst wenn ausreichend körpereigene Hormone von gesunden und produktiven Hormondrüsen vorhanden sind, können diese ihre Wirkung nicht entfalten, weil die Rezeptoren besetzt sind. Wirken solche hormonähnlichen Stoffe auf mehrere Zielzellen mehrerer Hormone, lösen sie mannigfache ungewollte körperliche wie auch psychische Reaktionen aus – die sonst reibungslos ablaufende »Dominokette« wird gestoppt.

Man geht derzeit davon aus, dass etwa 800 hormonähnliche Stoffe von außen auf unser Hormonsystem einwirken. Den Blick auf die Umweltfaktoren zu richten, ist daher neben der Pflege und Aktivierung der Drüsen notwendig, um ein gesundes Hormonsystem zu erhalten.

Es werden **drei Stoffklassen** von Hormonen unterschieden: **Protein-/Peptidhormone, Terpene** (Juvenil- und Steroidhormone) und **Aminosäurederivate.**

Ich möchte einige dieser biochemischen Zusammenhänge darstellen. Sie müssen sie sich nicht im Detail merken, aber es ist mir in der Tat ein Anliegen, diese kurz zu benennen, da bei Fehlfunktionen im Hormonsystem häufig gerade an diesen Synthesestellen Störungen vorliegen. Daran sehen Sie, wie wichtig eine Differenzierung für den Betroffenen sein kann, damit er versteht, was in seinem Körper welche Auswirkungen hat. Es ist einfach zu wenig, zu sagen, dass die Schilddrüse nicht richtig funktioniert, dass der Betroffene eine Unter- oder eine Überfunktion hat. Die **Aminosäure Tyrosin** muss als Grundbaustoff für die Schilddrüsenhormone in ausreichender Menge vorhanden sein. Aus ihr werden **Thyroxin (T4)** und **Trijodthyronin (T3)** synthetisiert. Ebenso braucht es das **Enzym Dejodase,** um das inaktive T4 in das im Körper aktive und verfügbare T3 umzuwandeln. Fehlt z. B. das **Spurenelement Selen,** kann der Körper nicht ausreichend Dejodase für eine gut funktionierende Schilddrüse herstellen. Ist nicht genügend **Jod** vorhanden, können aus der Aminosäure Tyrosin nicht ausreichend T4 und T3 zusammengebaut werden. Diese Zusammenhänge im Hinterkopf zu haben, ist wertvoll und lässt einen immer wieder die unglaubliche Komplexität und Intelligenz unseres Körpers bewundern.

Zu den **Protein-/Peptidhormonen** werden beim Menschen die Hormone gezählt, die den Zuckerhaushalt und den Appetit regeln – dazu zählen z. B. Insulin, Leptin und Neuropeptid Y –, die Fortpflanzung ermöglichen – z. B. Gonadotropine – und den Blutdruck regeln – z. B. Angiotensin. Sie werden wie andere Eiweiße im Körper über die Ribonukleinsäure (RNS) in der sogenannten Eiweißkettensynthese hergestellt und über ein Signalpeptid an die Membranen des endoplasmatischen Retikulums (ER) gebunden. Nahezu alle diese Hormone unterliegen im ER und anderen Zellorganellen Veränderungen und Modifikationen. Es kommt zur Abspaltung des Signalpeptids, Prohormon-Konvertasen (PC) spalten die Eiweißkette, Exopeptidasen knabbern einzelne Aminosäuren am Carboxyende ab, oder es kommt zu einer Oxidierung eines C-terminalen Glycins zu einer Amidgruppe und einer Ringbildung im N-terminalen Glutaminrest zu Pyroglutamat.

Zu den **Terpenen** zählen die **Steroidhormone** sowie die **Juvenilhormone,** die bei einsetzender Pubertät aktiv werden, z. B. **Östradiol** und **Testosteron,** die weiblichen und männlichen Geschlechtshormone, die **Kortiko-** und **Mineralkortikosteroide Cortisol** und **Aldosteron** und das Gestagen **Progesteron.** Alle diese Hormone leiten sich vom **Cholesterin** ab. Strukturell ähnlich ist auch das **Vitamin D3** aufgebaut.

In den Mitochondrien findet der erste Schritt der Steroidsynthese statt: Cholesterin wird zu Pregnenolon umgewandelt, um das häufig intensiv »gebuhlt« wird. Das **Pregnenolon** ist die gemeinsame Vorstufe der menschlichen Steroidbildung, ihr folgt eine Serie von Umwandlungen, zu der viele Enzyme benötigt werden. Deren Vorkommen entscheidet z. B. darüber, ob in einer Zelle Cortisol oder Östradiol gebildet wird. Im finalen Zustand werden die Hormone in der Zelle gelagert, um im Bedarfsfall schnell über die Plasmamembran nach außen diffundiert werden zu können. Die Bildung und Aktivität des letzten Enzyms der Herstellungskaskade entscheidet über die Freisetzung.

Von bestimmten Aminosäuren leitet sich die letzte Stoffgruppe der Hormone ab, die **Aminosäurederivate.** Aus der Aminosäure **Tryptophan** entstehen nach stufenweisen Veränderungen das Hormon Melatonin und seine Vorstufe Serotonin, das ein Neurotransmitter ist. Aus **Tyrosin** werden die Schilddrüsenhormone **Thyroxin (T4)** und **Trijodthyronin (T3)** gebildet. Auch die Katecholamine **Adrenalin, Noradrenalin** und **Dopamin** leiten sich aus dieser Aminosäure ab.

Diese Kenntnisse helfen, einzuschätzen, an welchen Stellen eines ganzheitlichen Behandlungskonzeptes etwas zum Besten für den Betroffenen passieren muss. Der Körper benötigt die Grundstoffe für seine Funktionen, an anderer Stelle darf für das seelische Wohl gesorgt oder auch mental auf den Geist eingewirkt werden.

Die Wirkung der Hormone erfolgt **endokrin.** Das heißt, sie werden in einem Organ gebildet, mit dem Blut transportiert und finden innerhalb des menschlichen Organismus ihre Funktion. Die Wissenschaft von den Hormonen, die Endokrinologie, beschäftigt sich mit der **inneren Sekretion** der Hormondrüsen.
Das Gegenstück dazu sind Körperdrüsen mit einer **exokrinen** Ausschüttung von Stoffen, z. B. die Schweißdrüsen oder die Speicheldrüsen im Mund, deren Sekrete nach außen gehen. Die Bauchspeicheldrüse hat beide Funktionen: Sie setzt die endokrinen Hormone Insulin und Glukagon frei sowie die exokrinen Enzyme Amylase und Lipase ins Darmvolumen, um den Fettstoffwechsel und die Nahrungsverdauung zu bewerkstelligen.
Des Weiteren gibt es noch **parakrine** und **autokrine** Reaktionen. Wenn ein Botenstoff direkt auf benachbarte Zellen wirkt, z. B. in der Darmwand oder in der Plazenta, spricht man von parakrinen Abläufen. Eine autokrine Wirkung liegt vor, wenn ein Hormon auf die produzierende Zelle selbst einwirkt. Dies findet man bei Tumorzellen sowie bei aktivierten Lymphozyten, also im Immunsystem.
Es ist wichtig – wenn auch nicht ganz einfach –, die Hormone von den Neurotransmittern abzugrenzen. Beide wirken an einem entfernten Ort, die Neurotransmitter im Nervensystem, genauer im synaptischen Spalt der Nervenzelle, und gewährleisten dort die optimale Informationsübertragung

zwischen zwei Nervenzellen. Einige Hormone fungieren auch als Neurotransmitter: Dopamin, Noradrenalin, aber auch Vasopressin und Neuropeptid Y. Hieran ist die enge Beziehung zwischen Hormon- und Nervensystem zu erkennen.

Eine weitere Verbindung besteht zum Immunsystem. **Zytokine** und **Lymphokine** sind ebenfalls Botenstoffe und Regulatoren, die über den gesamten Organismus verteilt sind. Sie haben eine Fernwirkung im Körper, und einige Hormone docken an Rezeptoren von Immunzellen an. Spätestens an dieser Stelle lässt sich das Hormonsystem nicht mehr vom äußerst komplexen Immunsystem abgrenzen. Dies spiegelt sich auch in den wahrnehmbaren Reaktionen von Betroffenen wider, denn nicht selten gehen Hormonstörungen mit Autoimmunerkrankungen (z. B. Morbus Hashimoto und Morbus Basedow) oder einem irritierten Immunsystem mit der Folge häufig wiederkehrender Infekte einher. Das Fachgebiet der **Psycho-Neuro-Immunologie** beschäftigt sich mit diesen beachtenswerten Zusammenhängen, die immer mit einbezogen werden sollten.

Auch die **Prostaglandine** und **Tromboxane** gilt es, von den Hormonen zu unterscheiden. Mithilfe sogenannter Zyklooxygenasen und anderer Enzyme werden diese Botenstoffe, häufig von Zellen des Immunsystems, gebildet. Sie sind kurzlebig und werden im Blut sehr schnell abgebaut, sodass sie keine Fernwirkung wie die Hormone erreichen können. Deswegen wurden sie aus der Zugehörigkeit zum Hormonsystem ausgegliedert. Prostaglandine werden auch Gewebshormone genannt, was aber eher verwirrend ist.

Eine andere, ganz besondere Botenstoffgruppe stellen die **Pheromone** dar, die nicht innerhalb, sondern außerhalb des Organismus wirken. Im Tierreich erreichen sie eine enorme Fernwirkung zwischen Individuen einer Art. Bei Schmetterlingen etwa sind die Pheromonrezeptoren so außerordentlich empfindlich, dass das Männchen sich auf eine weite Reise zu dem Weibchen begibt, das die Stoffe ausgestoßen hat. Die Molekularstruktur der Pheromone unterscheidet sich allerdings von der der Hormone.

Das Hormonsystem ist gekennzeichnet von einer **hierarchischen Struktur,** die im Gehirn ihren »*Regierungssitz*« hat, von dem aus alles im Organismus geregelt wird – von den einzelnen hormonproduzierenden Organen bis zu den Botenstoffen, die eine relativ weite Fernwirkung haben.

Im **Immunsystem** sind viele Zellen über den Körper verteilt, auch wenn es mit der Milz und der Thymusdrüse stationäre Organe und mit den Peyer'schen Plaques im Darm viele dezentrale Immunorgane innerhalb des Systems gibt. Dennoch basiert das Immunsystem vorwiegend auf der Wanderung von Zellen im Blut und in der Lymphe, die die Blut-Hirn- sowie die Blut-Hoden-Schranke nicht überwinden können.

Im **Nervensystem** wirken die Neurotransmitter über kurze Wege. Die Nervenzellen sorgen mithilfe ihrer Axone (Nervenfasern) dafür, dass zwischen ihnen und den Organen oder Körperregionen Verknüpfungen hergestellt werden.

Allen drei Systemen ist **gemeinsam,** dass die Funktion von Zellen **nicht direkt** von der Zelle ausgeht, sondern durch Botenstoffe bzw. Nervenverknüpfungen ausgelöst wird. Ihre enge Verknüpfung zeigt sich daran, dass Hormone auf Nervenzellen und Immunzellen genauso wirken wie auf Zellen des Hormonsystems. Nerven reichen an Nervenzellen, an Immunorgane und an Hormonzellen heran. Die Botenstoffe des Immunsystems finden Rezeptoren an Nervenzellen und Zellen des Hormonsystems. Daher beeinflussen die drei Körpersysteme sich gegenseitig.

Wegen der innigen funktionalen Verbindung zum Nervensystem – allein schon durch die räumliche Nähe der beiden Gehirnstrukturen **Hypothalamus** und **Hypophyse** – kann das Hormonsystem nicht isoliert betrachtet werden, auch wenn es eindeutig zu charakterisieren ist.

Unter Kontrolle des Gehirns und in stetiger Verbindung mit ihm stehen alle Organe des Hormonsystems. Einer muss quasi den Überblick behalten und steuernd eingreifen können. In diesem Fall geht es nicht ohne einen Chef. Im **Hypothalamus** werden von außen kommende Reize wie Kälte und auch Gefühle wie Freude oder Angst in den neurosekretorischen Zellen integriert und verarbeitet, wodurch es zu Hormonausschüttungen in der *Eminentia mediana* des Hypothalamus kommt. Diese Botenstoffe regen unmittelbar die **Hypophyse** dazu an, die Freisetzung weiterer Hormone zu veranlassen, die dann über das Blut dafür sorgen, dass die Gonaden (Eierstöcke/Hoden), die Nebennieren und die Schilddrüse ihre jeweiligen Hormone herstellen und auf ihre Reise zu ihren Zielzellen schicken. Über positive und negative Rückkopplungswege wird aus dem Blut zurück ans Gehirn gemeldet, ob sich viele oder wenige Hormone im Blut befinden. Entsprechend wird in den hormonellen Regierungszentralen dann die Hormonausschüttung gedrosselt oder gesteigert, um die Organe zu mehr oder weniger Hormonsynthetisierung anzuregen. Dieser Mechanismus wird als **Feedbacksystem** bezeichnet.

Hierarchie des Hormonsystems

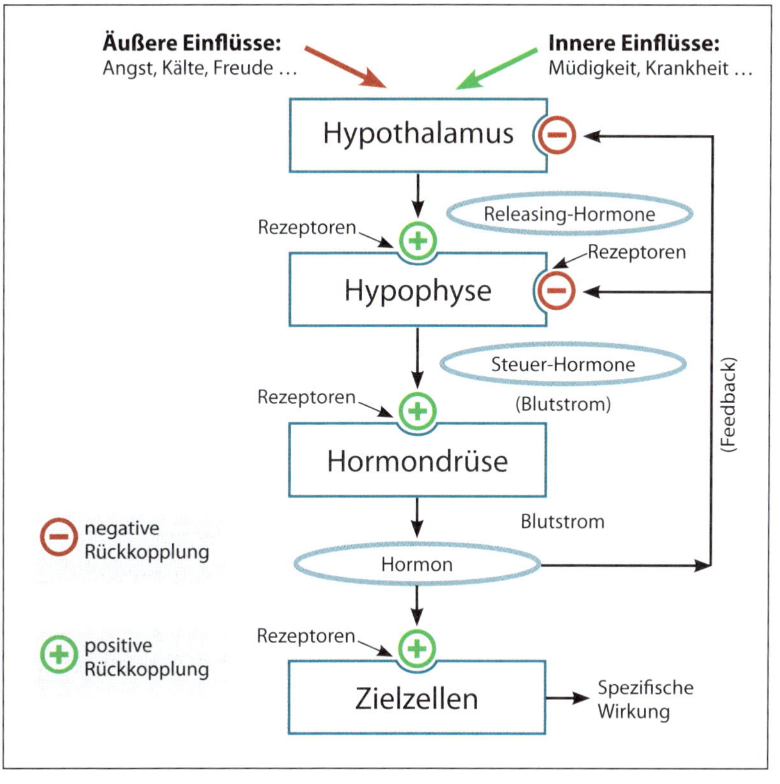

Die sieben Hormondrüsen und die Korrelation mit den sieben Chakren

Der Mensch hat sieben lebenswichtige Drüsen, die endokrin Hormone in die Blutbahn ausschütten, um essenzielle Lebensfunktionen wie Energiestoffwechsel, Wasserhaushalt, Appetit und Hunger, Vermehrung und auch das Wachstum zu regulieren: Epiphyse, Hypophyse, Schild-, Thymus-, Bauchspeicheldrüse, Nebennieren und Ovarien bzw. Hoden. Die Forschung dazu ist hochaktuell und macht ständig neue Entdeckungen. Seit Beginn des 21. Jahrhunderts steht diese Forschung zunehmend im Fokus.
Das ist der wissenschaftliche Teil der Betrachtung der Zusammenhänge, der sich primär um die körperlichen Funktionen und Details kümmert. Ihm verdanken wir, dass wir evolutionär wachsen und unsere Lebenszeit verlängern können. Doch auch die energetische Ebene gehört zu unserem Dasein und zu unseren Körperfunktionen. In diesem Bereich besitzen insbesondere alte Kulturen wie die Inkas und Schamanen bzw. uralte Medizinsysteme wie das Ayurveda Erfahrung und Weisheit.
Die wenigsten wissen, dass das Wissen um die Chakren nicht nur auf der indischen, ayurvedischen Lehre fußt. Auch in den alten amerikanischen Traditionen existieren sie. Wobei es nach schamanischer Sicht neun Chakren gibt, die nicht auf den Körper beschränkt sind. Fäden gehen von den Chakren aus, die mit der Welt und mit allem verbunden sind. Dies ist also eine noch ganzheitlichere Sicht auf das Verhältnis von Mensch, Natur und Universum. Nach Alberto Villoldo sind die Chakren anatomische Anteile des »leuchtenden Energiefeldes«, genauso wie die Knochen zur körperlichen Anatomie des Menschen gehören. Jedes Lebewesen hat Chakren – Menschen, Tiere und auch Bäume.
Bei uns Menschen verlaufen die Chakren entlang der Wirbelsäule, mit der sie an ihrem unteren, trichterförmig zulaufenden Ende verbunden sind. Sie sind Wirbel mit einer Öffnung in ihrer Mitte und drehen sich ein paar Zentimeter außerhalb unseres Körpers. Darüber nehmen sie auf energetischer Ebene die Nahrung aus dem »leuchtenden Energiefeld« auf, die wir für unser spirituelles, kreatives und emotionales Leben benötigen.

Chakren-Drüsen-Zuordnung

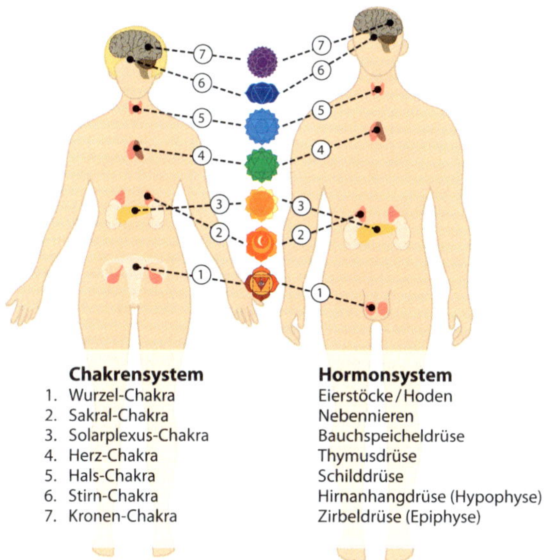

Unsere endokrinen Drüsen, die intensiv auf unser menschliches Verhalten und unsere Persönlichkeit wirken, sind mit diesen Chakren verbunden. Auch hierin wird die Nähe zu unserem Nervensystem deutlich, denn die Chakren übertragen Informationen über Schmerzen und Traumata an dieses, die wie Abdrücke im Energiefeld gespeichert sind. Die Entstehung solcher Informationen in schmerzhaften Situationen wie z. B. dem Verlust eines geliebten Menschen gilt es entweder, durch Vergebung und Hingabe zu verhindern, oder die Abdrücke, die – wie Narben auf unserer Haut – energetische Blockaden darstellen und negativ auf unser Leben wirken, sollten mithilfe eines Schamanen beseitigt werden. Die Chakren haben neurophysiologisch Auswirkungen auf uns, unsere Stimmung, unser körperliches und emotionales Wohlbefinden wird von ihnen beeinflusst.

Alberto Villoldo teilt die Chakren in Erd- und Himmels-Chakren ein. Die ersten fünf, vom Wurzel- bis zum Kehlkopfchakra, werden hauptsächlich von der Erde versorgt – vergleichbar den Wurzeln eines Baumes, der die Nährstoffe aus der Erde durch den Stamm hinauf in die Äste leitet. Das 5. Chakra stellt ein »Übergangs-Chakra« dar, seine Energie ist bereits licht

und weist den Weg zu den Himmels-Chakren, die aus dem Universum versorgt werden.
Die Chakren erfüllen im energetischen Bereich bestimmte Aufgaben wie die Organe des Körpers. Die Aufgabe des 1. und des 2. Chakras ist es, Emotionen zu verdauen. Diese beiden Chakren sind in der Lage, aus körperlichen und emotionalen Traumata Nährstoffe zu ziehen und diese in Kraft und Licht zu verwandeln. Wichtig ist dabei die Verbindung zur Erde – ist diese unterbrochen, kann das 1. Chakra Unverdautes nicht an sie zurückgeben. Der nicht ausgeschiedene »Müll« lagert sich im Chakra ab und verändert sein Drehmoment. Wird im 2. Chakra Nichtentgiftetes behalten und abgelagert, nehmen wir die Welt feindlich und aggressiv wahr.
Feinere Energien nähren das 3. bis 5. Chakra, nämlich Liebe, Mitgefühl und Einfühlungsvermögen. Diese Energiezentren sind nicht in der Lage, Emotionen zu verarbeiten wie die unteren Chakren.
Dr. Christiane Northrup ordnet die ersten drei Chakren der weiblichen Energie zu. Hier sind daher speziell Frauen häufig mit den Themen Scham, Misshandlung, Vernachlässigung in der Kindheit, sozialer Status, finanzielle Sicherheit, Verlassensängste, Kinder, Sex, Macht, Geld und dem Selbstwert konfrontiert. Störungen in den Chakren, die mit diesen Themen zu tun haben, lösen bei Frauen körperliche Manifestationen wie Menstruationsschmerzen, Zysten, Blasenentzündungen, Myome u. a. aus.
Wir leben in einer transformativen Zeit, in der sich die Gesellschaft positiv *für* die Frauen wandelt. Am Ende dieser Entwicklung steht eine gesündere, selbstbestimmte Frau, die sich und ihre Talente ausdrückt, für sich selbst sorgen und aus den jahrtausendalten Verletzungen und Erniedrigungen hinaustreten kann, um ein ihr entsprechendes und selbstverwirklichtes Leben zu führen. Die vielen Schilddrüsenerkrankungen und das herausgeforderte 5. Chakra zeugen von diesem Prozess, denn letztlich hat die Schilddrüse mit dem Eigenwillen zu tun. Frauen mit Schilddrüsenfehlfunktionen dürfen lernen, für sich einzustehen und ihren Standpunkt zu vertreten. Andererseits kann die Haltung »Ich mache, was ich will, und ziehe das in jedem Fall durch«, also ein starker intellektueller Wille, dazu führen, dass die Schilddrüse überaktiviert wird und mit einer Überfunktion antwortet.

Die Epiphyse, die Hypophyse und der Hypothalamus – Regierungssitze im Gehirn

Von den Gehirndrüsen Epiphyse und Hypophyse sowie der Gehirnregion Hypothalamus werden sämtliche hormonellen Vorgänge und Interaktionen regiert. Im hierarchisch aufgebauten Hormonsystem wird über die erwähnten Feedbackschleifen und Rückkoppelungssysteme immer wieder der »oberste Chef« informiert und um seine Mithilfe, Entscheidung und Einleitung von Maßnahmen gebeten.

Die **Epiphyse** ***(Glandula pinealis)***, auch **Zirbeldrüse** genannt, liegt im Epithalamus, einem Teil des Zwischenhirns genau zwischen den Ohren. Sie hat eine Gestalt, die an die Zapfen der Zirbelkiefer erinnert, ist die höchste im Körper liegende Hormondrüse und korreliert mit dem 7. Chakra, dem Kronenchakra.

Ihr charakteristisches Hormon ist das **Melatonin.** Die Vorstufe von Melatonin ist **Serotonin,** das als **Neurotransmitter** eine wichtige Rolle im zentralen Nervensystem einnimmt.

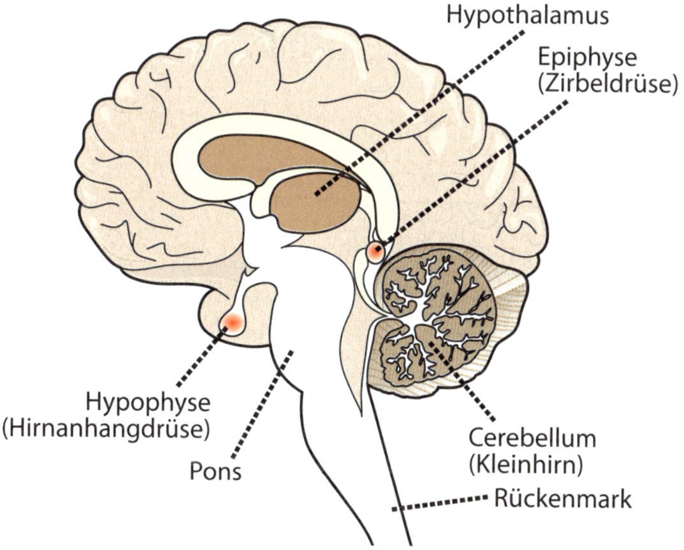

Im Pinealozyt, der Zelle der Zirbeldrüse, wird das Melatonin gebildet und im Tages-und-Nacht-Verlauf rhythmisch freigesetzt. Nerval empfängt die Zirbeldrüse u.a. Signale von der Retina des Auges und aktiviert bzw. blockiert die Melatoninbildung abhängig vom aufgenommenen Licht.
Lange Zeit war nicht klar, welche Funktion die Zirbeldrüse hat. Die Beobachtungen waren so unterschiedlich, dass keine klare Linie zu erkennen war – auch reagierte der Mensch anders als Tiere auf Beeinflussungen der Epiphyse. Nach indischer Vorstellung liegt in ihr die Lebenskraft verborgen, und René Descartes schrieb im 17. Jahrhundert: *»Da ist eine kleine Drüse im Gehirn, genannt Zirbeldrüse, in der die Seele ihre Funktion ausübt, mehr als in irgendeinem anderen Teil des Körpers.«*
Rudolf Steiner wies auf die Bedeutung des **»Gehirnsands«** hin: Die Zirbeldrüse sondert geringe Mengen kristalline Kalzium- und Magnesiumsalze ab. Steiner sah darin das Mineralreich auch im Gehirn des Menschen vertreten. Daraus schloss er, dass der Gehirnsand Bedeutung auf die Ausbildung des Ich-Bewusstseins und des höchsten geistigen Wesensgliedes, des Geistesmenschen, hat.
Heute wird die Zirbeldrüse zunehmend als ein Steuerorgan im menschlichen Organismus begriffen.

Bei den meisten Menschen ist das Kronenchakra nur schwach aktiv. Wenn wir sagen: »Mir ist ein Licht aufgegangen!«, stellen wir eine Verbindung zwischen innerer Erkenntnis und Erleuchtung her. Sie hat immer etwas mit Lichtprozessen im Gehirn zu tun, an denen die Zirbeldrüse beteiligt ist. Empfindungsfähigkeit, Bewusstsein und Zielstrebigkeit sind energetische Ausdrucksformen dieses Chakras. Es geht um die Entfaltung medialer Kräfte, die Entwicklung von Visionen, die zum Erwachen des 7. Chakras beitragen. Dieses ist zur Synthese aller Energien und Sinnesleistungen fähig, sodass sich der Mensch als Ganzes, als Einheit begreifen kann. Durch dieses Zentrum strömt in der Regel die Energie dorthin, wo der Mensch seinen Fokus hat. Bei verstandesbetonten Menschen kann es zu einer Überstimulierung des Gehirns – auch in Form von Gehirnentzündungen, Tumoren oder Geisteskrankheiten – kommen.

Geistes- und psychische Erkrankungen hängen mit einer verminderten Tätigkeit der Zirbeldrüse zusammen – das Ich-Bewusstsein ist dann reduziert. Die Zirbeldrüse ist *der* Taktgeber im Organismus. Sie nimmt Einfluss auf den Schlaf, auf eine lange Jugend, auf Tages- und Jahreszeitenrhythmen. Auch bei Tieren sorgt sie für Winterschlaf, Anpassung an die verschiedenen Jahreszeiten und die Fellbildung.

Der **Hypothalamus** ist keine Drüse, sondern ein Bereich neben und vor dem dritten Ventrikel, einem flüssigkeitsgefüllten Raum im Zwischenhirn.
Das Besondere am Hypothalamus sind die verschiedenen Kerne, die viele neurosekretorische Zellen mit gleicher Funktion beinhalten. Die Nervenzellen in diesen Kernen weisen keine umschließenden Bindegewebszellen auf, wie das bei motorischen Nerven an den Muskeln des Körpers der Fall ist. Im wahrsten Sinne liegen dort die Nerven blank. Dadurch sind vielfältige Verschaltungen zwischen Nervenzellen und den hormonproduzierenden neurosekretorischen Zellen möglich.
Die verschiedenen Kerne des Hypothalamus teilen sich die Aufgaben der Hormonsteuerung. Die neurosekretorischen Zellen in den Kernen sezernieren die Hormone ins Blut. Dazu haben sie Ausläufer in die ***Eminentia mediana,*** einen kleinen Zipfel unterhalb des Hypothalamus. Dort befinden sich besonders gebaute Blutgefäße, die fensterartige Öffnungen aufweisen. Über diese gelangen die ausgeschütteten Hormone in den Blutkreislauf des Körpers. Solch eine Besonderheit gibt es ansonsten nur noch im Hypophysenhinterlappen, wo aufgrund der sogenannten **Neurohämalorgane** die Blut-Hirn-Schranke nicht existiert. In fast allen anderen Gehirnregionen sind die Blutgefäße besonders fest von Zellen umschlossen, damit Stoffe aus dem Blut nicht einfach in das Gehirn übertreten können.
Der Hypothalamus steht in enger Verbindung mit dem limbischen System, wo unsere emotionale Erinnerung gespeichert ist. Er verarbeitet vegetativ wie hormonell viele äußere Einflüsse und integriert sie. Dank ihm können wir uns immer wieder an neue Situationen im Energiefeld und in der Atmosphäre anpassen, er reagiert äußerst sensibel auf Veränderungen.

Eine Menge von körperlichen Prozessen werden vom Hypothalamus gelenkt: Appetit, Wasserhaushalt, Wärmeregulation, Zucker- wie Fettstoffwechsel und auch das endokrine sowie das vaskuläre System, also Hormon- und Herz-Kreislauf-System.

Die **Hypophyse,** auch **Hirnanhangdrüse** genannt, liegt unter dem Hypothalamus in einer Mulde des *Os sphenoidale,* des Knochens, auf dem das Gehirn aufliegt. Über den **Hypophysenstiel** ist sie mit dem Gehirn verbunden.
Die Hypophyse teilt sich in einen **Hypophysenvorderlappen,** die sogenannte **Adenohypophyse,** und einen **Hypophysenhinterlappen,** die sogenannte **Neurohypophyse.**

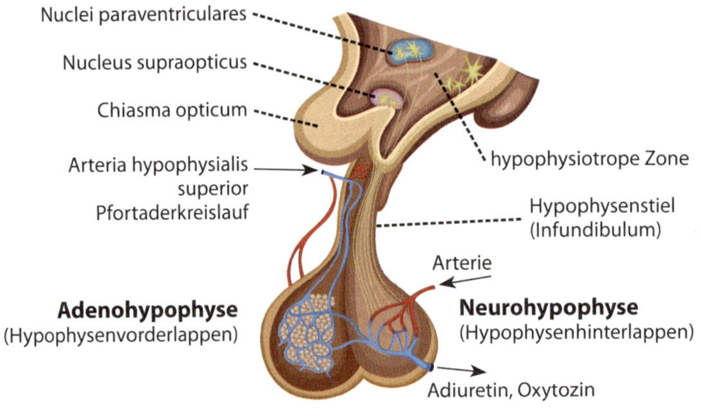

Der Hypothalamus und die Hypophyse werden zusammen dem 6. Chakra, dem Stirnchakra, zugeordnet. In der indischen Tradition liegt es als »Drittes Auge« mitten auf der Stirn. Auf physischer Ebene steht das 6. Chakra mit dem unteren Gehirnteil, dem linken Auge, den Ohren, der Nase und dem Nervensystem in Beziehung.
Störungen der Gehirnorgane Epiphyse, Hypothalamus und Hypophyse entstehen hauptsächlich durch Wucherungen gutartiger oder bösartiger Natur. Die häufigste Variante ist das Prolaktinom – ein Prolaktin sezernierender Tumor. Als Ursache gilt ein Verlust der Dopaminkontrolle. Do-

pamin regelt die übermäßige Ausschüttung von Prolaktin in den laktotrophen Zellen.
Weitere Auslöser sind das Cushing-Syndrom (ein kortikotrophes Adenom), durch das das CRH überschießend ACTH bildet, und die Akromegalie (somatotrophes Adenom), bei der zu viele Wachstumhormone sezerniert werden. Zudem gibt es sehr selten gonadotrophe und zwei Varianten thyreotropher Adenome. Bei Ersteren werden zu viel LH und FSH produziert infolge einer Überstimulierung des GnRH – die Folge sind vergrößerte Hoden beim Mann und eine Störung des Menstruationszyklus mit erhöhter Aktivität der Ovarien bei der Frau. Thyreotrophe Adenome können sogenannte Feedback-Adenome sein, die auf externe Thyroxinzufuhr reagieren. TRH und TSH werden nicht supprimiert, was durch die externe Zufuhr geschehen soll – es kommt zu einer Hypothyreose. Mit Absetzen bzw. Reduzierung der externen Thyroxinzufuhr ist ein einfacher Behandlungsansatz vorhanden. Beim primären thyreotrophen Adenom kommt es zur Hyperthyreose durch Produktion von zu viel Schilddrüsenhormonen.
Störungen des Wasserhaushaltes können auch hypothalamisch-hypophysär begründet sein, z. B. beim zentralen Diabetes insipidus. Dabei wird im Hypothalamus zu wenig Vasopressin gebildet und in die Neurohypophyse ausgeschüttet. Hierbei spielen genetische Ursachen eine Rolle zusammen mit anderen Erkrankungen wie Diabetes mellitus, Sehstörungen, Taubheit, Traumata, Tumoren und/oder Infektionen.

Das Stirnchakra bildet den Übergang vom menschlichen zum göttlichen Bewusstsein. Je weiter dieses Chakra geöffnet wird, desto besser sind wir in der Lage, zu verstehen, was in unserem Leben passiert und warum. Wir können die größeren Zusammenhänge erkennen, erlangen Klarheit und haben mehr Kontrolle über unser Leben.
Die unteren fünf Chakren laufen hier zusammen. Die Integration der Kräfte führt zu einer Ausdrucksform, die wir Persönlichkeit nennen. Die Hypophyse steht mit unserer Persönlichkeit in Verbindung, wohingegen die Epiphyse mit unserer Seele verknüpft ist.

»Das Dritte Auge manifestiert sich als Folge der durch Vibration verursachten Wechselwirkung zwischen den Kräften der Seele, die durch die Zirbeldrüse wirken, und den Kräften der Persönlichkeit, die durch die Hypophyse wirken.«

Alice A. Bailey

Die Adenohypophyse enthält die Zellen, aus denen

- **adrenokortikotrophes stimulierendes Hormon (ACTH),**
- **luteinisierendes und follikelstimulierendes Hormon (LH und FSH),**
- **schilddrüsenstimulierendes Hormon (TSH),**
- **Wachstumshormon (GH) und**
- **Prolaktin**

sezerniert werden. Der Hypothalamus sendet dazu die jeweiligen Releasing-Hormone aus.

Hypothalamus	Hypophysen-vorderlappen	Wirkungsort
GHRH (Wachstumshormon-releasing-Hormon)	STH (somatotropes Hormon)/Somatotropin/GH (Wachstumshormon)	viele Organe
GHIH (Wachstumshormon-inhibiting-Hormon, Somatostatin)		
CRH (Corticotropin-releasing-Hormon)	ACTH (adenocorticotropes Hormon, Corticotropin)	Nebennierenrinde
TRH (Thyreotropin-releasing-Hormon)	TSH (thyroideastimulierendes Hormon)	Schilddrüse
LHRH (luteinisierendes Hormon-releasing-Hormon), GNRH (Gonadotropin)	FSH (follikelstimulierendes Hormon) LH (luteinisierendes Hormon)	Ovar, Hoden

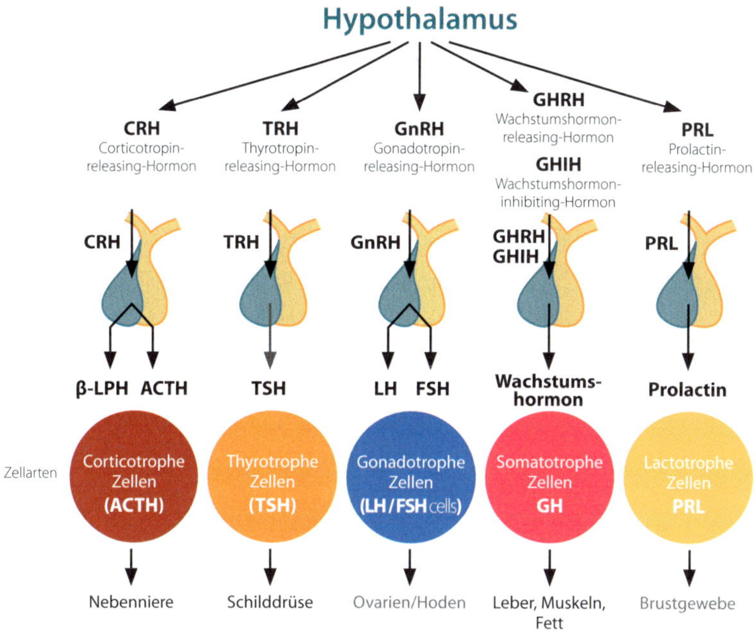

In der **Neurohypophyse** werden Hormone nicht gebildet, sondern nur ausgeschieden. Sie ist ein Neurohämalorgan – ähnlich der *Eminentia mediana*. Das Gehirn schüttet über verschiedene neurosekretorische Zellen zwei Hormone direkt in die Blutbahn aus, die sich von der Struktur her ähneln, aber verschiedene Aufgaben im Körper erfüllen:

› **Oxytozin und**
› **Vasopressin.**

Es gibt noch eine weitere Region in der Hypophyse, die ein wichtiges Hormon ausschüttet – die **intermediäre Region.** In ihr wird das **MSH** gebildet, das melanozytenstimulierende Hormon. Es wirkt auf die Melanozyten der Haut und auf die Balance von Hunger und Sattheit.

Die hintere Hypophyse steht mit dem weiblich-mütterlichen Anteil in uns in Verbindung. Dieser hat Einfluss auf soziale Aktivitäten, kreativ-schöpferische Impulse, er lenkt unsere Emotionalität und stärkt Empfindsamkeit, Mitgefühl und Zärtlichkeit. Die vordere Hypophyse ist von eher männlicher Energie geprägt: in Aktion gehen, denken und planen. Sie wird von intellektuellen Aktivitäten angesprochen. Die Dualität, die im 7. Chakra zur Einheit wird, ist hier auch in der Organanatomie gespiegelt.

Fragen für die Leserin:

- Welchen Rhythmus haben Sie in Ihrem Leben?
- Wie ist Ihr Schlaf? Wie lang? Wie erholsam?
- Träumen Sie? Können Sie sich an Ihre Träume erinnern?
- Wie aktiv sind Sie geistig/mental? Lesen Sie? Schreiben Sie? Bilden Sie sich fort?
- Gibt es Fälle von Demenz oder Alzheimer in Ihrer Familie?
- Meditieren Sie, oder üben Sie eine andere spirituelle Praktik aus?
- Sind Sie ein sinnlicher Mensch? Wissen Sie, welcher Sinn bei Ihnen am stärksten ausgeprägt ist?
- Gehen Sie öfter in die Sonne und tanken Licht?
- Entwickeln Sie Ihre Persönlichkeit? Wollen Sie wacher und bewusster werden?

Die Schilddrüse – zentraler Taktgeber im Stoffwechsel und Seelenorgan

Sie ist ein kleines, ca. 25–30 Gramm schweres Organ in der Mitte unseres Halses. Doch die Schilddrüse hat vielfältige und wichtige Aufgaben für unseren Körper, aber vor allem für unseren Lebensweg und unsere ganz individuelle, persönliche Kraft zu erfüllen. Ihre Form erinnert an einen Schmetterling, und dies hat eine wichtige Botschaft für uns: Die Transformation von der Raupe im Kokon zum schönen Schmetterling entspricht der Wandlung unserer Seins- und Bewusstseinszustände.

Die Schilddrüse ist seit 15–20 Jahren am häufigsten von Fehlfunktionen und Autoimmunerkrankungen betroffen, z. B. Morbus Hashimoto und Morbus Basedow. Dabei sind deutlich mehr Frauen als Männer betroffen, auf 9 Morbus-Hashimoto-Patientinnen kommt nur 1 -Patient.

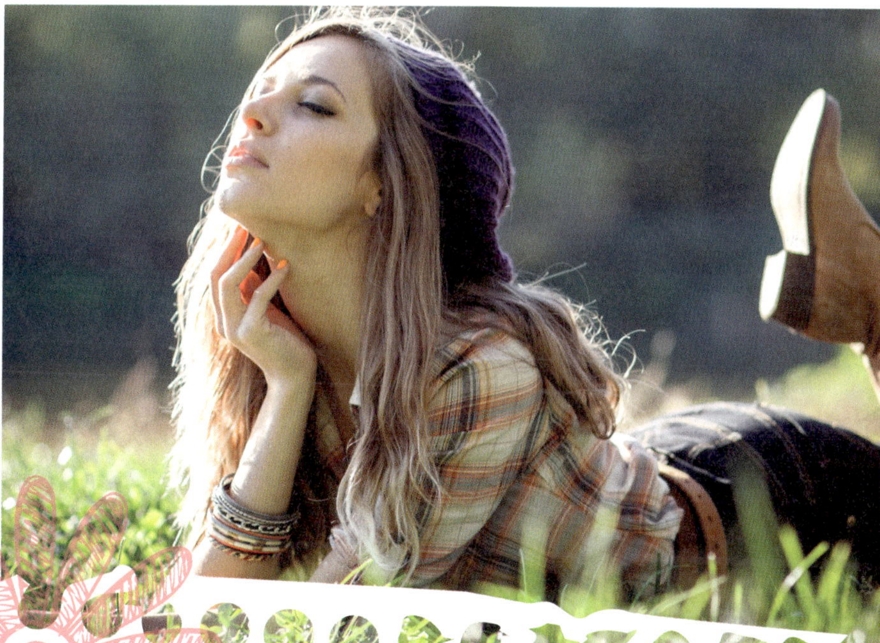

Wenn die Schilddrüse gut funktioniert, bewirkt sie, dass unser Herz je nach Situation schneller oder langsamer schlägt, dass uns nicht zu kalt und nicht zu warm ist – sie regelt also unseren Wärmehaushalt sowie den gesamten Grundumsatz. Zu ihren Aufgaben zählt auch die Ausbildung unseres Gehirns und unserer Nerven. Sie hat eine anabole Wirkung auf die Skelettmuskulatur und das Längenwachstum. Die Schilddrüse reagiert sehr sensibel auf Ungleichgewichte und benötigt unbedingt **Jod** und **Selen,** um ihre lebenswichtigen Hormone **Thyroxin** (Tetrajodthyronin, **T4,** inaktives Hormon) und **Trijodthyronin** (**T3,** aktives Hormon) herzustellen. Des Weiteren sind die Schilddrüsenhormone **T1** und **T2** entdeckt worden, über die aber noch nichts Abschließendes bekannt ist. Man vermutet, sie sind Vorstufen von T4 und T3. Eine Gabe von T2 hat bei Ratten für eine Verbesserung des Zuckerstoffwechsels gesorgt, was große Hoffnung auf Erfolge beim Menschen machte. Allerdings funktioniert das nicht, allein verabreicht führt T2 zur Dämpfung der Schilddrüsentätigkeit. Womöglich stellt es nur im Verbund mit allen Schilddrüsenhormonen eine medikative Option zugunsten einer verbesserten Schilddrüsenleistung dar. Diesem Ansatz wird mit der Einnahme von natürlichem Schweineschilddrüsenextrakt (NDT) Rechnung getragen, der ALLE Hormonanteile (T1, T2, T3, T4 und Calcitonin) enthält und daher eine gute Alternative zur Hormonsubstitution mit chemisch-synthetischem L-Thyroxin ist.

Calcitonin wird aus den C-Zellen der Schilddrüse sezerniert und ist im Kalziumstoffwechsel der Gegenspieler zum Parathormon aus den Nebenschilddrüsen. Es sorgt dafür, dass sich der Kalziumgehalt im Blut verringert und damit im Gleichgewicht bleibt.

Jod ist ein Bestandteil der Hormone T4 und T3 und muss in diese eingebaut werden. Das inaktive T4 wird mithilfe des Selenoenzyms Dejodase durch Entfernung eines Jodmoleküls in das aktive Schilddrüsenhormon T3 umgebaut. Sind Jod und Selen nicht in ausreichender Menge vorhanden, ist die reibungslose Synthese der Schilddrüsenhormone nicht gewährleistet. Allerdings darf auch nicht zu viel Jod in den Körper gelangen, da fast das gesamte Jod in die Schilddrüse transportiert wird und ein Überangebot an Jod die Schilddrüse hemmt oder für eine erhöhte Hormonproduktion sorgt, was zu einer Überfunktion führt. Es kommt dann entweder zu einem sogenannten Jodmangelkropf mit Euthyreose (normaler Schilddrüsenfunktion) oder **Hypothyreose** (Unterfunktion der Schilddrüse). Der Körper versucht kompensatorisch, mehr hormonbildende Schilddrüsenzellen zu bilden, um den Jodmangel auszugleichen, was aber nur in einer Vergrößerung der Schilddrüse (Kropf/Struma) endet, nicht aber zu einer Vermehrung der Hormonbildung führt.

Die Symptome können ein reduzierter Stoffwechsel, Gewichtszunahme, depressive Verstimmungen bis hin zu Depressionen, Gedächtnisstörungen, Denkhemmung, Haarausfall, brüchige Nägel, Obstipation (Verstopfung), Myxödem (typische, teigige Wassereinlagerung, die nur bei einer Schilddrüsenunterfunktion vorkommt), Fettleber, Eisenmangelanämie, Zykklusstörungen, Unfruchtbarkeit u. a. sein.

Dagegen führt eine **Hyperthyreose** (Überfunktion der Schilddrüse) zu einer zu hohen Hormonproduktion. Symptome einer Hyperthyreose sind Übererregbarkeit, Nervosität, innere Unruhe, Ungeduld, erhöhte Herzfrequenz (Tachycardie), Haarausfall, gesteigerter Stoffwechsel, was ständigen Hunger und Nahrungsaufnahme bei gleichzeitigem Gewichtsverlust bedeutet, Durchfall, Schlafstörungen, gesteigertes Schwitzen, Hitzeintoleranz, Konzentrationsschwäche u. a. Diese kann im Rahmen einer entzündlichen Autoimmunerkrankung wie Morbus Hashimoto im hochakuten Stadium oder vor allem bei Morbus Basedow auftreten, ebenso bei der viralen Schilddrüsenentzündung de Quervain. Weitere Gründe können Knoten in der Schilddrüse sein, die autonom Schilddrüsenhormone produzieren. Wie bei allen hormonellen Störungen im Organismus können auch die übergeordneten Zentren im Gehirn Funktionsstörungen aufweisen. Häufig sind es Tumore, die die Funktion von Hypothalamus und/oder Hypophyse stören.

Jod und seine Konzentration im Körper kann auch hier eine wichtige Rolle spielen. Vor allem die Schilddrüse, aber auch andere endokrine Organe (Eierstöcke, Nebennieren, Epiphyse, Hypophyse) speichern Jod. Die Schilddrüse verwertet das essenzielle Spurenelement, das vom Körper nicht selbst hergestellt werden kann. Ein Übermaß an Jod irritiert die Schilddrüse und sorgt für nicht gewünschte Reaktionen: eine Hyperthyreose (Überfunkti-

on) kann verstärkt werden, auch beim Morbus Hashimoto verschlimmert Jod in der akuten Phase den Entzündungszustand bzw. kommt es zu einer Jodsensitivität, die aussagt, dass das Jod aufgrund von Entzündung und Niedergang von Schilddrüsengewebe nicht mehr adäquat verarbeitet werden kann. Dennoch benötigen Hashimoto-Betroffene Jod genauso wie Gesunde. Eine weitere Reaktion auf Jod in zu hoher Menge kann die Blockade der Schilddrüse sein, sie reduziert ihre Funktion oder stellt sie ganz ein, was dann zu einer funktionellen Hypothyreose (Unterfunktion) führt. Eine exakte Jodgabe ist also der Schlüssel für gesunde Körperfunktionen – nicht nur für die Schilddrüse.
Für die Gesundheit der Schilddrüse ist auf der körperlichen Seite ein umfassendes Konzept notwendig, das in der Regel aus Darmsanierung, Entzündungshemmung, Leberpflege (sehr wichtig!), Ernährungsumstellung bzw. Hormon-Balance-Kur[1] (Neustart aller wichtigen Stoffwechselhormone), Vitalstoffaufbau, ausreichender Vitamin-D-Gabe als sehr wichtige Unterstützung der Schilddrüse, Stressreduktion u. a. besteht.

Die Lage der Schilddrüse im Hals, vor dem Kehlkopf und der Speiseröhre in der Nähe der Stimmbänder, auf der Verbindung zwischen Körper und Kopf/Gehirn also, weist auf ihre wichtige Funktion der Kommunikation zwischen Körper und Geist hin.
Bei den Anthroposophen wird die Schilddrüse als zweites Gehirn angesehen. Sie reguliert nicht nur den metabolischen Grundumsatz, sondern auch das Gefühls- und Willenhafte im seelischen Bereich.
Die Zuordnung der Schilddrüse zum 5., dem Kehlkopfchakra, das von Alberto Villoldo bereits dem Licht zugeordnet wird, obwohl es noch zu den Erdchakren gehört, zeigt die Bedeutung dieses kleinen Organs und seine transformative, wandelbare Kraft. Wenn sich dieses Chakra offen entwickelt, kann die Frau ihre Wünsche kommunizieren, sie entscheidet sich für ihre volle weibliche Ausdruckskraft, spricht mit klarer Stimme weise, wahre, sinnvolle Worte, begibt sich auf ihren Weg – den Weg ihrer Seele – und trägt

1 Diese Kur wurde von Sara Gottfried entwickelt. Vgl. »Die Hormonkur«, Kirchzarten: VAK 2016.

mit ihren Talenten und Fähigkeiten zum großen Ganzen bei. Sie nimmt sich wichtig, erschafft Zeit und auch Geld für ihre Träume und entwickelt eine starke Persönlichkeit und psychische Kraft.[2]

Fragen für die Leserin:

- Wie oft machen Sie sich Ihr Tagwerk anerkennend bewusst?
- Wohin fließt Ihre Energie, wer raubt sie Ihnen, und woher bekommen Sie Energie zurück?
- Wo halten Sie sich zurück und sprechen nicht an, was Sie sehen und spüren?
- An welchem Selbstausdruck haben Sie Freude (Singen, Tanzen, Reden, Handwerk, Schreiben, Schauspiel …)?
- Welcher Traum soll Wirklichkeit für Sie werden?

2 In meinem Buch »Die Schilddrüse – Funktionsstörungen ganzheitlich begegnen« (Darmstadt: Schirner 2016) sind viele weitere Aspekte zum Schmetterlings- und Seelenorgan Schilddrüse dargestellt – auch die Zuordnung zu männlichen und weiblichen Energien innerhalb dieses Organs (Mars und Venus) sowie der Zeitgeistbezug der gestiegenen Schilddrüsenerkrankungen – insbesondere bei Frauen.

Die Nebenschilddrüsen – kräftige Knochen für ein langes Leben

Die Nebenschilddrüsen gehören nur vom Sitz und vom Namen her zur Schilddrüse – haben aber funktionell nichts mit ihr zu tun, sondern übernehmen völlig eigenständige Aufgaben im Kalzium- und Knochenstoffwechsel.

Was der Schilddrüse und den Nebenschilddrüsen gemein ist, ist die besondere Lage am Hals, also der Verbindung zwischen Körper und Gehirn, sowie die Zuordnung zum Kehlkopfchakra.

Die Nebenschilddrüsen setzen sich aus vier kleinen Drüsen zusammen, die an der Rückseite der eigentlichen Schilddrüse sitzen. In den sogenannten C-Zellen der Nebenschilddrüsen wird das Hormon **Parathormon** synthetisiert und in die Blutbahn freigesetzt.

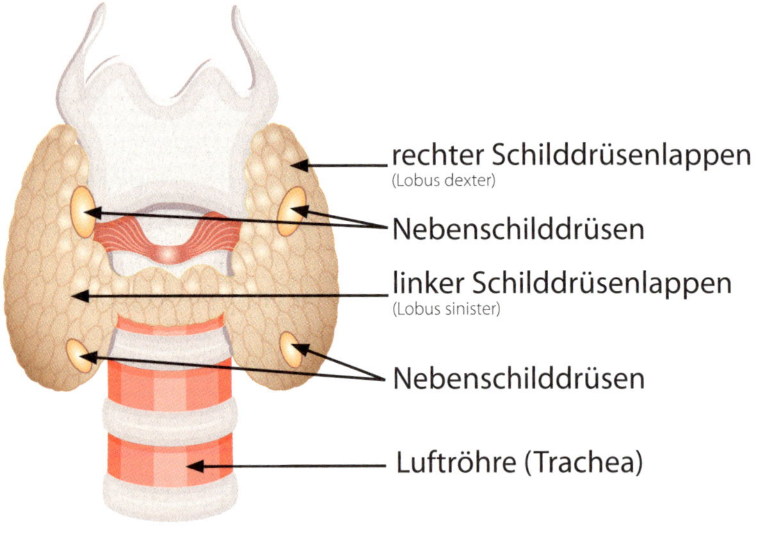

Als Störung der Nebenschilddrüsen zeigen sich am häufigsten Adenombildungen mit Wucherungen und einer Überfunktion der Nebenschilddrüsen. Dadurch tendiert der Kalziumstoffwechsel zu stark in Richtung Verkalkung. Eine gewisse Starre im Körper und im Geist ist die Folge.

Das für den Kalziumstoffwechsel entscheidende Parathormon benötigt **Calcitonin** aus der Schilddrüse als Gegenspieler und ausreichend **Vitamin D.**

Dann sorgt es dafür, dass das mit der Nahrung aufgenommene Kalzium im Darm resorbiert wird. Im Körper wirkt es auf zwei verschiedenen Weisen:

› Das Parathormon reguliert den Abbau der mineralisierten Knochenmatrix durch die sogenannten Osteoklasten (spezialisierte Knochenzellen) – dadurch wird Kalzium aus den Knochen ins Blut freigesetzt.
› Das Parathormon fördert die Reabsorption von Kalzium in den Nieren und reduziert dadurch dessen Ausscheidung.

Ein ausgeglichener Kalziumspiegel im Blut ist ein Garant für eine gute Stabilität der Zähne und der Knochen, für eine leistungsstarkes Herz und gesunde, flexible Muskeln.
Im Vitamin-D-Stoffwechsel sorgt das Parathormon für die Hydroxylierung des Cholekalziferols (Vitamins D3) zur aktiven Hormonform **1,25-Dihydroxycholekalziferol (D-Hormon, Calcitriol)** in der Niere.

Das Kehlkopfchakra ist die Wurzel der oberen, spirituellen Chakren. Für Wurzeln typische Kräfte sind die des Haltes und der Stärke. Dies spiegelt sich in den Nebenschilddrüsen und dem Parathormon wider: Sie geben Erdung und Standfestigkeit durch kräftige Knochen, damit die schöpferischen und selbstverwirklichenden Prozesse der Schilddrüse in die Tat umgesetzt werden können. Materie und Geist müssen sich im Gleichgewicht befinden, um kreativen Selbstausdruck und Sinn im Leben zu verwirklichen.

Fragen für die Leserin:

› Wo ist in Ihrem Leben Überforderung im Spiel?
› Welchen Brocken bekommen Sie nicht verdaut?
› Wann und worauf sind Sie gierig?
› Wie oft bewegen Sie sich in der Woche?
(Mindestens 20 Minuten täglich wären sinnvoll.)
› Welche Bewegung, welchen Sport lieben Sie?

Die Thymusdrüse – das große Ich und die Liebe

Der Name der Thymusdrüse stammt aus dem Griechischen und bedeutet »Wunsch, Leidenschaft, Gemüt und Sensibilität, Lebensenergie«. Auch am Beispiel der Thymusdrüse sieht man, wie eng das endokrine System mit dem Immunsystem verbunden ist. Das zentrale Immunausbildungsorgan liegt in der Kindheit hinter dem Brustbein zwischen den Lungen. In jungen Jahren produziert die Thymusdrüse spezielle Lymphozyten, T-Zellen genannt, um die Immunkraft und das Immunsystem auszubilden. Sie wird auch als »Schule« der T-Lymphozyten bezeichnet. Mit der Geschlechtsreife wird es kleiner und wandelt sich physisch in Binde- und Fettgewebe um. Man vermutete lange Zeit, dass die Thymusdrüse im Erwachsenenalter keine Bedeutung mehr hat. Es gibt allerdings Überlegungen dazu, dass eher die moderne Lebensweise mit Faktoren wie Stress und Anspannung sowie eine eingefallene Haltung dafür sorgen, dass sie kleiner wird. Stressfaktoren sind ein Grund, weshalb es zu einer verminderten Immunkraft kommt.

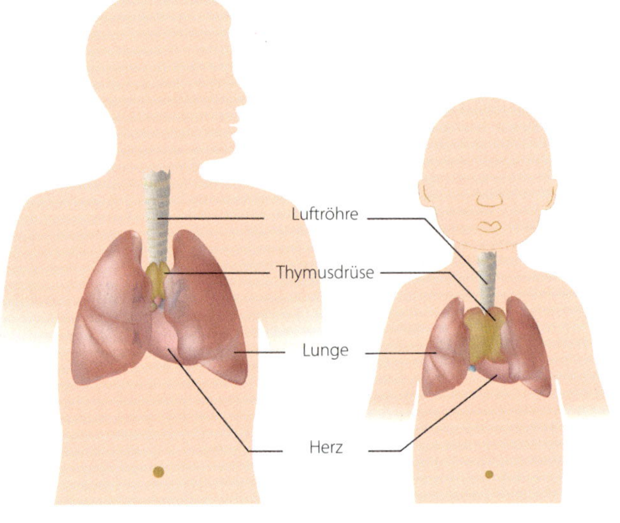

Thymosine, Proteine der Thymusdrüse, haben weitere differenzierte immunologische Aufgaben, werden aber auch als Hormone gesehen. Am bedeutendsten für den Menschen ist das Thymosin ß4 (Tß4). Es wird derzeit genauer erforscht, denn seine entzündungshemmenden und wundheilenden Wirkungen versprechen eine Alternative zu den nebenwirkungsstarken Glucocorticoiden.

Die ganzheitliche Sicht ist bei der Thymusdrüse von besonderer Bedeutung. Sie wird auch als das große Ich bezeichnet. Reguliert wird sie vom Herzchakra, das nicht direkt über dem physischen Herz liegt. In der Mitte der Brust – wo auch die Thymusdrüse liegt – befindet sich das Herznervengeflecht und darüber auch das Herzchakra. Es ist die Mitte im Chakrensystem, so wie der Bauch die Mitte unseres physischen Körpers ist.

Eine gute Thymuskraft zeigt sich in einer hohen Lebensenergie. Dr. Hanisch bezeichnet sie als »Fels des Selbstvertrauens«. Themen wie Sicherheit und Ängste werden dem Herzen und der Thymusdrüse zugeordnet.

Als junge Physiotherapeutin arbeitete ich zwei Jahre lang im Deutschen Herzzentrum in München und war tagtäglich mit der besonderen Angst von Herzpatienten konfrontiert. Wenn das Herz, unsere »Zentralsonne«, krank ist, physisch oder psychisch, hat man Angst – Angst, sein Ich zu verlieren.

Die Herzkammer ist der Ort, wo sich die vier großen Lebensströme treffen: das Blut, die Nerven, die Drüsen und das Bewusstseins. Das Kreuz ist das Sinnbild für das Herz – nach den Alchemisten blüht in der Mitte des Kreuzes die Rose. In der Astrologie steht das Herz auch für unsere Sonne, unsere Ich-Kraft, und auch im Körper stellt es einen Knotenpunkt dar. Im Herz sammeln sich die Blutkreisläufe mit dem sauerstoffarmen, venösen Blut und mit dem sauerstoffreichen, arteriellen Blut aus der Lunge. Hell und Dunkel treffen einander. Atmung und Blutkreislauf sind beide rhythmische Systeme und können wie Merkur dem Luftelement zugeordnet werden.

Die Bedeutung des Sanskritwortes *anahata* für das Herzchakra ist »ungebunden«. Das Herzchakra befähigt uns zur Liebe. Dabei ist nicht die romantische Liebe zweier Verliebter oder die Zuneigung zu einem anderen gemeint. Die Liebe des Herzchakras ist die Liebe zur Schöpfung – sie ist unpersönlich und hat keinen Selbstzweck. Wenn sich das Herzchakra öffnet, erblüht diese Liebe. Alberto Villoldo führt aus, dass sie nicht objektgebunden und nicht abhängig vom Verhalten anderer ist.

Freiheit, Freude und Frieden kennzeichnen einen Menschen, der in seinem Herzchakra ruht. Das Ungebundensein hat etwas damit zu tun, dass wir von materiellem Erfolg, Besitztümern, Autos, Geld und auch Ruhm frei werden und uns selbst in die Schöpfung einreihen. Uns selbst und andere zu lieben, ist die Aufgabe des Herzens.

Dr. Christiane Northrup beschreibt, dass es eine Beziehung zwischen dem 2. und dem 4. Chakra gibt – die Gebärmutter bezeichnet sie als das »untere Herz«, das Herz als das »obere Herz«. Wenn im 2. Chakra Emotionen nicht verarbeitet werden, beeinträchtigt das laut Alberto Villoldo in großem Umfang das Herz-Chakra, weil es diese nicht transformieren kann. Daher liegt es auf der Hand, dass Frauen, die im 2. Chakra traumatisierende Erfahrungen machen mussten, Gewalt und Vergewaltigung, Missbrauch oder auch Inzest erlebt haben, das »obere Herz« nicht wirklich öffnen können. Auch, wenn Frauen ihre erotischen Bedürfnisse und ihre Sexualität verschließen, weil sie gelernt haben, »brave« Mädchen zu sein, hat dies enorme Auswirkungen auf diese beiden Chakren. Sie trennen sich von etwas, was verbunden gehört. In beiden Chakren können sich körperliche Manifestationen bilden. Ein Myom in der Gebärmutter ist eine Möglichkeit, Gebärmutterhalskrebs oder Zysten in der Brust (Herzchakra) leider auch.

Die Öffnung des Herzchakras hat essenziell mit dem heutigen Entwicklungsschritt der Frauen zu tun. Dr. Saida Désilets betrachtet die männlichen und weiblichen Energien in Beziehungen zwischen Mann und Frau mit dem chinesischen Ansatz der Balance zwischen *Yin* und *Yang*. Die männlichen Geschlechtsorgane sind dominant, aktiv und Yang-betont. Das ist schon durch die Lage am Körperäußeren ersichtlich. Dahingegen ist das Herz des Mannes yin, es liegt in der Brust verborgen. Männer haben kein Problem, in die Welt hinauszugehen und das, was sie wollen, einzufordern. Ihre Herzen lassen sie sich dabei nicht so einfach erobern. Bei Frauen ist es umgekehrt:

Sie führen mit dem Herzen, ihre Brüste sind der körperliche Ausdruck der Yang-Energie. Gefühle auszudrücken, ist in der Regel für eine Frau einfacher. Das Yin liegt im 2. Chakra durch die weiblichen Geschlechtsorgane, die im Körperinneren verborgen sind. Will ein Mann eine Frau dazu bewegen, sich ihm, auch sexuell, zu öffnen, bedarf es des Yin-Weges. Die Frau braucht Zärtlichkeit und Wertschätzung, um Vertrauen zu fassen. Umgekehrt bedeutet das für die Frau, dass sie den Yin-Weg zur Tiefe des Herzens des Mannes wählen sollte, damit er sich ihr öffnet und sich auf Liebe und Beziehung einlässt.

Für die Frauen von heute steht vieles in ihrem Leben damit in Verbindung – sie wollen keine alten Beziehungsmuster mehr, wollen die jahrtausendealte patriarchalische Prägung aus jeder ihrer Zellen lösen und zu einem neuen Miteinander auf Augenhöhe mit den Männern gelangen. Beziehungswandel ist das Thema der Zeit – die steigenden Zahlen von Singles, von Trennungen und Scheidungen, scheinen darauf hinzuweisen.

Es braucht eine neue Identifikation der Frau: Es darf absolut in Ordnung sein, dass eine Frau ihren Weg geht, beruflich erfolgreich ist, Geld verdient – womöglich mehr als ihr Partner –, und sie muss in ihrem Familiensystem dafür anerkannt werden und nicht isoliert oder als Rabenmutter verurteilt werden, die sich nicht ausreichend um die Kinder kümmert. Gleichsam darf die neue Sozialisation der Männer freudig integriert werden. Die neuen Beziehungen warten auf uns!

Sonja Becker, »Power-Couples-Trainerin«, sorgt in ihren Seminaren dafür, dass die Urteile, die wir haben, uns bewusst werden, damit wir sie loslassen können. Ihrer Erfahrung nach sind Frauen diejenigen, die stärker urteilen. Diese Urteile sitzen im Herzen und blockieren damit das Herzchakra und die Liebe. Männer haben eher Meinungen, und diese kommen aus dem Verstand, dem Kopf. Wenn wir Frauen jemanden verurteilen, kappen wir die Energie von unserem Herzen und verschließen es auch anderen gegenüber. Wir können dies körperlich und emotional auch spüren.

Als ich wahrnahm, wie meine eigene Mutter andere und sich selbst verurteilte und was das auch jedes Mal mit mir machte, konnte ich erkennen, wie ich selbst verurteile – mich selbst und andere. Oft genug bin ich ungnädig mit mir, wenn ich mir selbst gestellte Aufgaben nicht so perfekt erledige, wie ich mir das vorgestellt hatte. Oder ich erwische mich dabei, dass ich jemanden gering achte, der angestellt ist und nicht selbstständig wie ich. Gleichzeitig will ich das aber nicht – je bewusster ich mir das mache, entsprechendes Feedback erhalte und Klarheit darüber erlange, wann ich verurteile, kann ich es überwinden, mein Herz tatsächlich öffnen und glücklich werden.

Über all diese Wege findet Heilung statt, die notwendig ist. Die Hormone regulieren sich, und ein neuer Boden für ein Miteinander in wirklicher Liebe wird bereitet.

Fragen für die Leserin:

- Wen verurteilen Sie?
- Was tun Sie, um sich selbst Liebe zu geben? Gibt es ein Ritual dafür in Ihrem Leben?
- Gibt es ein Vorbild in Ihrem Leben zum Thema Liebe und Beziehung? Wenn ja, wer ist es?
- Wann haben Sie das letzte Mal jemanden mit Worten oder Taten anerkannt?
- Was lieben Sie? Welchen Beitrag soll Ihr Wirken in der Welt leisten?

Die Brustdrüse – die Drüse der Verbindung

Die weibliche Brust ist eines der meist verehrten und beachteten Körpermerkmale der Frau. Energetisch gehört sie noch zum Herzchakra und hat – chinesisch betrachtet – Yang-Energie. Die weibliche Brust steht körperlich auf Höhe des Herzens hervor, was den Bezug zum 4. Chakra sehr deutlich macht. Das Wohlfühlen mit der eigenen Brust hat viel mit der weiblichen Identifikation und dem Gefühl von Attraktivität zu tun. Nicht selten empfindet eine Frau ihre Brüste als unperfekt – mal sind sie zu klein, mal zu groß, nicht optimal geformt, vielleicht links und rechts ungleich (was anatomisch sogar eher die Norm ist). Da die Brust ein hervorstehender Körperteil der Frau ist, verwundert es nicht, dass der Selbstwert und auch die Selbstachtung als Frau und als Mensch damit verbunden wird.

Die Brüste stehen für das nährende Element, für Nehmen und Geben. Die weibliche Brust erfüllt einerseits die Funktion, einen Säugling mit optimaler Nahrung zu versorgen, und andererseits, Quelle der weiblichen sexuellen Lust zu sein.

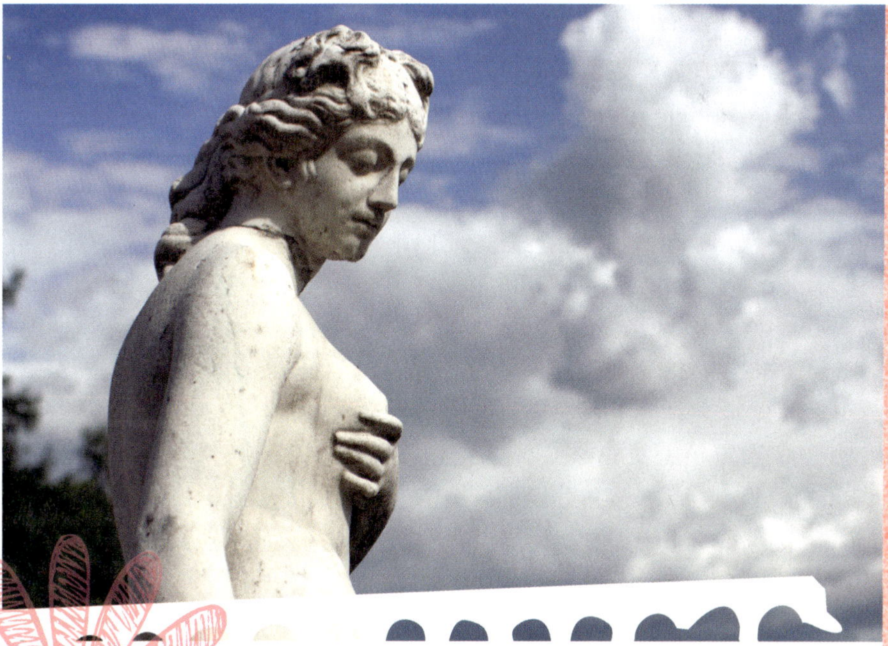

Die Brust wird in der zweiten Zyklushälfte häufig gespannt und vor der einsetzenden Menstruation unangenehm bis schmerzend wahrgenommen. In der Schwangerschaft wächst sie. Ich habe mehrfach schwangere Frauen sinngemäß sagen hören: *»Mein Busen ist, seitdem ich schwanger bin, so schön wie noch nie. Allein wegen meiner Brüste könnte ich mein Leben lang schwanger sein.«* Ihre Brust wird in dieser Zeit von den Frauen selbst angenommen und bewundert – sicherlich ein Zustand, der sowohl physisch als auch psychisch äußerst positive Auswirkungen auf die Gesundheit der Frau und des ungeborenen Kindes hat.
In der Schwangerschaft bereitet sich die Brust auf ihre Funktion als milchgebende Drüse vor. Sie selbst produziert keine Hormone, reagiert aber sensibel auf hormonelle Veränderungen, was im Menstruationszyklus, aber auch bei einer Stimulation der Brustwarzen der Fall ist. Die beiden wichtigsten auf die weibliche Brust wirkenden Hormone sind **Prolaktin** und **Oxytozin.**

Das **Prolaktin** wird von den laktotrophen Zellen der Hypophyse gebildet. Ein hypothalamisches Releasing-Hormon dazu wurde bis heute nicht gefunden. Die Sekretion läuft hauptsächlich während des Schlafes ab und unterliegt inhibitorisch (also hemmend) der Kontrolle durch Dopamin. Als Stimulus gilt das TRH, das Thyreotropin-releasing-Hormon, das die Hypophyse anregt, TSH (thyroideastimulierendes Hormon) zu produzieren und auszuschütten, was die Schilddrüse zur Produktion ihrer Hormone veranlasst. Hieran wird auch die enge Verknüpfung von guter Schilddrüsentätigkeit mit der Funktionsweise der weiblichen Geschlechtsorgane sowie mit Schwangerschaft und Stillzeit deutlich.
Die auf das Prolaktin reagierenden PRL-Rezeptoren befinden sich in der weiblichen Brust, im Ovar, im zentralen Nervensystem und im Fettgewebe (auch der Mann besitzt Prolaktinrezeptoren in den Hoden, im zentralen Nervensystem und im Fettgewebe). Prolaktin sorgt gemeinsam mit Östrogenen, Progesteron und plazentaren Laktogenen während der Schwangerschaft für die Ausreifung der Milchdrüsen in der Brust. Nach der Geburt stimuliert Prolaktin die Milchproduktion für das Stillen. Zudem fördert es die Funktion des *Corpus luteum* (Gelbkörper), der die Schwangerschaft stabili-

siert, und stärkt die Beziehung zwischen Mutter und Kind. Prolaktin wird von der Wissenschaft als wichtig für die reproduktive Aktivität angesehen.

Oxytozin ist ein Hormon, das aus dem Hypopyhsenhinterlappen (Neurohypophyse) stammt. Es wird in den großzelligen Neuronen des supraoptischen und des paraventrikulären Nukleus in der Nähe der Neurohypophyse sowie im *Corpus luteum* (Gelbkörper) gebildet. Die Axone dieser Gehirnregionen reichen bis in den Hypophysenhinterlappen. Oxytozin ist ein zyklisches Peptidhormon, und die darauf reagierenden Rezeptoren befinden sich an den glatten Muskelzellen.

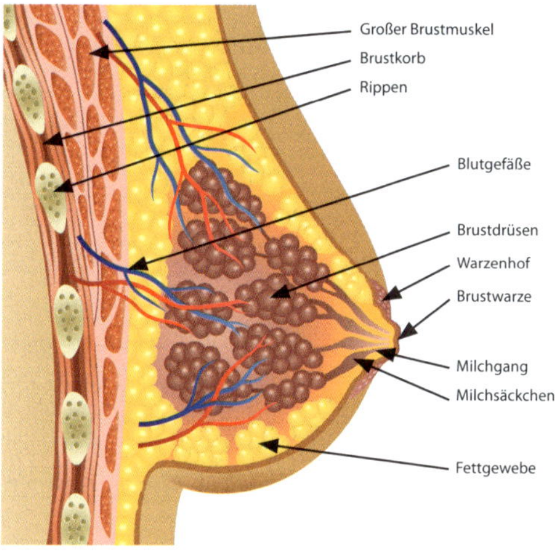

Während der Geburt bewirkt das Oxytozin die Erschlaffung der Beckenmuskulatur, weshalb es als das geburtsauslösende Hormon bezeichnet wird. Ebenso hat es einen Einfluss auf das Herz und löst bei Säugern (auch in der Tierwelt) den Impuls zum Nestbau und zur Brutpflege aus. Vor der Geburt wird die Anzahl der Oxytozin-Rezeptoren stark erhöht, und unmittelbar vor der Geburt wird Oxytozin in großer Menge ausgeschüttet. Zugleich ziehen sich die myoepithelialen Zellen in der Brustdrüse so weit zusammen, dass die Milch in die Ausführungsgänge gepresst wird. Hierbei spricht man vom *Milchejektionsreflex*.

Das Enzym Oxytozinase spielt eine wichtige Rolle in der Vermeidung frühzeitiger Wehen, weil es das ausgeschüttete Oxytozin abbaut. Nur wenn eine große Menge Oxytozin sezerniert wird, ist die Chance hoch genug, dass es auch in ausreichender Menge die Rezeptoren erreicht. Frühzeitige Wehen können durch sogenannte Oxytozinhemmer oftmals verhindert werden. Oxytozin fördert die Bindung zwischen dem Neugeborenen und der Mutter, löst Freude und Glücksgefühle aus und lässt die Mutter sich entspannen.

»Ich bin überrascht, wie oft Frauen etwas in ihrer Brust oder Herzgegend spüren, wenn sie lieben oder auf die Bedürfnisse anderer eingehen.«
Jean Shinoda Bolen, Crossing to Avalon

Die weibliche Brust gesund zu erhalten, hängt wesentlich davon ab, in welchem Maße eine Frau das Prinzip von Geben und Nehmen im ausgewogenen Verhältnis zu leben vermag. Ein Risikofaktor für krankhafte Manifestationen an der weiblichen Brust ist ein Zuviel beim Geben. Frauen opfern sich gern für andere auf, bis die Energiequelle für sie selbst versiegt. Tatsächlich haben Frauen, die zur Selbstaufgabe neigen, schlecht Hilfe annehmen können bzw. nicht um diese bitten können (die »Jane Waynes« unter uns), sexuell gehemmt oder einsam sind und wenig Sozialkontakte haben, ein größeres Risiko, an Brustkrebs zu erkranken. Bereits im 19. Jahrhundert und auch in neueren Studien konnte nachgewiesen werden, dass Frauen, die untereinander gut verbunden sind, sich gegenseitig unterstützen, die intakte Partnerschaften führen und ein soziales Netzwerk pflegen, gesünder sind. Aufgrund der höheren Oxytozinausschüttung sind sie entspannter, und das Brustkrebsrisiko ist niedriger.

Das Herzchakra und damit auch die weibliche Brust ist der Ort, an dem Emotionen wie Reue, Schuldgefühle, die Unfähigkeit, sich und anderen zu verzeihen, und das klassische »gebrochene Herz« energetisch gespeichert werden. Sie blockieren die Brüste und die anderen Organe des Herzchakras. Wir Frauen dürfen lernen, energetisch gespeicherte Emotionen auszudrücken, unserer Wut und unseren Sorgen Luft zu machen – und sie dann loszulassen.

Dr. Christiane Northrup sagt, dass ein Weg zur Heilung eröffnet wird, wenn die Existenz von Verletzungen sehr ehrlich und wahrhaftig vor Zeugen benannt wird. Die betroffene Frau muss die Leugnung (»das war gar nicht so schlimm«) unbedingt aufgeben, da sonst das Geheimnis in den Zellen eingeschlossen und unerreichbar für Bezeugung wie für Heilung bleibt.

Fragen für die Leserin:

- Was nährt Sie?
- Haben Sie ein Ritual der Selbstfürsorge, das Sie täglich für sich durchführen? Wenn ja, welches?
- Wann haben Sie das letzte Mal leidenschaftlich und mit vollem Genuss geküsst?
- Wie lange liegt Ihr letzter »Mädelsabend« zurück?
- Wann haben Sie zuletzt offen über Ihre Gefühle, Ihre Wünsche und Bedürfnisse gesprochen? Mit wem?

Die Bauchspeicheldrüse – Organ der Mitte und Zentrum unserer Verdauung

Über dem Solarplexus, dem großen Bauchnervengeflecht, liegt das 3. Chakra. Es hat einen Bezug zur Bauchspeicheldrüse (Pankreas) und vielen anderen Verdauungsorganen wie Magen, Leber, Galle, Milz, Zwölffinger- und Dünndarm. Dieses energetische Zentrum befindet sich in der physischen Mitte unseres Körpers, dem Mittelpunkt, den wir aufgrund der Schwerkraft benötigen, und sorgt dafür, dass Energien aufgenommen und abgegeben werden können. Seine Farbe ist Gelb, das sich in vielen Heilpflanzen für die Verdauungsorgane in Blüte, Wurzel oder Pflanzensaft widerspiegelt. Einige Vertreter dieser Sonnenpflanzen sind: *Crocus sativus* (Safran), *Helianthus annuus* (Sonnenblume), *Gentiana lutea* (gelber Enzian), *Geum urbanum* (Nelkenwurz), *Turnera diffusa* (Damiana), *Potentilla anserina* (Gänsefingerkraut), *Taraxacum officinale* (Löwenzahn), *Zingiber officinale* (Ingwer), *Chelidonium majus* (Schöllkraut), *Matricaria chamomilla* (Kamille), *Citrus limonum* (Zitrone), *Potentilla tormentilla* (Blutwurz), *Curcuma longa* (Kurkuma).

Die Energie des Solarplexus lässt uns im Leben stehen und in unserer Mitte sein. Dieses Chakra macht uns zu »Sonnenkindern«. Wir sollen in der irdischen Welt Lichtträger sein. Der Solarplexus balanciert die Kräfte zwischen der Welt und dem Ich aus und sorgt so dafür, dass wir Vermittler sind und nicht Herrscher, die sich von Instinkten treiben lassen. Der Solarplexus fungiert als Diener des Höheren in uns.
Auf der körperlichen Ebene stellt das Sonnengeflecht ausreichend Energie für all unsere Aktivitäten zur Verfügung. Es ist quasi das Kraftwerk in uns. Hier findet die Verwertung der Glukose aus der Nahrung und deren Bereitsstellung im Energiehaushalt statt. Da das Gehirn allein täglich ca. 130 Gramm Zucker für eine optimale Leistung benötigt, liegt es auf der Hand, dass ein offenes 3. Chakra, eine gute Bauchspeicheldrüsen- und Lebertätigkeit für klares und strukturiertes, zielgerichtetes Denken Voraussetzung sind. Menschen mit einem schwachen 3. Chakra haben oft wenig Energie, psychologisch-spirituell fühlen sie sich nicht ausreichend versorgt. Selbst wenn diese Menschen gute Talente und Anlagen haben, schlagen ihre Unternehmungen häufig fehl.

Die Energie des 3. Chakras kann konstruktiv für unsere Vorhaben und zum Erreichen unserer Ziele eingesetzt werden. Sie verleiht uns Durchsetzungskraft und auch Durchhaltevermögen. Alberto Villoldo spricht davon, dass die weibliche Kraft aus dem 1. Chakra mit der ursprünglichen sexuellen Energie des 2. Chakras im 3. Chakra in einen feinen Brennstoff transformiert wird, der dafür sorgt, dass wir unsere Träume zur Erfüllung bringen können. Wir schreiten angstlos voran, lassen uns nicht von Hindernissen aufhalten. Dieses Zentrum ist der Destillierkolben, in dem unsere Träume auf alchemistische Weise in Realität verwandelt werden. Die Schamanen wissen, dass wir die Welt ins Sein träumen.

Der negative Ausdruck dieses Chakras findet sich in einem übersteigerten Ego. Wir beginnen zu denken, dass wir allein unser Schicksal bestimmen und der Welt unseren Willen aufzwingen können. Diktatorisches, manipulatives Verhalten, Streben nach Macht und Ruhm bestimmen uns, und wir schüchtern andere dadurch ein. Ausreichende Beispiele dafür sind überall auf unserem Planeten zu finden.

Doch stehen wir im Einklang mit unserem 3. Chakra, entdecken wir unser wahres Naturell, unsere eigentliche Stärke. Uns wird der Sinn unseres Lebens klar, und wir unterstellen ihm alle unsere Akivitäten. Dadurch werden wir wirkliche Individuen, die autonom ihren ganz persönlichen Lebensweg gestalten, ihren Dienst für die Gemeinschaft erkennen und ihn leisten. **Wir finden heraus, wer wir sind!** Hierin liegt auch der Schlüssel zur Langlebigkeit verborgen. Das Ego stirbt, und selbstloses Dienen wird zur Freude.

Die dem 3. Chakra und dem Solarplexus zugeordneten Organe sind nicht primär Organe des Hormonsystems, denn sie unterliegen nicht der klassischen Hierarchie und nicht der hypothalamischen-hypophysären Achse. Aber sie enthalten viele endokrine Zellen und lebenswichtige Hormone. Es sind mindestens 16 Zelltypen bekannt.

Der **Magen** sezerniert aus verschiedenen Zelltypen **Pepsinogen** (aus den Hauptzellen), **Salzsäure** (aus den Belegzellen), **Serotonin** (5-Hydroxytryptamin), **Histamin, Gastrin** oder **Somatostatin** (aus den endokrinen Magenzellen).

In den Lieberkühn'schen Krypten am Fuß der Darmzotten befinden sich die endokrinen Zellen des **Zwölffingerdarms** wie auch des restlichen **Dünndarms.** Vier unterschiedliche Zelltypen sind bisher untersucht und bekannt:

- **I-Zellen: Cholezytokinin** wird hier produziert, das bewirkt, dass sich die Gallenblase zusammenzieht und die Hormonausschüttung in der Bauchspeicheldrüse ausgelöst wird.
- **S-Zellen:** Hier wird das **Sekretin** freigesetzt, das im Pankreas (Bauchspeicheldrüse) die Freisetzung von Hydrogencarbonat und diversen Enzymen sowie Hormonen stimuliert.
- **K-Zellen:** Das **gastro-inhibitorische Peptid (GIP)** hemmt die Freisetzung von Salzsäure aus den Belegzellen der Mukosa (Schleimhaut) des Darmes. Zugleich wird die Freisetzung von Insulin in der Bauchspeicheldrüse angeregt.
- **D-Zellen:** Hier wird **Somatostatin** gebildet, das hemmend auf andere Hormonaktivitäten und deren Freisetzung einwirkt.

Im **Dünndarm** werden in speziellen Zellen (APUD) **Glizentin, Neurotensin** und **Somatostatin** synthetisiert.

Im **Pankreas** (Bauchspeicheldrüse) befinden sich die **Langerhans'schen Inselzellen** eingelagert im exokrinen Drüsengewebe. In diesen Zellen werden viele Enzymvorstufen gebildet: **Amylase, Lipase, Carboxypeptidase, Trypsinogen, Chymotrypsinogen, Phospholipasen** und **Desoxynukleasen.** Sie werden auf Vorrat in Vesikeln eingelagert und auf Anforderung in die Pankreasgänge ausgeschüttet. Von dort aus gelangen sie in den Zwölffingerdarm. Hier werden dann aus den Vorstufen der Enzyme mithilfe von Spaltenzymen die **aktiven** Enzyme gebildet. Für die endokrinen Vorgänge im Pankreas sind **vier Zelltypen der Langerhans'schen Inseln** zuständig:

- **α-Zellen:** Hier wird das Hormon **Glukagon** hergestellt, das antagonistisch zum Insulin wirkt und in der Leber für die Glukoneogenese verantwortlich ist.
- **β-Zellen:** Diese Zellen produzieren das **Insulin.**
- **δ-Zellen:** Diese Zellen bilden das **Somatostatin.**
- **PP-Zellen:** Hier wird das **PNP (pankreatisches Polypeptid)** freigesetzt.

Ähnlich den Neurohämalorganen sind die im Inselbereich in hoher Dichte vorhandenen Blutkapillaren von Fenstern durchzogen, damit die freigesetzten Hormone sofort ins Blut gelangen können und bei Bedarf kurzfristig verfügbar sind.

Insulin ist ein anaboles, d. h. aufbauendes, Peptidhormon und wird von den Insulin-Rezeptoren fast aller Zellen benutzt, um Glukose in die Zellen zu transportieren. Glukose muss mithilfe des Insulins von den Körperzellen und der Leber verwertet werden. Dieses Hormon fördert die Speicherung von Zucker und die Aminosäurebildung in der Leber. Glukose wird in den Muskel- und Fettzellen zur Bildung des ATP (Adenosintriphosphat), des universellen Energieträgers in den Zellen, und von Fetten verwendet. Zu viel Glukose wird durch Insulin stimuliert in den Speicherstoff Glykogen umgewandelt und in die Leber eingelagert.

Der Gegenspieler des Insulins ist das **Glukagon.** Es wirkt vor allem auf die Glukagonrezeptoren **in der Leber** und steuert dort den Glukagonabbau. Durch diesen wird bei Bedarf Glukose verfügbar.

Somatostatin ist an sich ein hypothalamisches Hormon, das die Freisetzung des Wachstumshormons (GH) auslöst. Im Verdauungstrakt wird es häufig **parakrin** ausgeschüttet, um die dort befindlichen endokrinen Zellen zu regulieren, hauptsächlich in hemmender Wirkung. Es sind fünf Somatostatinrezeptoren beim Menschen bekannt, die zelltypisch unterteilt vorkommen, was die unterschiedliche Wirkung des Hormons auf die jeweilige Zielzelle erklärt. U. a. reguliert es in der Brustdrüse die Milchejektion.

Im Magen-Darm-Trakt gibt es über **30 Polypeptide,** die zum Teil als Hormone und zum Teil als Neurotransmitter unsere Nahrungsverdauung regeln. Eine besondere Rolle fällt dem Insulin zu für die Energiegewinnung in unserem Organismus. Zucker muss hierfür in die Zellen gelangen. Nicht selten hakt es genau an dieser Stelle. Es kursiert zu viel Zucker im Blut, aber die Rezeptoren für das Insulin entwickeln infolge einer zu hohen Kohlenhydrat- und Zuckerlast in der Nahrung eine Resistenz und lassen den Schlüssel nicht mehr ins Schloss. Eine Insulinresistenz gilt als Vorstufe des Typ-II-Diabetes. In der Regel ist sie wie auch ein Typ-II-Diabetes umkehrbar.

Im Kapitel über Leptin werde ich noch einen Blick auf die nicht unerheblichen Faktoren Hunger, Nahrungsaufnahme und Sättigung werfen. Daran sind viele Hormone und als Regierungssitz der Hypothalamus intensiv beteiligt. Daher ist ein Zuviel an Gewicht keine Charakter- oder Willensschwäche, sondern vielmehr von der Nahrungszusammensetzung, von der Nährstoffdichte, von gut ausbalancierten Hormonaktivitäten, einer gesunden Schilddrüse und natürlich auch von der richtigen Bewegung abhängig. Voll ist nicht gleich satt. Eine befriedigende Sättigung findet nicht allein in den Verdauungsorganen und den Zellen statt, auch unsere Seele muss genährt werden.

Fragen für die Leserin:

- Auf einer Skala von 1 bis 10, wie viel Energie haben Sie?
- Wo empfinden Sie sich als Opfer in Ihrem Leben?
- Was sättigt Sie seelisch?
- Was können Sie besonders gut?
- Welcher Ihrer Träume soll auf die Welt gebracht werden?

Die Nebennieren – Ort unseres Tatendrangs und unserer Energie

Die Nebennieren *(Glandulae suprarenalis/adrenalis)* sitzen wie kleine Zipfelmützchen oben auf den Nieren. Die rechte ist dreieckig, die linke halbmondförmig. Sie bilden mit der Niere in Bezug auf die Regelung des Wasserhaushaltes eine funktionelle Einheit. Die Nieren sind zusammen mit den Nebennieren von einer Fettkapsel überzogen, und beide haben eine gemeinsame Faszie, die sie umgibt. Nieren und Nebennieren gehören zum 2. bzw. Sakralchakra.

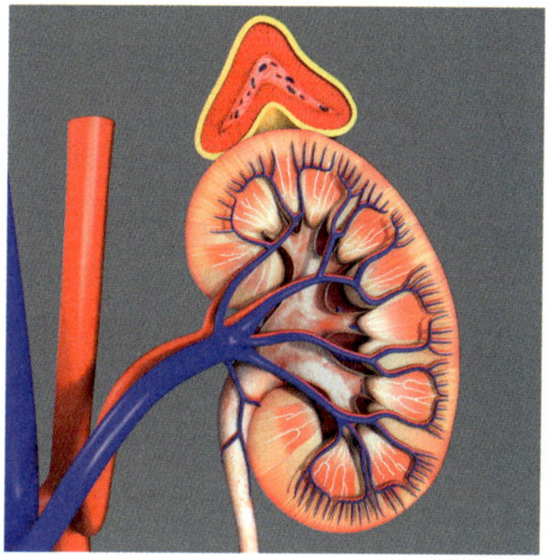

Die Nebennieren haben im hormonellen Kreislauf und im vegetativen Nervensystem wichtige Aufgaben und sind in zwei funktionelle Einheiten – die **Nebennierenrinde** und das **Nebennierenmark** – unterteilt. Sie wiegen beim erwachsenen Menschen jeweils ca. 5–15 Gramm und haben eine Größe von ca. 4 cm Länge, 4 cm Dicke und 2 cm Breite.

Die **Nebennierenrinde** besteht aus drei Schichten, synthetisiert mehr als **100 (!)** Steroidhormone und hat damit enormen Einfluss auf Wasser-, Mineralstoff- und Zuckerhaushalt unseres Organismus. Ich habe in den frühen Jahren meiner medizinischen Ausbildung folgenden Merkspruch gelernt: ***Salt, Sugar*** and ***Sex.*** Die Nebennierenrinde synthetisiert Aldosteron für Salz (die Natrium-Kalium-Balance), Cortisol für Zucker (den Kohlenhydrathaushalt) und Androgene für die Sexualität. Die Nebennierenrinde ist in verschiedene Zonen unterteilt, die die verschiedenen Hormone herstellen:

- *Zona glomerulosa:* Aus hufeisenförmigen Nestern heller Zellen werden die Mineralcorticoide, hauptsächlich Aldosteron, sezerniert. Zusammen mit der Niere und der Leber nimmt diese Zone eine wichtige Rolle im sogenannten Renin-Angiotensin-Aldosteron-System ein und reguliert die Kalium- und Natrium-Konzentration im Blutkreislauf. Aus dem juxtaglomulären Apparat der Niere wird Renin freigesetzt, sodass aus dem Angiotensinogen der Leber Angiotensin I synthetisiert wird. Dieses stimuliert die Nebenniere zur Synthese von Aldosteron, das auf zu viel Kalium oder zu wenig Natrium im Blut und auf einen zu geringen Blutfluss in den Nieren mit Freisetzung reagiert. Diese erfolgt über Diffusion, wie es bei allen Steroidhormonen vermutet wird. Die Nebennierenrindenhormon produzierenden Zellen besitzen keine sekretorischen Granula. Die Hormone dringen über Löcher in der Basalmembran und über Siebplatten in den Kapillaren in die Blutbahn.
- *Zona fasciculata:* Glukocorticoide, hauptsächlich das Stresshormon Cortisol, werden unter dem hypophysären Einfluss von ACTH (adrenocorticotropes Hormon) in den langen parallelen Strängen der *Zona fasciculata* produziert und ausgeschüttet. Diese Zellen weisen große Mitochondrien auf und enthalten viele Lipidtröpfchen. Auch hier wird die Diffusion als Hauptfreisetzungsmechanismus vermutet.
- *Zona reticularis:* Hier werden Glukocorticoide, Androgene und wenig Östrogene ausgeschüttet. In den Zellen, die in verknüpften Strängen netzartig angeordnet sind, werden die Androgene DHEA (Dehydroepiandrostendion), 11β-Hydroxyandrostendion und Androstendion vom Cholesterin (Cholesterol) ausgehend hergestellt. Auch Cortisol wird hier synthetisiert. Die Hormone werden nicht gespeichert, sondern direkt freigesetzt. Alle Steroidhormone werden in eine gemeinsame Vorstufe, das Pregnenolon, umgewandelt. Dazu wird das Cholesterol mit einem Protein, dem steroidogenic acute regulatory protein (StAR)

in die innere Membran der Mitochondrien transportiert. Das Enzym CYP11A wandelt es dort in Pregnenolon um.[3]

Die Nebennierenrinde

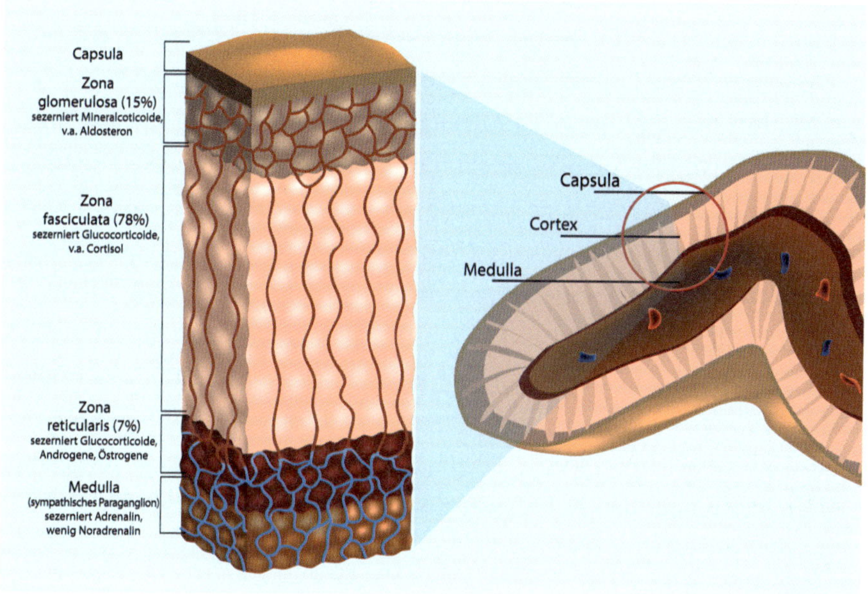

Das **Nebennierenmark** liegt ganz innen in der Nebenniere und wird als *Medulla Glandulae suprarenalis* bezeichnet. Sein Gewebe gehört zum Nervensystem. Es hat sich aus einer Wanderung von Zellen aus der Neuralleiste entwickelt, weshalb es auch als sympathisches Paraganglion bezeichnet wird. Es existieren zwei neurosekretorische Zellen: In den A-Zellen *(Epinephrocyti)* wird **Adrenalin** und in den N-Zellen *(Norepinephrocyti)* **Noradrenalin** gebildet. Beide sind **Katecholamine,** die hier in sekretorischen Granula gespeichert und aufgrund cholinerger Stimulation freigesetzt werden. Auch das Nebennierenmark enthält, wie andere Neurohämalorgane, gefensterte Kapillaren, um bei Bedarf eine schnelle und effektive Ausschüttung ins Blut zu gewährleisten.

3 Wie die weitere Umwandlung in die verschiedensten Steroidhormone erfolgt, zeige ich im Kapitel über Pregnenolon ab S. 90 auf.

Adrenalin, auch Epinephrin genannt, ist ein Hormon, das hauptsächlich aus dem Nebennierenmark freigesetzt wird. Es beschleunigt die Herzfrequenz – z. B., wenn wir unserem Traummann begegnen –, stellt die Blutkapillaren enger, regt die Leber dazu an, Glykogen zu Glukose abzubauen und die Glukose-Neubildung (Glukoneogenese) hochzufahren. Unter Katecholamineinfluss wird der Fettstoffwechsel gefördert, Fett also schneller abgebaut, und die Fett- sowie Ketonkörperkonzentration im Blut angehoben.
Als Neurotransmitter bewirkt **Adrenalin** im Gehirn das ***»Fight-or-Flight-Syndrom«.*** Kämpfen oder Fliehen ist hier die Frage – beim Steinzeitmenschen, der einem wilden Tier gegenüberstand, ganz konkret. Im 2. Chakra findet also die Stressregulation, auch mit dem Hormon Cortisol, statt. Adrenalin sorgt dafür, dass wir wach, munter und aufmerksam sind.
Noradrenalin, auch als Norepinephrin bezeichnet, wird fast ausschließlich an den Nervenenden freigesetzt und ist der Neurotransmitter des sympathischen Nervensystems. Es wirkt ebenso anregend und stimulierend. Doch anders als Adrenalin, das über das Blut zu den Zellen gebracht wird, gelangt Noradrenalin über den Nervenweg direkt an die Herzmuskelzelle. Die Rezeptoren erkennen in der Regel beide Stoffe – aber mit unterschiedlicher Empfindlichkeit.
Von den Katecholaminen ist ergänzend das Hormon **Dopamin** hervorzuheben, das auch gleichzeitig als Neurotransmitter aktiv ist und als eines der **Glückshormone** bezeichnet wird. Mit ausreichend Dopamin sind wir motiviert, leistungsbereit, fühlen uns lustvoll und großartig. Dopamin ist unser Aktivitätshormon – es gibt uns Kraft und Mut. Natürlich den Dopaminspiegel anzuheben und vom lustlosen, blassen Couch-Potato wieder zum aktiven, fröhlichen Menschen werden, können Sie mit einfachen Maßnahmen unterstützen: vor Mitternacht zu Bett gehen, Walnüsse essen, viel Omega-3-Fettsäuren zu sich nehmen, einen Spaziergang an der frischen Luft machen, einen Wald-Trimm-dich-Pfad absolvieren oder einfach guten, leidenschaftlichen Sex haben.

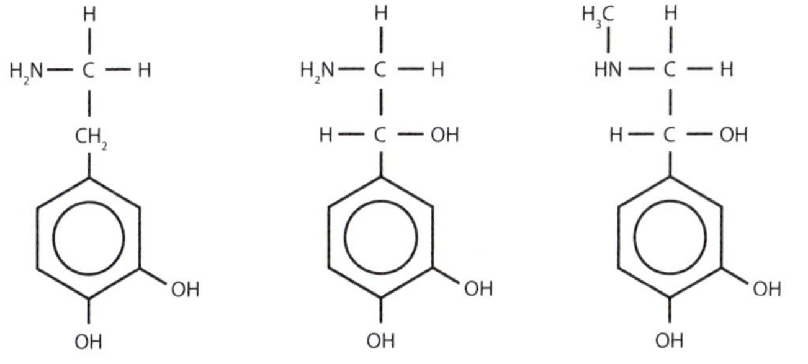

Dopamin **Noradrenalin** **Adrenalin**

Zu den Katecholaminen gehören vier Stoffe, die von der Aminosäure Tyrosin abgeleitet werden: **L-DOPA, Dopamin, Adrenalin** und **Noradrenalin.** Die Biosynthese der Katecholamine erfolgt auf verschiedenen Wegen durch unterschiedliche Enzymaktivitäten. Es gibt Neuronen im Hypothalamus, die Dopamin (DOPA → Dopamin) ausschütten. Andere Neuronen sezernieren Noradrenalin (DOPA → Dopamin → Noradrenalin), und die Zellen A bzw. N im Nebennierenmark setzen, wie gesagt, Noradrenalin und/oder Adrenalin (DOPA → Dopamin → Noradrenalin → Adrenalin) frei.

Ein Ausfall Dopamin freisetzender Neuronen in der *Substantia nigra* im Gehirn wird heute als Ursache für die Parkinson'sche Krankheit gesehen. Dopamin hemmt als Hormon die Prolaktinausschüttung aus den laktotrophen Zellen der Hypophyse und leistet für die Fruchtbarkeit von Frauen einen wichtigen Beitrag. Ein zu hoher Prolaktinspiegel kann dafür verantwortlich sein, dass die Funktion der Eierstöcke gestört wird und die Sekretion von Progesteron und Östrogen aus den Eierstöcken vermindert wird, was in der Folge zu Unfruchtbarkeit führen kann.

Nach der Chinesischen Medizin sitzt in unseren Nieren und damit auch in den Nebennieren unser **Lebens-Chi** – also unsere Vitalenergie. Nach dieser Ansicht bekommen wir zum Zeitpunkt unserer Geburt ein bestimmtes »Energiepäckchen« mit. Es ist unsere Aufgabe, dieses zu hegen und zu pflegen und dafür zu sorgen, dass es nicht angegriffen wird, sondern unser ganzes Leben lang ausreicht. Das Basispaket kann nach Ansicht der Chinesen nicht wieder aufgefüllt werden. Ist es aufgebraucht, geht das Leben des Menschen zu Ende.

Die im chinesischen Weltbild den Nieren zugeordnete Emotion ist die *Angst* – oftmals eine tief greifende Existenz- oder Todesangst, aber auch Verlust- und Verlassenheitsängste sind hier zu Hause. Alberto Villoldo sagt, dass die Schamanen die Angst für einen großen Feind halten. Sie sei eine verschlagene Gegnerin, auf die man niemals hören sollte. Denn wenn man sich auf sie einlässt, nimmt sie einem die Stärke und geht als Siegerin hervor. Er empfiehlt, Angst als Warnsignal zu erkennen und sie zu besänftigen. Liebe bedeutet Vertrauen – dieses fehlt bei tief greifenden Angstzuständen, wenn einem die Nackenhaare zu Berge stehen, die Hände feucht werden und schlimme Szenarien im Kopf ablaufen. Es gilt daher, die Angst in ihre Grenzen zu weisen.
Auch Energien wie Wut und Groll setzen sich schnell als negative Manifestationen im 2. Chakra ab, wenn dieses nicht einwandfrei arbeitet, und vergiften es. Es nimmt nämlich alle energetischen Einflüsse auf, wie die Erdenergie des 1. Chakras. Eigentlich ist das Sakralchakra der Sitz unserer Leidenschaft. Wir lieben unseren Partner mit ihm. Kreativität und Intimität erleben wir hier, es geht lustvoll, erotisch und fantasievoll zu.
Auch heute noch werden Frauen häufig dazu erzogen, die Bedürfnisse der »Sippe« zu erfüllen. Daher werden sie oftmals von den Ängsten des 2. Chakras gesteuert im Hinblick auf materielle Sicherheit, Geld, sozialen Status und finanzielle Unabhängigkeit. Ich sehe einen Zusammenhang zwischen der Gesundheit der Frau und der modernen Entwicklung, sich auf den Weg der eigenen Existenz zu machen. Frauen mit einem starken, offenen 2. Chakra haben Mut, ihren Weg unabhängig von Urteilen oder Banden zur Herkunftsfamilie zu gehen. Sie trauen sich, sich zu zeigen und wirklich eigenständig zu werden.
Für Dr. Christiane Northrup ist das Sakralchakra ein symbolisch-kreativer Raum. In der Astrologie würde man diese Kreativität, die Lust, den Spaß, die Kinder, die im Raum der Gebärmutter heranwachsen, dem Themengebiet des 5. Hauses zuordnen.
Wenn die Energie hier nicht ungestört fließt, kann es zu gynäkologischen Manifestationen wie z. B. Myomen (gutartigen Geschwüren, die Platz im Uterus einnehmen) kommen. Nicht selten ist das 2. Chakra bei Frauen ein

Sammelort für materielle Überschüsse, emotionalen Müll und Unbewusstes, das wir mit uns herumtragen. Das können auch Projektionen des Partners sein, wenn es ihm nicht gelingt, seine Gefühle selbst zu erleben und zu verarbeiten. C. G. Jung hat dies unter dem Begriff »*anima*« in Bezug auf den weiblichen Aspekt der männlichen Psyche beschrieben.

Bei körperlichen Störungen im Sakralchakra sollten Frauen über ihre Beziehungen, ihre Kreativität und ihre Geborgenheitsgefühle nachdenken. Die Gynäkologin Dr. Christiane Northrup berichtet, dass bei einem Fünftel aller Frauen sexueller Missbrauch und Vergewaltigung eine Rolle spielen. Die Ursache sieht sie in einer – leider auch heute noch – frauenfeindlichen Gesellschaft. Nicht selten verlagern Frauen unausgedrückte Wut in den Unterleib und erfahren dann Schmerzen durch Endometriose, Myome, PCOS (polyzystisches Ovarialsyndrom), Probleme im unteren Rücken, starke, übermäßige Monatsblutungen und im schlimmsten Fall Krebsgeschwüre infolge der Blockade der Energie in diesem Chakra. Die Gesundheit und die volle Ausdruckskraft einer Frau stehen in unmittelbarer Abhängigkeit mit diesem Chakra. Ein Schlüssel zu seiner Heilung und Öffnung ist, die Energiemuster zu verändern, um nur noch das Wertvolle darin zu bewahren. Dazu sind verschiedene Maßnahmen wertvoll: Werden Sie sich zunächst über Ihre eigene Geschichte klar. Dazu gehört auch, wie an anderer Stelle bereits erwähnt, sich Verletzungen und Missbräuche bezeugen zu lassen. Dies ist ein erster, sehr wichtiger Schritt, sich an erster Stelle um sich selbst als Frau zu kümmern. Diese Selbstpflege wird für Gesundung sorgen und auf Ihr gesamtes Umfeld harmonisierend und heilend wirken. Neben täglichen Ritualen und einer erhöhten Aufmerksamkeit für sich selbst benötigen Sie womöglich auch die Erinnerung durch andere. Suchen Sie sich also am besten einen »Buddy« oder »Sparringspartner«, der Sie coacht und dafür sorgt, dass Sie konsequent Ihre Selbstfürsorge betreiben. Hören Sie auf Ihre Bedürfnisse, sprechen Sie sie aus, und trauen Sie sich, gleichwertig mit anderen Menschen das auszuleben, was Sie benötigen. Lassen Sie Ihre Inspiration zu, hören Sie auf die Stimme Ihres Körpers und Ihrer Seele. Um die Energiemuster zu verändern, gibt es zahlreiche Möglichkeiten: kreatives Arbeiten wie Schreiben, einen Dialog mit dem Körper führen und den Zellen lauschen, aktive Traumarbeit, einen Ausdruck für Wut finden (z. B. Holz hacken, im Wald schreien, im Theaterworkshop eine wütende Rolle spielen, eine Kampfsportart trainieren), vergeben und verzeihen, das eigene Leben aktiv mit Platz für Leidenschaften gestalten, den Mut haben, sich in seiner vollen Ausdruckskraft zu leben, nichts mehr zurückhalten. Dies sind nur einige Beispiele. Finden Sie für sich heraus, was Ihnen entspricht, probieren Sie aber ruhig auch einmal etwas aus, was Ihnen erst einmal fremd vorkommt.

Fragen für die Leserin:

- Was ist Ihre größte Angst?
- Erschöpft sich Ihre Energie in einem nicht zu Ihnen passenden Job?
- Stecken Sie mehr Energie in Ihre Beziehung hinein, als Sie aus ihr bekommen? Wenn ja, an welcher Stelle?
- Erleben und genießen Sie lustvollen, leidenschaftlichen Sex?
- Auf einer Skala von 1 bis 10, wie kreativ sind Sie?
- Wie möchten Sie sich als Frau in Ihrer Weiblichkeit ausdrücken? Gibt es eine Rolle, in die Sie gern einmal schlüpfen würden?

Die Eierstöcke (Ovarien) – Wiege neuen Lebens und Wurzeln der Weiblichkeit

Das 1. Chakra sitzt am unteren Ende der Wirbelsäule und ist das Tor zu den »weiblichen Leuchtfäden«, wie es Alberto Villoldo ausdrückt. Diese Fäden reichen durch unsere Beine wie Pfahlwurzeln zu unserer nährenden Mutter Erde. Von ihr werden wir nicht nur mit allen notwendigen Nährstoffen für unser Leben versorgt, wir finden auch unsere Stabilität und Sicherheit. Das Wurzelchakra erdet uns, es ist unser starkes Fundament im »leuchtenden Energiefeld«. Je stärker diese Verbindung zur weiblichen Erde ist, desto tiefer reichen unsere Wurzeln, und umso besser trotzen wir so manchem Sturm in unserem Leben. Ohne diese Basis fühlen wir uns mutterlos und verlassen. Im Wurzelchakra sitzen unsere Instinkte, die das Überleben sichern, für Schutz, Nahrung und Nachkommen sorgen. Es reagiert unmittelbar. Ist der Bezug zu Mutter Erde und zur Weiblichkeit gestört, dominiert das Männliche: Sicherheit durch Materielles, Selbstsucht, Narzissmus. Zäune werden errichtet, um Besitz zu sichern, Diktaturen entstehen, Mitmenschen werden vergewaltigt, Mutter Erde wird ausgebeutet. Die männliche Macht handelt gegenüber dem weiblichen Prinzip feindselig und verleugnet Leidenschaft, Geschlechtlichkeit und vor allem unsere Kreativität.

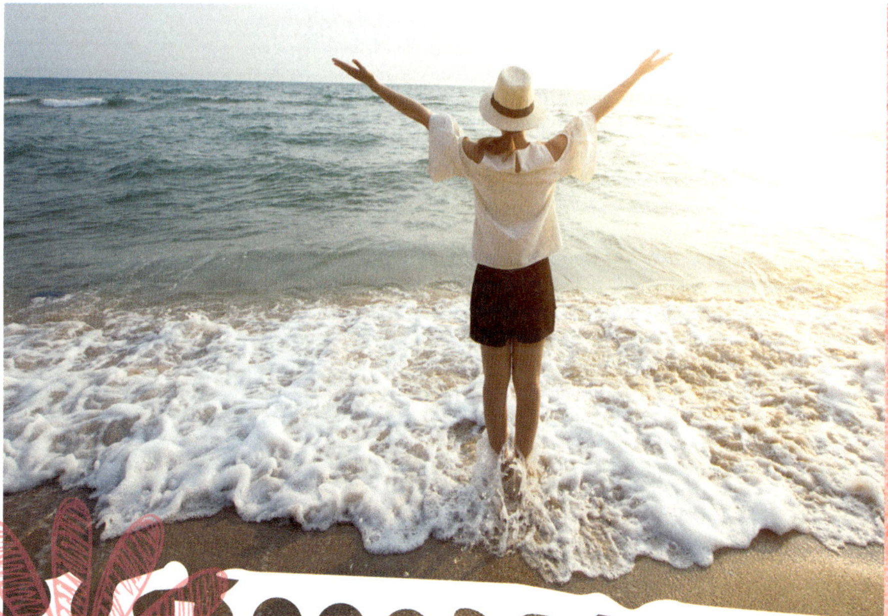

Ein offenes, gut funktionierendes 1. Chakra gibt uns das Gefühl, ausreichend versorgt zu sein, die Existenzangst wird von dem tiefen Vertrauen abgelöst, dass das Universum jede Zelle unseres Daseins nährt. Das Gefühl, zu kurz zu kommen, wandelt sich in die Gewissheit, dass es uns an nichts fehlt und wir im Überfluss leben. Das Wurzelchakra sorgt dafür, dass wir Frauen uns nach Beziehung und Intimität sehnen und dass wir andere nähren wollen. Dank des stärkeren Bezugs zu Mutter Erde und ihrer ursprünglichen Weiblichkeit bei weniger industrialisierten Völkern weisen die Frauen nach der Menopause eine deutlich geringere Osteoporose und Entmineralisierung ihrer Knochen infolge des Verlusts an Östrogenen auf. Sie sind ihr Leben lang aktiv mit der weiblichen Energie und Mutter Erde verbunden.

Da die Themen des Wurzelchakras eng mit unseren Eltern, unserer Familie bzw. »Sippe« verknüpft sind, wirken laut Dr. Christiane Northrup Erfahrungen und vor allem Verletzungen in den ersten sieben Lebensjahren prägend auf das weibliche Energiesystem. Das 1. Chakra ist stark von Erziehung, sozialem Status, Kultur, von familiären Vermächtnissen, Familie und Gesellschaft sowie den Erwartungen, die über Generationen weitergegeben werden, bestimmt. Das Sippenbewusstsein ist nach Caroline Myss, amerikanische Größe der alternativen Medizin, geprägt von Loyalität, nicht von Individualität, denn es hat das Ziel, das Überleben des eigenen Stammes zu sichern und zu bewahren. Liebe bedeutet in diesem Zusammenhang in Wirklichkeit Verpflichtung der Sippe gegenüber. »Wenn du uns lieben würdest, kämest du uns am Sonntag besuchen.« Solche Sätze lassen erahnen, in welch katastrophalen Konflikt gerade Frauen auch heutzutage noch durch dieses Sippenbewusstsein für ihr eigenes, selbstbestimmtes und individuelles Leben geraten – aus welchen tief verankerten Handlungsmustern sie aufgrund solcher Prägung anderen »Sippenmitgliedern« gegenüber agieren. Wenn Sie genauer reflektieren, werden Sie womöglich selbst an sich feststellen, welche eingeprägten gesellschaftlichen Handlungsweisen Sie von anderen erwarten. Vielleicht hören Sie manchmal Ihre eigene Mutter aus Ihnen sprechen. Uns aus gelebten und in unserer Sippe geltenden engen Mustern zu befreien, bedarf Wachheit und Entschlossenheit. Familienmitglieder ver-

suchen gern, Änderungen und neue Wege zu sabotieren, um uns für die »Sippe« funktional zu halten, und üben gesellschaftlichen Druck aus.
Mir ist das auf meinem Weg zu mehr Selbstbestimmtheit und zu meiner eigenen Authentizität immer wieder in meiner Familie begegnet. Ich wurde klar und deutlich aufgefordert, darüber nachzudenken, ob mein Weg richtig ist, und immer wieder wurde mir prophezeit, dass das, was ich vorhatte, nicht funktionieren würde. Die Zweifel und das Unverständnis für meinen Weg haben Druck auf mich ausgeübt, sodass ich mich nicht selten selbst als das »schwarze Schaf« meiner Familie sah. Dies war weder energievoll noch zielführend, es nahm mir wiederholt meine Kraft und mein Selbstvertrauen. Sich davon nicht einschüchtern zu lassen, sich auf dem eigenen Weg treu zu bleiben, bringt Kreativität und langfristig Erfolg. Aus der Sippe herauszutreten, sich womöglich eine passendere »Wahlfamilie« zu suchen und für sich einzustehen, sollten sich alle modernen Frauen von heute trauen. Erst dann wird unser volles Potenzial zutage treten – letztlich zum Wohle aller. Das weibliche, matriarchalische Prinzip darf wieder in unsere Gesellschaft einkehren und für offene und kraftvolle Wurzelchakren sorgen, die uns nähren. Dann wird Mutter Erde verehrt werden und unser Zusammenleben auf diesem Planeten friedvoller sein.
Die weiblichen Keimdrüsen (Ovarien/Gonaden) liegen beidseits der Gebärmutter (Uterus). Die Verbindung beider stellen die Eileiter (Ovidukt) her. In den Ovarien können das Mark (Medulla) und die Rinde (Cortex) unterschieden werden. Bereits in der Fötalphase werden bei einem Mädchen in der Rinde die Eizellen (Oozyten) angelegt und gespeichert. Sie werden während der gesamten fruchtbaren Lebenszeit einer Frau zu Follikeln reifen, während des Eisprungs (auch Follikelsprung genannt) in die Eileiter abgegeben, um dort von den Spermien eines Mannes befruchtet werden zu können. Die Entwicklung zum reifen Follikel verläuft über 3 Stufen, wobei die Keimzellen in der Medulla des Ovars unabhängig von der Rinde und den die Basalmembran umgebenden Epithelzellen sind. Wenn ein Follikel reif wird, löst sich die Oozyte mit umgebenden Zellen (als sogenannter *Cumulus oophorus*) von der Follikelwand und schwimmt frei im Follikel. Steigt der Druck im Follikel, stülpt sie sich aus der Ovarwand heraus und bringt diese

zum Platzen. Die Oozyte (Eizelle) wird durch die sogenannte Ovulation frei und schwimmt in den Eileiter. Nach diesem Eisprung faltet sich das *Stratum granulosum* (die Außenschicht der Follikelzellen im tertiären Follikel) zum Gelbkörper *(Corpus luteum)*. Erfolgt keine Befruchtung und wird der *Corpus luteum* nicht durch Choriongonadotropin stimuliert, degeneriert er zum *Corpus albicans* (Weißkörper).

Die Follikelreifung im Ovar untersteht der stimulatorischen Kontrolle des **FSH (follikelstimulierendes Hormon)** aus der Hypophyse. Da nicht alle Follikel zur Ovulation gelangen, wird vermutet, dass diese infolge einer Abschaltung der FSH-Ausschüttung im Ovar verbleiben und dort als atretische Follikel verkümmern. Der Follikel, der am schnellsten herangereift ist, schüttet vermutlich so viel Östradiol und Inhibin aus, dass die FSH-Freisetzung aus der Hypophyse unterbunden wird. Dadurch kann sich der schnell herangereifte Follikel als dominant durchsetzen, und die anderen Follikel entwickeln sich nicht weiter.

Die Follikelzellen im Ovar sind endokrin aktiv und schütten die Hormone **Testosteron, Östradiol** und **Progesteron** aus. Man unterscheidet die **Theka-Interna-Zellen** und die **Granulosazellen.** Erstere produzieren Testosteron, das in den darunterliegenden Granulosazellen zu Östradiol aromatisiert wird (als Aromatisierung wird diese spezifische Form der Umwandlung bezeichnet). Ist der Eisprung erfolgt, bilden die Theka-Luteal- und die Granulosa-Luteal-Zellen Progesteron, das Hormon der zweiten Zyklushälfte. Zudem wird von den Granulosa-Luteal-Zellen **Relaxin** freigesetzt, das auf die Uterusmuskulatur beruhigend wirkt.

In den Eierstöcken werden demnach, was den meisten gar nicht bewusst ist, nicht nur die weiblichen Sexualhormone (Östrogene und Progesteron) gebildet. Das Ovar stellt eine wichtige Quelle der **Androgenproduktion** dar (Androgene sind Hormone, die für die Entwicklung und Ausprägung der männlichen Geschlechtsmerkmale verantwortlich sind: **Testosteron, Androstendion, DHEA** und **DHEA-S**). So wie Männer auch Östrogene produzieren, stellt der weibliche Körper, u. a. das Ovar, auch Androgene her. Der geschlechtsspezifische Unterschied liegt lediglich in der jeweiligen **Konzentration** von männlichen und weiblichen Hormonen im Organismus.

Testosteron wird aus DHEA von einer 17β-HSD (17β-Hydroxysteroid-Dehydrogenase, einem Enzym) und einer 3β-HSD gebildet und bindet im Blut an SBG (Steroid bindendes Globulin). Dies kann nur außerhalb der Nebenniere geschehen, weil die 17β-HSD nur in anderen Geweben vorhanden ist. Der Androgenrezeptor (AR) wirkt effektiver auf das Testosteronderivat Dihydrotestosteron (DHT), auf das Testosteron mithilfe eines weiteren Enzyms – der 5α-Reduktase – reduziert wird. Nicht nur in Geweben mit reproduktiver Aktivität wie den Eierstöcken findet man AR, sondern auch im Gehirn, in den Knochen, in der Haut, in der Adenohypophyse, in der Schilddrüse, in den Nebennierenrinden, in der Leber, in den Nierentubuli, in der Harnblase sowie im Herz und in der gestreiften Muskulatur.
Testosteron ist das Hormon, das die männliche Sexualentwicklung initiiert, wohingegen das Dihydrotestosteron (DHT) zu einem späteren Zeitpunkt für die korrekte Ausbildung der männlichen Sexualorgane benötigt wird.
Als Östrogene werden drei unterschiedliche Sexualhormone zusammengefasst: **17β-Estradiol (auch Östradiol), Estron (auch Östron) und Estriol (auch Östriol). 17β-Estradiol (Östradiol)** wird durch die **Aromatase** – das Schlüsselenzym der Östrogensynthese – aus Testosteron und durch die 17β-HSD aus **Estron (Östron)** gebildet. Zuvor bildet die Aromatase aus Androstendion Estron (Östron). Es gibt zwei Östrogenrezeptoren, an die 17β-Estradiol in verschiedenen Geweben bindet.
Die Aromatase findet sich im Ovar, in der Plazenta, im Gehirn, in den Knochen und im Fettgewebe. Die ovarielle Aromatase wird für die Umwandlung des aus den Theka-Zellen des Ovars stammenden Testosterons in das ovarielle Östradiol verwendet. In der Plazenta sorgt die plazentare Aromatase für die Umwandlung des DHEA-Sulfats in Estriol (Östriol), das in der Schwangerschaft das bevorzugt gebildete Östrogen darstellt.
Die plazentare Aromatase ist in hoher Expression vorhanden und verhindert, dass Testosteron die Plazenta durchdringt. So wird vor allem ein weiblicher Fötus vor Vermännlichung geschützt.
Im Gehirn soll die Aromatase während der Entwicklung dafür sorgen, dass die Anwesenheit von Testosteron zur Ausprägung eines männlichen Phänotyps führt. Interessanterweise ist das Steroid, das im Gehirn diese Prägung

auslöst, Östradiol, das vor Ort aus Testosteron gebildet wird – wie nah doch Weiblich und Männlich beieinander liegen!

Auch eine neuroprotektive Wirkung wird der Aromatase nachgesagt, die sie durch die Umwandlung von Testosteron und anderen Androgenen in Östrogene haben soll. Daher ist die Aromatase u. a. bei der Bewältigung von Hirnschäden interessant. Sie sorgt für die Reifung neu gebildeter Knochen, und es scheint auch, dass der Erhalt der Knochenmasse und die Knochendichte in Zusammenhang mit der Aromatase stehen. Auch in Bezug auf Brustkrebs gibt es eine intensive wissenschaftliche Beschäftigung mit der Aromatase. Hier sind eher Aromatasehemmstoffe im Blickfeld der Forschung, die verhindern sollen, dass die Anwesenheit lokaler Östrogene zur Vermehrung der Brustkrebszellen sorgt.

An diesen Zusammenhängen wird deutlich, dass steroidale Hormone in sehr engem Zusammenhang mit den jeweiligen steroidogenen Enzymen gebildet werden. Wenn man die Steroidwirkungen beeinflussen will, geht dies nicht ohne die zugehörige Enzymaktivität.

Die Bildung der Geschlechtshormone untersteht der Kontrolle des Gonadotropins (GnRH), das die Hypophyse veranlasst, das FSH auszuschütten, um dann Testosteron, Östradiol und Inhibin zu bilden. Auch hier greift regulierend die Feedbackhemmung von den Hormonen aus in den übergeordneten Gehirnzentren ein.

Progesteron ist das weibliche Sexualhormon der zweiten Zyklushälfte und unverzichtbar für die Ovulation (den Eisprung), die Einnistung des befruchteten Eis in der Gebärmutter und den Erhalt und reibungslosen Fortgang einer Schwangerschaft. Es wird auch als *Gelbkörperhormon* bezeichnet, denn es wird nach dem Eisprung im *Corpus luteum* gebildet. Erst am Ende der Schwangerschaft fällt der Spiegel an Progesteron ab, um die Uterusmuskulatur für die Geburt aktiv werden zu lassen. Während der Schwangerschaft sorgt das plazentare Hormon **Choriongonadotropin** für eine andauernde Progesteronfreisetzung. Auf der einen Seite ist Progesteron ein Zwischenprodukt der Sexual- und Kortikoidhormonbildung, auf der anderen Seite ein eigenständiges Hormon, das zentrale Aufgaben während der Schwangerschaft wahrnimmt. Als Rezeptor stehen zwei Isoformen zur Verfügung:

Progesteronrezeptor A (PR-A) und Progesteronrezeptor B (PR-B). Variante A ist um 165 Aminosäuren länger. Man vermutet, dass die beiden Rezeptoren bei der Endometriose eine größere Rolle spielen, da man im endometrischen Gewebe nur PR-A findet, aber kein PR-B.

Hormone bewegen nicht nur unser Leben, sie *erschaffen* Leben! Die Organe des Wurzelchakras sorgen für die Reproduktion und den Erhalt des Menschen. Die hormonellen Zusammenhänge sind äußerst komplex und bergen viel Potenzial für Abweichungen von der Norm. Hormonelle Ungleichgewichte wie z. B. der Hypogonadismus geht mit einer Unterentwicklung der Geschlechtsorgane einher, genetische Variationen wie z. B. der Pseudohermaphroditismus führen zu einem Ausfall des Enzyms 5α-Reduktase, sodass Testoteron nicht mehr zu Dihydrotestosteron (DHT) umgewandelt werden kann, das für die Ausbildung des Penis zuständig ist. Im Körper sind dann zwar die männlichen Geschlechtsorgane Hoden und Prostata angelegt, außen erscheint aber ein weiblicher Phänotyp. Was solch eine »Laune« der Natur für den betreffenden Menschen an Auswirkungen hat, kann man nur erahnen. Akzeptanz und Gleichwertigkeit sind hier ebenso das Gebot wie bei allen Variationen der sexuellen Orientierung, die womöglich auch in diesem Chakra ihre Heimat hat.

Fragen für die Leserin:

- Haben Sie (noch) einen Kinderwunsch?
- Was wird von Ihnen in Ihrer »Sippe« erwartet?
- Auf einer Skala von 1 bis 10, wie genährt und verwurzelt fühlen Sie sich?
- Gibt es eine Übung oder ein Ritual, mit dem Sie sich in Ihrem Leben regelmäßig mit Mutter Erde verbinden?
- Haben Sie schon einmal ein Rasulbad (Heilerde-Dampfbad) besucht?

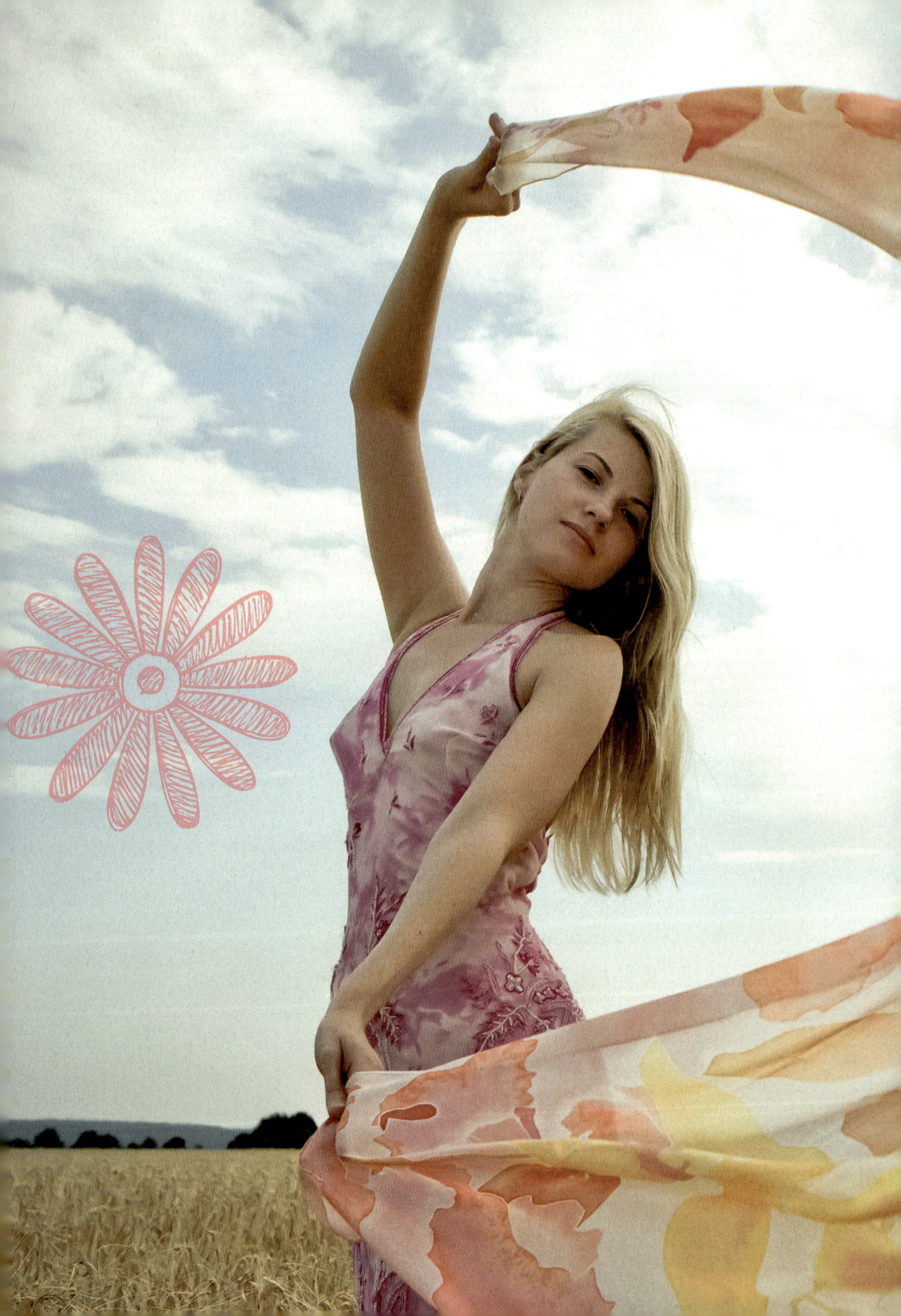

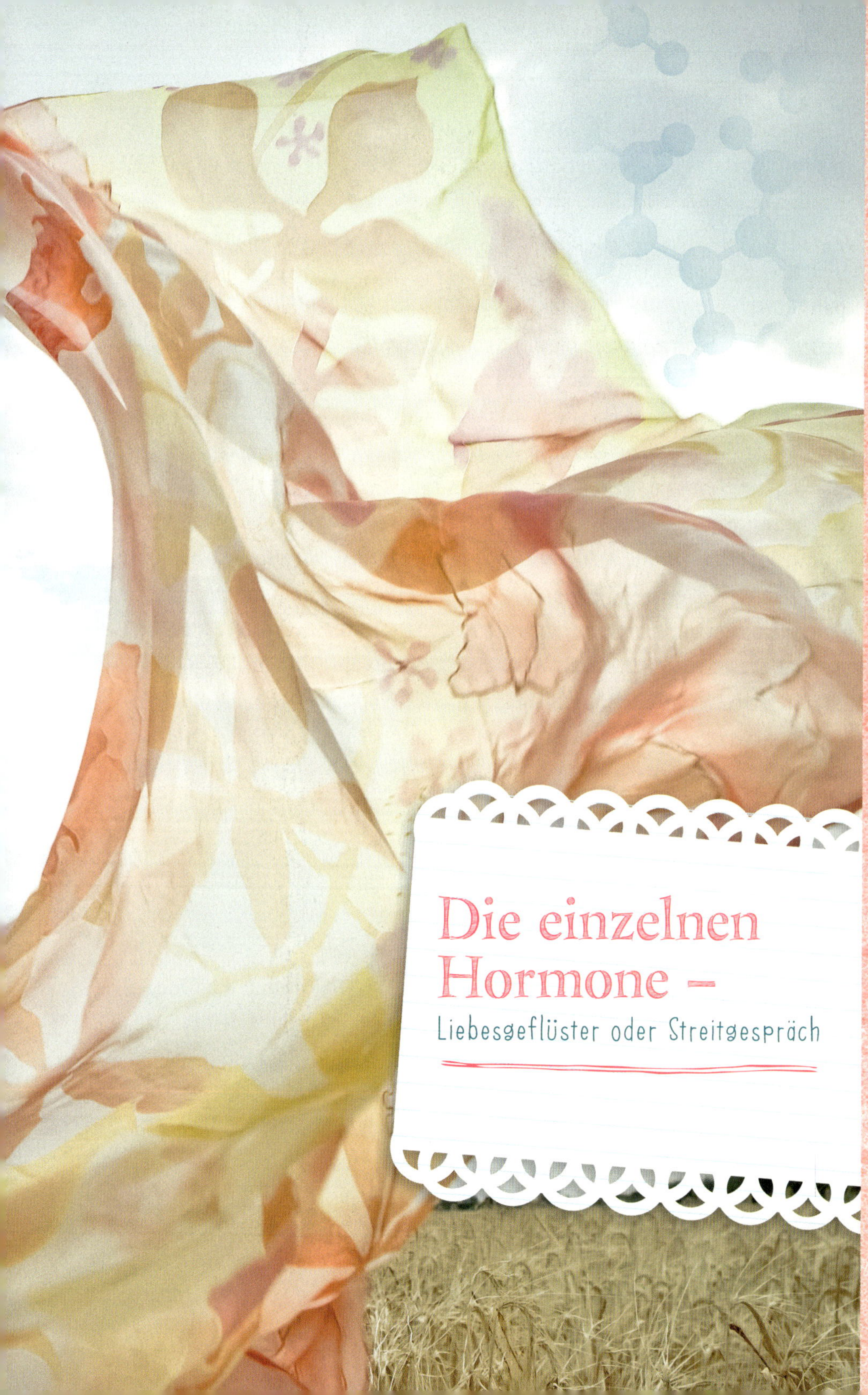

Die einzelnen Hormone –

Liebesgeflüster oder Streitgespräch

Entscheidend für unser Wohlbefinden, unsere Power und unsere Lebensqualität sind das harmonische Zusammenspiel und das reibungslose Ineinandergreifen der Hormone. Es geht darum, ob die Hormone *für* oder *gegen* uns arbeiten. Und darauf haben wir größere Einflussmöglichkeiten, als uns womöglich bewusst ist! Wir sind nicht machtlos den hormonellen Achterbahnfahrten ausgeliefert, sondern können uns bewusst dafür entscheiden, Maßnahmen zu ergreifen. Dann muss beispielsweise Cortisol nicht auf der Überholspur der Hormonautobahn dahinrasen, ohne Rücksicht auf alle anderen zu nehmen, und uns unserer Urteilsfähigkeit und Achtsamkeit berauben. Wir können uns klar darüber werden, was chemisch-synthetische Hormone wie die »Pille« oder das millionenfach bei Schilddrüsenunterfunktion verordnete L-Thyroxin mit unserem Organismus machen, und dann eigenverantwortlich entscheiden, ob wir sie weiter einnehmen oder nach Alternativen suchen, die uns besser bekommen und tatsächlich für mehr Sexdrive und eine ausgeglichene Stimmungslage sorgen, für die unser Partner und wir selbst mehr als dankbar sein werden. Körperliche Manifestationen wie Schlafstörungen, Insulinresistenz, Diabetes oder Unfruchtbarkeit sind in den meisten Fällen kein unabänderliches Schicksal. Sorgen wir also aktiv für *»Love and Peace«* in unserer Hormonwelt! Nebenbei können wir unsere Altersuhr zurückdrehen. Perfekt ineinanderspielende Hormone schenken uns bis zu 10 Jahre mehr Leben – ein aktives, erfülltes Leben in hoher Qualität, in dem Altern ein natürlicher, kein krankhafter Prozess ist.
Ein wesentlicher Bestandteil ist, um die **Chronobiologie** der meisten Hormone zu wissen und diese zu berücksichtigen. Viele Hormone unterliegen einer **Rhythmik,** die es wert ist, betrachtet und in ausgleichende Maßnahmen einbezogen zu werden. Der Menstruationszyklus ist geprägt davon, doch dieser natürliche Takt ist der modernen Frau kaum noch oder gar nicht zugänglich. Das liegt auch daran, dass Mädchen mit ihrer Menarche (der ersten Monatsblutung) nicht mehr bewusst in den Zyklus eingeführt werden.

Um hier bewusster und aktiver handeln zu können, gilt es, ein paar Begrifflichkeiten klarer zu unterscheiden. Es gibt eine **Menopause,** eine **Gonadopause,** eine **Adrenopause** und eine **Somatopause,** die wir getrennt voneinander betrachtet sollten, wenn es um eine ausreichende und effektive Hormonproduktion in unserem Organismus geht.

Die **Menopause** dürfte jedem bekannt sein: Sie beschreibt den Zustand, in dem die zyklische Ovaraktivität beendet wird und damit die Fruchtbarkeit der Frau endet. In der Regel setzt sie um das 50. Lebensjahr ein. Die Menopause betrifft ausschließlich die Frau.

Die **Gonadopause** unterscheidet sich hiervon insofern, als es sich um die über Jahrzehnte hinweg zurückgehende Basisaktivität der Ovarien handelt, was die Östrogen-, aber auch die Androgensekretion anlangt. Die Gonadopause lässt sich auch auf die Männer und die Basishormonsekretion aus den Hoden übertragen.

Als **Adrenopause** wird der adrenale Androgenabfall in den Nebennieren bezeichnet, wobei der Cortisolspiegel im Blut unverändert bleibt. Die Adrenopause ist insofern von einer klassischen Nebenniereninsuffizienz zu unterscheiden, was durch den relativen Hyperkortizismus erfolgt: Bei einer Nebenniereninsuffizienz fällt auch der Cortisolspiegel ab. Die Nebennieren sind dann nicht mehr in der Lage, dem Organismus ausreichend Cortisol zur Verfügung zu stellen.

Die **Somatopause** schließlich bezeichnet den altersbedingten Rückgang der GH-und IGF-1-Spiegel im Blut. Das bedeutet, dass das Wachstumshormon mit seinen Bindungshormonen in geringerer Menge sezerniert wird.

Einige besonders wichtige Hormone möchte ich Ihnen im Folgenden vorstellen. Sie sind es wert, zu erforschen, wie ein schönes Hormon-Tête-à-Tête entsteht und die Streithähne unter den Hormonen auf die Auswechselbank verbannt werden können. Dazu helfen Ihnen bestimmte Fragebögen und Maßnahmenpläne.

Viel Freude und Erkenntnis dabei!

Melatonin – weit mehr als das Schlafhormon

Ein erholsamer und ungestörter Schlaf ist ein Segen und die Basis für ein gutes, kraftvolles und gesundes Leben. Schlafstörungen sind eine große Herausforderung und führen oftmals zu Gereiztheit, einem niedrigen Energielevel, reduzieren unsere Stressresilienz und haben enorme Auswirkungen auf den zirkadianen und rhythmischen Ausstoß von Hormonen. **Melatonin** wird auch das Schlafhormon genannt. Seine Wirkungen gehen jedoch weit über seinen Einfluss auf einen tiefen und regenerativen Schlaf hinaus.

Das **pineale Melatonin** – in der Epiphyse (Zirbeldrüse) freigesetzt – vermittelt den Tag-Nacht-Rhythmus. Als »hypothalamischer Zeitgeber« wird seine Ausschüttung durch das aufgenommene Licht gesteuert, sodass es vorwiegend bei Dunkelheit im Blut zu finden ist. **Intestinales Melatonin** fungiert als Zeitgeber für die Nahrungsaufnahme, es synchronisiert und reguliert auf vielfältige Weise die Aufgaben des Darms, der Peristaltik, der Mukosa (Darmschleimhaut) wie auch der Leber und des Pankreas. Tagsüber nimmt das pineale Melatonin ab und wird zu großen Teilen vom intestinalen Melatonin abgelöst. **Zelluläres Melatonin** ist ubiquitär im Organismus vorhanden und wirkt als potente antioxidative und immunmodulierende Substanz. Es wird in vielen Bereichen des zentralen Nervensystems gebildet. Als **Gehirnmelatonin** übernimmt es eine neuroprotektive Aufgabe in Form einer strukturellen und funktionellen Reorganisation des Gehirns. Hieran zeigt sich wohl am besten, wie sehr Schlaf und eine gute Gehirnfunktion ineinandergreifen, wie die Nachtruhe uns regeneriert und das Gehirn reinigt.

Melatonin ist ein Metabolit (Stoffwechselprodukt) aus dem Tryptophan-Serotonin-Stoffwechsel. Seit 20 Jahren sind positive Wirkungen gegen den Jetlag bei Piloten und anderen Personengruppen durch Melatonineinnahme bekannt. Auch die Einnahme als Schlafmittel, bei Krebs und Erkrankungen des Immunsystems zeigte gute Ergebnisse. Melatonin ist ein natürliches Antioxidans und kommt in Pflanzen wie der Ringelblume, dem Baldrian, dem Johanniskraut und in Algen vor – trotzdem gibt es in Deutschland, anders als in den USA, keine Freigabe für einen freien Melatoninzugang.

Effektive Maßnahmen für einen besseren Schlaf:

› Reduzieren Sie blaues Licht nach 19 Uhr. Dieses wird vor allem von Bildschirmen ausgestrahlt und reduziert laut Anne-Marie Chang, Professorin der Medizin und Schlafforscherin, die Melatoninproduktion um 55 %. Einige Geräte haben einen Modus, in dem das blaue Licht herausgefiltert wird.[4]
› Für Frauen ab 40: Kühlen Sie die Temperatur im Schlafzimmer auf 18 Grad Celsius herunter.
› Dunkeln Sie Ihr Schlafzimmer ausreichend ab – Sie sollten Ihre Hand vor den Augen nicht mehr erkennen.
› Sorgen Sie bei einem zu niedrigen Progesteronwert für einen Ausgleich, ggf. mit bioidentischen Hormonen. Progesteron lässt uns Frauen uns entspannen und besser schlafen.
› Treiben Sie Sport oder bewegen Sie sich anderweitig, am besten vormittags bis spätestens 13 Uhr.
› Meiden Sie Kaffee und andere Stimulanzien – dazu gehören auch ängstliche Menschen, diese reizen ebenfalls Ihr Nervensystem.
› Gönnen Sie sich 2–3 Mal pro Woche einen Mittags-Power-Nap von ca. 20 Minuten.
› Gehen Sie im besten Fall um 22 Uhr zu Bett.
› Essen Sie spätestens 3 Stunden vor dem Zubettgehen, am besten Kohlenhydrate, die langsam verstoffwechselt werden und den Blutzucker nicht stark in die Höhe treiben (z. B. Süßkartoffeln und Quinoa).
› Kreieren Sie sich ein Zubettgehritual, z. B. ein Epsombad (mit Magnesiumsulfat), eine Meditation oder Übungen für die Zirbeldrüse.

4 Bei iPhone und iPad gibt es seit iOS 9.3 den sogenannten »Night Shift«, bei Macs seit macOS 10.12.4. Für die Betriebssysteme Mac OS, Windows und Linux steht das Programm f.lux zur Reduzierung des Blaulichts zur Verfügung. Android-Handys und -Tablets haben eine Displayeinstellung namens »Nachtlicht«, »Augen schonen« oder »Blaufilter«. Wenn Sie diese Einstellung nicht finden, können Sie auf verschiedene Apps zurückgreifen. Achten Sie darauf, dass diese die Ausstrahlung blauen Lichts reduzieren und nicht bloß das Bildschirmbild rot überlegen. E-Book-Reader mit E-Paper-Display sind unbedenklich. Vielleicht sind diese ja eine gute Alternative für Sie zum Lesen der neuesten Posts auf Facebook und Twitter – oder sogar ein gedrucktes Buch.

Es gibt sie, die Early Birds und die Nachteulen. Das ist weniger eine Gewohnheit oder antrainiertes Verhalten als eine genetische Präferenz. Als Chronotyp gibt es den Morgen- und den Abendmenschen. Frauen neigen eher dazu, der Morgentyp zu sein. Ich kann von mir sagen, dass ich definitiv ein Morgenmensch bin – der aber an einem freien Tag auch gern mal ein Stündchen länger liegen bleibt.

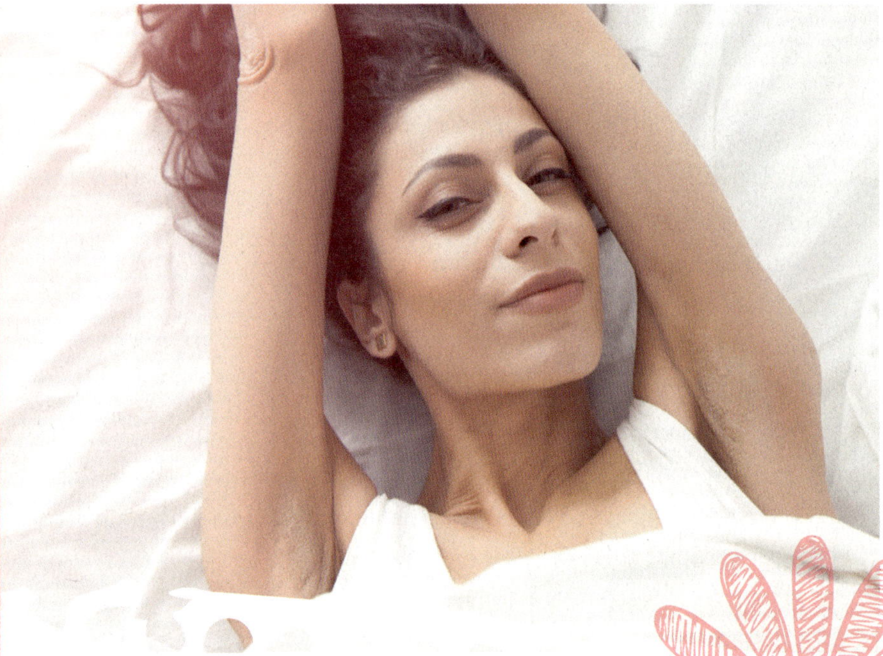

Serotonin & Co. – die Glücklich-Macher

Wer oder was sind eigentlich diese **»Glückshormone«**, wie der Volksmund sie bezeichnet? Dazu werden gezählt:

- Dopamin
- Serotonin
- Noradrenalin
- Endorphine (körpereigenes, endogenes Morphin)
- Oxytozin
- Phenethylamin (PEA)

Es handelt sich um bestimmte Botenstoffe (Hormone und Neurotransmitter), die Wohlempfinden und Glücksgefühle hervorrufen können. Sie wirken

- stimulierend,
- entspannend und
- schmerzlindernd bzw. betäubend.

Endorphine sind Opioidpeptide, die in der Hypophyse und im Hypothalamus produziert werden, also körpereigene oder endogene Drogen. Sie wirken als Schmerzregulatoren, wenn unsere Nerven gereizt werden. Wenn besonders viele Endorphine ausgeschüttet werden, erleben wir ein Glücksgefühl. Verschiedene äußere Einflüsse führen dazu, dass Endorphine ausgeschüttet und Glücksgefühle ausgelöst werden, z. B. sportliche Betätigung, ein Spaziergang an frischer Luft, Tanzen, Flirten, eine Liebeserklärung, Küssen, Anerkennung und Lob, das Erreichen von Zielen …

Serotonin oder 5-Hydroxy-Tryptamin (5-HT) hat als Neurotransmitter und als Hormon im Zielorgan Gehirn zahlreiche Funktionen. In das Wirkspektrum fallen die Steuerung von Emotionalität, Kognition, Temperatur, Appetit und Sättigung bis hin zu Schmerzempfinden und Schlaf-wach-Verhalten. Auch an der Neurogenese ist es beteiligt. Serotonin wirkt auch peripher im Körper. So hat ein Mangel Auswirkungen auf die Leber- und die Pankreasfunktion, wodurch Funktionsstörungen der Thrombozyten und

somit der Blutgerinnung und Wundheilung entstehen können, sowie auf das Herz, das Immunsystem und die Insulinsekretion.
Als Präkursoren (Ausgangssubstanzen) im Serotoninstoffwechsel fungieren das L-Tryptophan (LT) und 5-Hydroxy-Tryptophan (5-HTP), die in ausreichender Menge für die Synthese von Serotonin, aber auch von Melatonin vorhanden sein müssen.
5-HTP steht als Vorstufe der Serotoninsynthese als frei verkäufliches Nahrungsergänzungsmittel auch in Deutschland zur Verfügung. Zudem ist eine tryptophanreiche Kost zu empfehlen, etwa mit Eiern, Bananen, Ananas, Walnüssen und Kakao. Leider müsste man sehr viel Schokolade zu sich nehmen, um ausreichend Tryptophan zu erhalten – aber ein Stückchen feine Schokolade macht trotzdem glücklich.

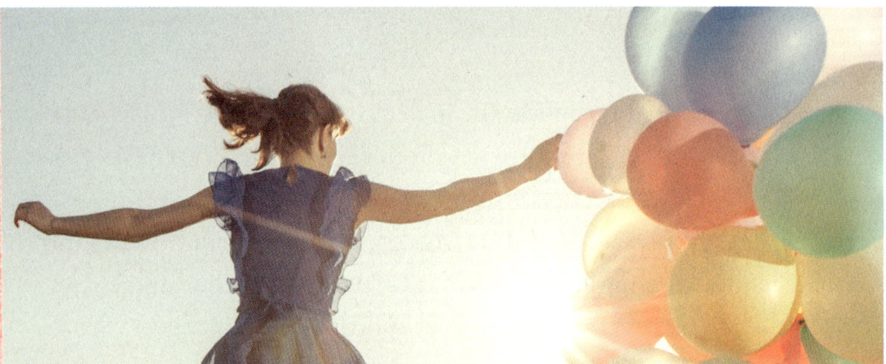

Folgende Fragen helfen Ihnen bei der Orientierung in Bezug auf Ihre Serotoninversorgung. Gehen Sie zur Beantwortung der Fragen vom Zeitraum der letzten 6 Monate aus. Kreuzen Sie Zutreffendes an, und addieren Sie die Kreuze am Ende.

- ☐ Nehmen Sie zu wenig B-Vitamine zu sich?
- ☐ Sind Sie 50 Jahre oder älter?
- ☐ Befinden Sie sich in den Wechseljahren, oder haben Sie die Menopause bereits hinter sich?
- ☐ Haben Sie Angststörungen oder Panikattacken?
- ☐ Leiden Sie unter einem Progesteronmangel?
- ☐ Haben Sie einen Östrogenmangel?
- ☐ Gibt es in Ihrer Familie jemanden, der an Depressionen oder affektiven Störungen leidet?
- ☐ Stehen Sie unter (emotionalem, psychischem oder arbeitsmäßigem) Stress?
- ☐ Haben Sie emotional belastende Situationen in Ihrem Leben erlebt (Trennung, Scheidung, Todesfall, Arbeitsplatzverlust, Insolvenz)?
- ☐ Sind Sie häufig traurig?
- ☐ Leiden Sie unter chronischen Entzündungen oder einer Autoimmunerkrankung?
- ☐ Nehmen Sie regelmäßig Betablocker oder andere Antihypertonika ein?
- ☐ Trinken Sie mehr als 2 Mal pro Woche Alkohol?

Auswertung:

Zwei bis drei Kreuze deuten auf eine Serotonin-Schwankung hin. Denken Sie über lebensstiländernde Maßnahmen nach, z. B. eine tryptophanreichere Ernährung, mehr Aktivität an frischer Luft und vermehrten Umgang mit positiven Menschen. Einen medizinischen Rat einzuholen ist ggf. sinnvoll.

Bei mehr als vier Kreuzen lassen Sie Ihren Serotoninspiegel testen und ggf. weitere Blutuntersuchungen durchführen. Sprechen Sie mit Ihrem Arzt oder Heilpraktiker über die Ergebnisse.

Pregnenolon – heiß begehrte Vorstufe von Cortisol und Progesteron

Pregnenolon ist die Mutter aller Steroidhormone und wurde lange Zeit in seiner Wichtigkeit verkannt. Es wird einerseits zu Progesteron und nachfolgend zu Aldosteron und Cortisol synthetisiert, andererseits zu DHEA und nachfolgend zu Testosteron sowie Östrogenen metabolisiert. In Stresssituationen konkurrieren die Hormone Cortisol und Progesteron um eine ausreichende Basismenge an Pregnenolon, was in der Regel zugunsten der Cortisolbildung ausgeht.
Pregnenolon wird praktisch in allen Zellen und Geweben des Organismus gebildet. Die glanduläre Produktion in der Nebennierenrinde und den Gonaden fällt besonders ins Gewicht, aber auch das Gehirn, das periphere Nervensystem sowie die Leber und die Haut sind bedeutende Syntheseorte. Nach der Produktion werden Pregnenolon und sein Sulfat, das sich im Blut gut analysieren lässt und einen chronobiologischen Rhythmus in Anlehnung an Cortisol und DHEA besitzt, in großen Mengen bis zum Bedarfsfall gespeichert.

Woran erkennen Sie ein **Defizit an Pregnenolon:**

- Müdigkeit, verminderte Leistungsfähigkeit (Burn-out-Syndrom)
- Autoimmunerkrankungen und Dysfunktion des Immunsystems
- Gelenk- und Muskelschmerzen (rheumatoide Arthritis, aktivierte Arthrose)
- reduzierte Merkfähigkeit und kognitive Störungen (Morbus Alzheimer)
- psychiatrische Störungen (Schizophrenie, Depressivität, Angstzustände)
- mitochondriale Dysfunktion (Pregnenolon gilt hierfür als wichtiger Marker)

Pregnenolon ist als hormonelle Gabe verfügbar, die verschreibungspflichtig ist, und auch als frei verkäufliche homöopathische Potenzierung erhältlich.

Positive Auswirkungen eines **erhöhten Pregnenolonspiegels** sind:

- gesteigerte Wachheit, Vitalität und Durchsetzungsvermögen
- bessere Gedächtnisleistung und höhere Lerneffekte
- antidepressive Effekte
- reduziertes Schmerzempfinden
- Seine bedeutendsten Eigenschaften entfaltet Pregnenolon als **Neurosteroidhormon:** Modulation des Neurotransmittersystems (Dopamin, Serotonin, Noradrenalin etc.) mit inhibitorischen sowie exzitatorischen Wirkungen und Förderung der Neurogenese und der Ausbildung der neuralen Plastizität des Gehirns – auch im Zusammenspiel mit seinem Metaboliten Progesteron. Pregnenolon schützt und regeneriert das Gehirn und das zentrale Nervensystem (ZNS).

Cortisol – Das Alpha-Hormon

Cortisol wird als Antwort auf Anspannung vermehrt gebildet – es ist unser wichtigstes **Stresshormon.** Seine Hauptfunktionen als **Glukokortikoid** sind:

› die Glukoseneubildung (Glukoneogenese) in der Leber anzuregen sowie
› die Übernahme wichtiger Aufgaben im Immunsystem und Kontrolle der Entzündungsreaktionen im Körper (endogen übernimmt das Cortisol aus der Nebennierenrinde diese Funktion, das Medikament und Cortisolderivat Cortison reduziert von außen zugeführt Entzündungsprozesse, was seine Hauptindikation darstellt.)

Weitere Aufgaben von Cortisol sind:

› Abbau von Lipiden (Fetten)
› Anregung der Filtration in den Nieren und der Säureausscheidung
› Regulation von Befindlichkeit und Wahrnehmungsfähigkeit im Gehirn
› Einfluss auf das Schlafverhalten

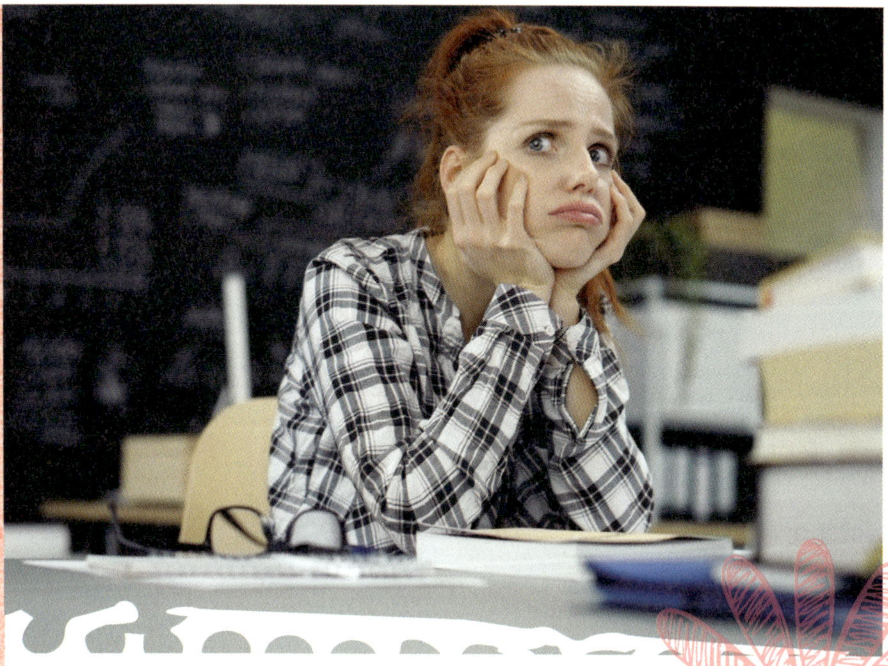

Cortisol wird aus dem ältesten und am wenigsten beweglichen Teil des Gehirns, dem sogenannten **Reptiliengehirn,** heraus gesteuert. Hier sitzen die instinktiven Reaktionen, die für den Steinzeitmenschen bei Gefahr überlebensnotwendig waren. Die modernen *»Säbelzahntiger«* sehen allerdings anders aus: chronischer Dauerstress, finanzieller Druck, Existenzängste, Probleme am Arbeitsplatz und im Privaten. Die Mechanismen aus dem Stammhirn sind aber leider starr und folgen einem bestimmten Reaktionsmuster. Sie sind äußerst zuverlässig und automatisiert, aber eben noch nicht adäquat an das heutige Leben angepasst. Das bedeutet, dass wir bei Stress und Cortisolausschüttung fest im Griff dieser alten Gehirnregion sind und nahezu nicht mehr steuernd eingreifen können, wenn die Reaktionskette einmal angestoßen wurde. Dies gelingt nur mit gezielten Maßnahmen und äußerster Wachsamkeit im Vorfeld, sodass die *»Fight-or-Flight«*-Reaktion erst gar nicht ausgelöst wird.

Wird dauerhaft viel Cortisol benötigt, kommen die Nebennieren mit der Produktion nicht mehr nach und stehlen tatsächlich die Vorstufenhormone Pregnenolon und Progesteron – auf Kosten der Verfügbarkeit für andere wichtige Aufgaben im Körper. Cortisol besetzt zudem den Progesteronrezeptor, wodurch trotz normalen Progesteronspiegels im Serum sinkende Stresstoleranz, Ängstlichkeit, innere Unruhe, Wassereinlagerung und eine schmerzempfindliche Brust vor der Periode verursacht werden.

Aus diesen Gründen wird Cortisol als **Alpha-Hormon** bezeichnet. Es hat aufgrund seiner uralten Steuerung praktisch immer Vorfahrt und bewegt sich gern auf der Überholspur. Damit auch andere Hormone mithalten können und nicht irgendwann mit qualmendem Motor am Standstreifen landen, ist die Vermeidung einer übermäßigen Cortisolausschüttung unbedingt das Ziel. Nur so können Sie an der Wurzel des gesamten Hormonsystems für Balance und Ausgeglichenheit sorgen – vor allem als Frau, deren Stärke es ist, Muse zu sein, mit deren natürlichem Sein Entspannung viel mehr zu tun hat als Stress. Den weiblichen Hormonhaushalt natürlich zu regulieren, bedeutet immer, Hetze, Hamsterrad und übermäßigem Stress mit Maßnahmen zu begegnen, die vor allem individuell sind, weshalb es zu erforschen gilt, was jede Frau dazu benötigt.

Ein enorm wichtiger Faktor dabei ist die Lebensfreude. Wie formulierte bereits die bekannte psychologische Coachin Vera F. Birkenbihl sehr treffend: »Freudehormone fressen Kampfhormone auf.«

Um sich eine erste Orientierung zu verschaffen, wie es mit dem Cortisolgehalt in Ihrem Körper aussieht, finden Sie hier **zwei Fragebögen.** Bitte kreuzen Sie die Fragen, die Sie bejahen können, an. Berücksichtigen Sie dabei in etwa die Zeitspanne der letzten 6 Monate.

Nr. 1

☐ Haben Sie das Gefühl, ständig von einer Aufgabe zur nächsten zu hetzen, wie »unter Strom« zu stehen?

☐ Können sie schlecht ein- bzw. durchschlafen?

☐ Haben Sie Mühe, vor dem Einschlafen zur Ruhe zu kommen, oder haben Sie abends noch aktiven Antrieb, der Sie nicht ans Einschlafen denken lässt?

☐ Haben Sie Gefühle von Angst und Sorgen, die Sie nicht meistern können? Eine gesteigerte Nervosität?

☐ Haben Sie das Gefühl, aufgedreht und gleichzeitig müde und erschöpft zu sein?

☐ Haben Sie schnell Gefühle von Ärger und/oder Wut, könnten »aus der Haut fahren«, sogar jemanden anschreien?

☐ Können Sie sich unter Druck nicht mehr gut konzentrieren? Haben Sie Gedächtnislücken?

☐ Haben Sie öfter Heißhunger auf Süßes (nach dem Essen »muss« es noch einen Nachtisch geben)?

☐ Haben Sie um den Bauch herum zugenommen? (Haben Sie einen geblähten Bauch mit einem Umfang über 90 cm?)

☐ Haben Sie einen hohen Blutzuckerspiegel festgestellt? Oder haben Sie die Begriffe Prädiabetes, Diabetes oder Insulinresistenz von Ihrem Arzt gehört?

☐ Leiden Sie unter Hautirritationen und Ekzemen? Haben Sie auch im übertragenen Sinne eine »dünne Haut«?

☐ Haben Sie Osteoporose/Knochenschwund?

- ☐ Leiden Sie an Bluthochdruck oder plötzlichem Herzrasen – ohne äußerem Grund?
- ☐ Haben Sie größere Schwierigkeiten, sich nach einer körperlichen Verletzung zu erholen – mehr als früher, als Sie jünger waren?
- ☐ Haben Sie Probleme mit der Verdauung oder Geschwüre irgendwelcher Art? Leiden Sie unter Sodbrennen?
- ☐ Haben Sie rosa oder rote Dehnungsstreifen an Bauch oder Rücken, die Sie sich nicht erklären können?
- ☐ Ist Ihre Periode unregelmäßig?
- ☐ Leiden Sie unter einer reduzierten Fruchtbarkeit?

Nr. 2

- ☐ Sind Sie müde und fühlen sich ausgebrannt? Halten Sie Ihren Energielevel mit hohem Kaffeekonsum aufrecht und schlafen trotzdem abends auf dem Sofa ein?
- ☐ Haben Sie das Gefühl, dass das Glas immer eher »halb leer« als »halb voll« ist?
- ☐ Kennen Sie besonders am Nachmittag zwischen 14 Uhr und 17 Uhr Energietiefs? Am liebsten würden Sie sich zum Schlafen hinlegen?
- ☐ Erleben Sie sich, als könnten Sie Ihre Probleme nicht mehr lösen?
- ☐ Weinen Sie manchmal aus unersichtlichem Grund und dann so heftig, als könnten Sie nicht mehr aufhören?
- ☐ Fühlen Sie sich die meiste Zeit über unter Stress? Irgendwie ist alles komplizierter als bisher, und Sie können damit schlechter umgehen?
- ☐ Sind Sie anfälliger als gewöhnlich für Infekte? Fangen Sie sich jeden Infekt, insbesondere an den Atemwegen, ein und erholen sich nur äußerst langsam davon? Dies gilt auch für die Rekonvaleszenz nach Operationen, die Wundheilung und andere Krankheiten.
- ☐ Leiden Sie unter Asthma, Bronchitis, chronischem Husten und/oder Allergien?
- ☐ Ist Ihr Blutdruck niedrig? (Hypotension ist nicht immer gut, da Ihr Blutdruck dafür zuständig ist, dass der Körper, insbesondere das Gehirn, mit der richtigen Menge Sauerstoff versorgt wird.)

- ❑ Haben Sie einen niedrigen Blutzuckerspiegel? Oder leiden Sie an Blutzuckerschwankungen?
- ❑ Haben Sie Durchschlafstörungen und/oder liegen nachts schlaflos im Bett?
- ❑ Ist Ihnen öfter übel? Erbrechen Sie sich und/oder haben Sie Durchfall oder wechselnde Stühle – mal weich, mal fest?
- ❑ Schwitzen Sie stärker?
- ❑ Haben Sie ein gesteigertes Verlangen nach Salz?
- ❑ Haben Sie eine bekannte Schilddrüsenfehlfunktion bzw. -erkrankung, die behandelt wird? Ging es Ihnen zunächst besser, aber plötzlich bekamen Sie Herzklopfen, Herzrhythmusstörungen und Herzrasen?
- ❑ Ist Ihnen öfters schwindelig, wenn Sie aus dem Liegen aufstehen?
- ❑ Haben Sie eine verstärkte Blutungsneigung und/oder die Tendenz zu Blutergüssen?
- ❑ Leiden Sie unter Hämorrhoiden oder Krampfadern?
- ❑ Haben Sie das Gefühl, Ihre Muskeln seien schwächer geworden? Insbesondere im Kniebereich? Leiden Sie sonst unter Gelenk- und/oder Muskelschmerzen?

Auswertung Nr. 1:

Diese Fragen beschäftigen sich mit der Beurteilung, ob Sie einen **Cortisolüberschuss** haben und von diesem in gewisser Weise »regiert« und getrieben werden.

Haben Sie drei oder weniger Antworten angekreuzt, dann können Sie Klarheit mit einem 24-Stunden-Cortisolprofil im Speichel bekommen. Den Test können Sie in einem Labor anfordern und zu Hause durchführen.

Bei drei bis vier Kreuzen leiden Sie unter einer Hormonschwankung und sollten sich um das Thema Stressmanagement kümmern.

Bei fünf oder mehr angekreuzten Antworten haben Sie Grund zur Annahme, dass Ihr Cortisolspiegel erhöht ist. Die Folgen eines erhöhten Cortisolspiegels habe ich bereits kurz ausgeführt. Sie sollten sich intensiv mit Maßnahmen auseinandersetzen, um das Cortisol in ihrem Körper zu reduzieren.

Der Cortisolspiegel hat einen zirkadianen Rhythmus, der aus dem Lot geraten sein kann. Normalerweise ist der Cortisolspiegel am frühen Morgen am höchsten und wird gegen Abend immer niedriger. Dies kann aber auch umgekehrt sein.

Auswertung Nr. 2:
Hier wird nachgeforscht, ob Sie unter einem Cortisolmangel leiden. Sie können an ein und demselben Tag sowohl einen Cortisolüberschuss als auch einen Cortisolmangel aufweisen.
Haben Sie weniger als fünf Fragen angekreuzt, sollten Sie Ihren Cortisolspiegel mit einem 24-Stunden-Cortisolprofil prüfen lassen. Einem Hinweis auf eine Nebennierenschwäche sollte differenziert nachgegangen werden.
Bei fünf und mehr Kreuzen haben Sie sehr wahrscheinlich einen Cortisolmangel.

Es klingt paradox, aber dadurch, dass der Cortisolausstoß einer Tagesrhythmik unterworfen ist, kann man unter Cortisolüberschuss und gleichzeitig unter einem Mangel an Cortisol leiden.

DHEA – Stichwort »Anti-Aging«

Dihydroepiandrosteron (DHEA) gilt heute als »Wunderhormon« und »Anti-Aging«-Hoffnung. Bekannt war es bereits zu Zeiten unserer Großmütter. Es wurde in den 30er-Jahren des 20. Jahrhunderts von Wissenschaftlern entdeckt, die Substanzen im Urin untersuchten. In den Mittelpunkt der Aufmerksamkeit rückte es aber erst vor ca. 20 Jahren.

Mit Beginn der Adrenarche und des Erwachsenwerdens steigt die Produktion von DHEA bis zu einem Gipfel in den Jahren zwischen 20 und 30. Es wird hauptsächlich in der Nebennierenrinde aus Cholesterin gebildet. Zudem gibt es eine reversible Speicherform von DHEA, die im Blut in etwa 1000-fach höherer Konzentration vorhanden ist: das DHEA-Sulfat (DS). Auch das Steroidhormon DHEA wird, vergleichbar mit dem Cortisol, in einer Tagesrhythmik sezerniert und hat einen morgendlichen Hoch- und einen abendlichen Tiefstand.

Was ist so wundervoll an diesem Hormon? Es verhält sich nicht wie andere Hormone und unterliegt auch keiner Feedbackschleife wie z. B. die Schilddrüsenhormone. Lange Zeit wurden weder markante Veränderungen bei einem Mangel an DHEA festgestellt noch besondere Symptome bei einer Überdosierung. Man stellte allerdings einen positiven Effekt der Supplementierung bei Frauen nach der Menopause in Bezug auf Depressionen und Stimmungslage fest, aber wirklich ernst wurde das trotz Aufführung in verschiedenen Lehrbüchern nicht genommen. DHEA galt als wirkungsloses und unwichtiges Stoffwechselprodukt im Harn. Erst als 1986 im *New England Journal of Medicine* ein Bericht erschien, in dem es um einen Zusammenhang zwischen DHEA-Spiegel und der Sterblichkeit bei Herz-Kreislauf-Erkrankungen ging, wurde man hellhörig. Das Besondere schien gefunden: DHEA spiele weniger eine Rolle bei den Befindlichkeiten des Menschen, vielmehr ginge es um Tod oder Leben.

DHEA wirkt nicht wie ein klassisches, zielgerichtetes Hormon. Es übernimmt eher eine **paraendokrine Rolle** und entfaltet seine Wirkung zustandsabhängig. Deutlich wird dies, wenn ein gestresster Mensch auch noch Krankheitserregern ausgesetzt und sein Immunsystem gereizt wird. Hier kommt DHEA ins Spiel! Je nach Alter und Grundzustand des Betroffenen kann dies durch-

aus tödlich verlaufen. Sie kennen sicher auch Beispiele von älteren Menschen, die sich z. B. zunächst einen Oberschenkelhalsbruch zuziehen und dann aufgrund der OP, des Krankenhausaufenthaltes und des damit verbundenen Stresses bei der Konfrontation mit bestimmten Erregern eine Lungenentzündung bekommen, die nicht selten einen tödlichen Ausgang nimmt.
Man hat festgestellt, dass bei einem hohen DHEA-Wert im Blut das scheinbar wirkungslose Hormon den entscheidenden Unterschied zwischen Genesung und Sterben ausmacht. Es wirkt in solchen Situationen als **Stabilisator** und **Regulator,** indem es andere Hormone (Wachstumshormon, Testosteron, Östrogene, Cortisol, Melatonin) von einem Überschießen abhält (es wirkt also eher indirekt) und in extremen Stoffwechsellagen das Immunsystem und zellerhaltende Prozesse stabilisiert. Man könnte DHEA daher auch als »Notfall-« oder »Krisen-Hormon« bezeichnen.

Darüber hinaus haben DHEA und DHEA-Sulfat (DS) weitere bedeutende Wirkungen, die in den letzten 10 Jahren erforscht wurden:

- **Immunsystem:** Immunprotektion und Modulation – vor allem auch bei chronischen Autoimmunprozessen (Morbus Bechterew, Rheuma, Lupus erythemadodes), bei Multipler Sklerose wird ein Ansatz der Behandlung mit DHEA in Kombination mit Progesteron- und Pregnenolongaben erwogen.
- **Hormonsystem:** Vorstufe und Mutterhormon für die Androgen- und Östrogenproduktion bei beiden Geschlechtern, Balancieren und Antagonisieren von Stresshormonen.
- **Gehirn/ZNS:** wichtigstes Neurosteroid mit antioxidativer und trophischer Wirkung auf die Neuronen, das neuroprotektiv und -regenerativ, antidepressiv und stressdämpfend wirkt.
- **Gefäße:** kardiovaskuläre Protektion, antiinflammatorische Wirkung auf das Gefäßendothel und Gefäßdilatation.
- **Knochen:** Verbesserung der Knochendichte in der Postmenopause, direkte Modulation von Osteoblasen- wie Osteoklastenaktivität, was bedeutet, dass DHEA sowohl auf den Knochenaufbau als auch auf den Knochenabbau ausgleichend wirkt.

› Muskel-Fett-Verhältnis: DHEA fungiert biologisch als ein schwaches Androgen und fördert die Abnahme von Fettmasse und die Zunahme von Magermasse. Es wirkt der cortisolvermittelten Ausbildung von Adipozyten entgegen, stimuliert den Transport der Glukose in die Zellen zur Energiegewinnung und vermindert die Bildung von Lipiden, indem es das Enzym Glukose-6-Phosphat-Dehydrogenase hemmt.
› Haut: Rejuvenation bestimmter Hautparameter. An der alternden Haut sind bereits nach 3–4-monatiger DHEA-Gabe signifikante Veränderungen wahrzunehmen: verbesserte Wundheilung, verstärkte Haartalgproduktion, bessere Hydrierung und Dickenzunahme der Haut, Schutz vor Pigmentierung, Zunahme der Scham- und Achselbehaarung, verstärktes Wachstum der Fingernägel. Nicht zuletzt die Wirkung auf die Haut brachte DHEA den Ruf als »Anti-Aging-« oder »Jungbrunnen-Hormon« ein.

Substitutionswege sind transdermal, vaginal und oral. Als potenteste hat sich die mikronisierte Gabe von DHEA als Reinsubstanz oral (rezeptpflichtig) erwiesen, aber auch bei der transdermalen Anwendung von 10 %iger DHEA-Creme täglich oder vaginaler Anwendung von 3–13 mg DHEA täglich wurden systemische Wirkungen registriert. DHEA steht als bioidentisches Hormon zur Verfügung. Mögliche Überdosierungssymptome wie Akne, Bartwuchs bei Frauen, fettige Haare und eine tiefere Stimme gehen bei Angleichung der Einnahmedosis zurück.
Ob DHEA eine Behandlungsoption darstellt, sollte immer in einem guten Team aus Patientin und Heilpraktiker/Arzt herausgefunden und begleitend beobachtet werden.

Was immer die beste Option darstellt, ist, die körpereigene Produktion von Hormonen, auch im Fall von DHEA, zu optimieren. Innere wie äußere Faktoren beeinflussen die Verfügbarkeit des Steroidhormons DHEA in größerem Maße:
› An erster Stelle steht: Stressvermeidung! Man kann ohne zu übertreiben sagen: Stress zehrt DHEA regelrecht auf!

- Abbau von »Disstress«, also schlechtem, psychisch-seelisch sowie körperlich belastendem Stress. Es lohnt sich ein detaillierter Blick darauf, was Sie als Disstress und was als Eustress, also gesunden, motivierenden und Kräfte freisetzenden Aktivitätsstress empfinden. Eustress kann durchaus für die Ausschüttung der Glückshormone Dopamin & Co. sorgen. Machen Sie sich dazu entweder ausführlich selbst Gedanken, am besten schriftlich, oder identifizieren Sie gemeinsam mit einem entsprechenden Coach die auslösenden Faktoren, und entwickeln Sie Strategien und ein Training, um stressresistenter zu werden bzw. aus stressigen Momenten rechtzeitig auszusteigen oder diese erst gar nicht entstehen zu lassen. In der Arbeit mit meinen Klientinnen und bei mir selbst habe ich immer wieder festgestellt, wie wertvoll es ist, genau an diesem Punkt konsequent zu arbeiten. Der Lohn dafür sind eine sich regenerierende Schilddrüse, eine gestärktes Immunsystem und ein besser funktionierender Stoffwechsel – und on top: Lebensfreude und gute Laune!
- Coping: Es ist sehr wichtig, dass wir uns bei belastenden Lebensereignissen Bewältigungsstrategien zu eigen machen, die dafür sorgen, dass wir diese Phase bestmöglich durchschreiten – das wird für höhere DHEA-Spiegel sorgen!
- Alkohol, Rauchen, Ernährung: Diese drei Lebensfaktoren sorgen zusätzlich dafür, dass jugendliche DHEA-Spiegel sich reduzieren. Man weiß, dass bei Frauen Alkohol doppelt so schnell wie bei Männern toxisch wirkt, und laut einer Hormonstudie weisen Frauen mit einem erhöhten, regelmäßigen Alkoholkonsum einen um 39 % geringeren DHEA-Spiegel auf. Beim Rauchen sind die Zusammenhänge noch nicht endgültig geklärt – man hat niedrige und auch hohe DHEA-Spiegel gemessen. Es liegt die Vermutung nahe, dass Rauchen damit in Verbindung steht. Werden konsequent weniger Kalorien zugeführt, stabilisiert dies den DHEA-Spiegel auf einem Niveau wie bei einem Jugendlichen. Dass Energiezufuhr und Ernährung mit dem Gesamtthema »Anti-Aging« eng verknüpft sind, zeigt sich nicht nur im Zusammenhang mit DHEA.

- **Adaptogene:** Es gibt Pflanzen, die als Adaptogene bezeichnet werden und die Fähigkeit besitzen, mit ihren Inhaltsstoffen die Widerstandkraft des Organismus gegen Stress zu stärken. Nachgewiesen ist das beim Menschen für *Eleutherococcus senticosus* (Taigawurzel) und *Panax ginseng* (Ginseng).
- **Magnesiumgel:** Transdermal angewandt kann es für einen Anstieg von DHEA sorgen.

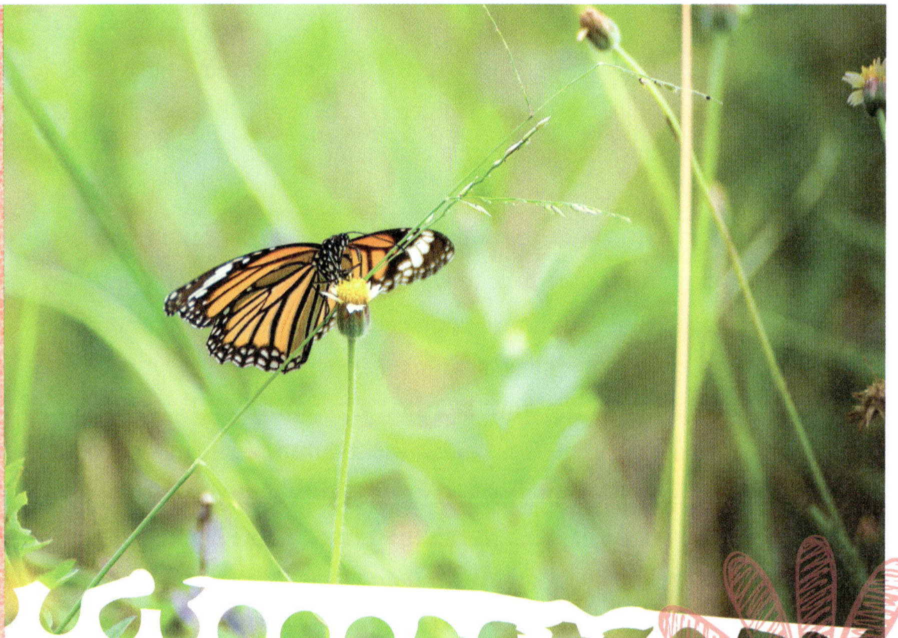

Die Schilddrüsenhormone – Masterhormone für unser Leben

Mit 1 Milliarde Tagesdosen L-Thyroxin war das chemisch-synthetische Hormon im Jahr 2010[5] in Deutschland das am zweithäufigsten verordnete Medikament. Die stark angestiegene Zahl von Schilddrüsenerkrankungen und -fehlfunktionen spricht eine deutliche Sprache: Das kleine Organ in der Mitte unseres Halses ist in der heutigen Zeit ein großes Thema. Da bei Weitem mehr Frauen betroffen sind und die Schilddrüse mit ihren Hormonen lebenswichtige Vorgänge im Körper **(Grundumsatz, Temperaturregelung, Gehirnreifung, Längenwachstum, Herzfrequenz, Eiweißaufbau, Aktivierung des Nervensystems)** steuert, sollte sich jede Frau ausführlich darüber informieren, um eigenverantwortlich für ihre Schilddrüsengesundheit sorgen zu können. Gerade hier sind Aufklärung und Information notwendig, da viele Ärzte, Heilpraktiker und Therapeuten überfordert sind, die Schilddrüse »übersehen« oder schlichtweg nicht ernst nehmen. Dass eine Frau mit Schilddrüsensymptomen, die schnell auch die Seele betreffen, in die »Psychoecke« abgeschoben wird, zeigt ein Beispiel aus meinem Klientinnenkreis:

Anna, Mitte 30, verheiratet, Mutter von zwei Kindern, selbstständig, sensibel und aufgrund einer entsprechenden Anamnese zur Schilddrüse und bereits längerer Behandlung verzweifelt, kam zu mir mit der Fragestellung, ob die angedachte zweite Schilddrüsenentfernung vermeidbar sein könnte. Vor gut zwei Jahren war ihr bereits ein Teil der Schilddrüse wegen Knoten, Entzündungszeichen am Schilddrüsengewebe und einer Überproduktion der Schilddrüsenhormone entfernt worden. Weil es ihr seitdem nicht deutlich besser ging, sie ständig leicht in eine Erschöpfung rutschte und abends um 9 Uhr ins Bett gehen musste, um überhaupt ihre täglichen Herausforderungen als Mutter, Ehefrau und Selbstständige zu meistern, wurde ihr die erneute OP als die beste Behandlungsoption angeboten. Es existierte sogar ein Brief vom Facharzt an den Hausarzt mit der dringenden Empfehlung zur Operation. Darin stand auch, dass aufgrund des psychischen Zustandes der Patientin aber eine klare Strategie angewendet werden müsse, um

5 Eine neuere Zahl dazu gibt es leider nicht.

sie dazu zu bewegen. Anna war in die Schublade »psychisch labil« gesteckt worden, und sie konnte es auch noch schwarz auf weiß nachlesen. Sie wollte keine zweite OP und hatte sich zielgerichtet auf die Suche nach alternativen Lösungen gemacht. Ihre Suche wurde belohnt: Wir leiteten die ersten Maßnahmen für sie ein, und im kooperativen Teamwork mit einem ausgewiesenen Schilddrüsenspezialisten, der vor allem ihren Zustand und ihre Wünsche ernst nahm, konnten innerhalb von drei Monaten erstaunliche Behandlungsergebnisse erreicht werden: Anna wurde auf NDT (natürlichen Schweineschilddrüsenextrakt) anstatt L-Thyroxin und auf Thyroidea/Ferrum – ein anthroposophisches Schilddrüsen-Organmittel – sowie verschiedene Vitalstoffeinnahmen umgestellt. Sie erlernte die für ihr Schilddrüsenbild entsprechende Schilddrüsenmassage und führt diese nun regelmäßig selbst durch. Auch sorgt sie wieder viel mehr für sich selbst, da wir auch das Thema »Erst kommen die Familie, die Kinder, der Job, dann irgendwann ich …« angegangen sind. Ihr Wunsch war, wieder öfter allein zu sein, um Kraft schöpfen zu können und Zeit für sich selbst zu haben. Ab und zu 1–2 Tage »Tapetenwechsel« setzt sie jetzt konsequent um, und vor Kurzem erreichte mich folgende Nachricht von ihr: »Meine Schilddrüse ist etwas gewachsen, und ich freue mich riesig darüber. Ich fühle mich viel besser, bin leistungsfähiger und habe wieder Freude am Leben.«
Solche Erfolgsgeschichten sind möglich – ich erlebe sie immer wieder. Wir müssen uns aber in der Regel aktiv darum kümmern. Anna hat sich nicht beirren lassen auf ihrem Weg zurück zu Lebensqualität und Lebensfreude! Es braucht Intuition – ihre innere Stimme war Annas Wegweiser zu wirklicher Hilfe.

Die Schilddrüse bildet mithilfe von Jod und Selen die Schilddrüsenhormone T4 (Tetrajodthyronin) und T3 (Trijodthyronin) – in einem Verhältnis von 80–90 % zu 10–20 %. T4 (auch als Speicher- oder inaktives Schilddrüsenhormon bezeichnet) muss, weil es keine wirklichen Funktionen im Körper zeigt, unter Einfluss von Dejodase (für die Selen im Körper vorhanden sein muss) in das eigentliche Wirk- bzw. aktive Schilddrüsenhormon T3 umgewandelt werden.[6] Diese Umwandlung kann unter bestimmten Umständen gestört sein. Bei einer Levothyroxin-(L-Thyroxin®-)Medikation bei Unterfunktion (Hypothyreose) der Schilddrüse – dem in Deutschland am meisten verschriebenen Hormonpräparat – handelt es sich in der Regel um eine reine T4-Gabe. Im Körper muss also das chemisch-synthetische Hormon, das molekular nicht identisch ist mit dem körpereigenen T4, zu 100 % in T3 umgewandelt werden. Es gibt Betroffene, die mit dieser Medikation über viele Jahre hinweg gut auskommen, aber durchaus auch Betroffene, die weiterhin Unterfunktionsbeschwerden beklagen und gern eine Alternative hätten. Vor der synthetischen Herstellung von L-Thyroxin war die Gabe von natürlichem Schilddrüsenextrakt von Tieren (meist von Schafen) die übliche Behandlungsform bei einer Unterfunktion der Schilddrüse. Mit dem Industriezeitalter rückte diese Behandlungsform zunehmend in den Hintergrund – wohl nicht zuletzt wegen der hervorragenden Vermarktungsmöglichkeit der synthetischen T4-Präparate. Der molekulare Unterschied zum natürlichen Hormon hat Gründe, denn natürliche Hormone lassen sich nicht patentieren – Herstellung und Verkauf wären daher nicht besonders lukrativ (wie auch bei DHEA). Synthetische Präparate weisen übrigens, ebenso wie natürliche, in ihrer Bioverfügbarkeit, Stabilität sowie in ihrer therapeutischen Wirksamkeit Schwankungen von bis zu 20 % auf.

Wechsel zu L-Thyroxin-Präparaten anderer Hersteller machen immer wieder Beschwerden, was den meisten verordnenden Ärzten nicht bewusst ist. Der Apotheker Roland André hat diese Erfahrungen mehrfach mit seinen Kunden gemacht und klärt dazu in Vorträgen auf. Er empfiehlt, bei einem Hersteller zu bleiben – kein »Thyroxinhopping«!

Ein nahezu unbekanntes, jedoch wichtiges weiteres Schilddrüsenhormon ist das reverse T3 – das »Schattenhormon« oder »Notaggregathormon« der Schilddrüse. Es ist die inaktive Form von T3, das außer einer Blockadefunktion keine Wirkungsfähigkeit besitzt. Vom Körper ist es eigentlich als Schutz vor Überlastung gedacht.

---

6 Auf die mittlerweile ebenso bekannten Hormone T1 und T2 sowie das Calcitonin gehe ich hier nicht erneut ein. Vgl. dazu das Kapitel »Die Schilddrüse – zentraler Taktgeber im Stoffwechsel und Seelenorgan« ab S. 43.

Reverses T3 (rT3) steht in der Regel nicht auf Laboranforderungsbögen, kann aber getestet werden, und bei Verdacht auf einen erhöhten Wert sollte dies auch geschehen.

Die Auswirkungen von einem zu hohen Spiegel an reversem T3 sind für den Organismus enorm:

› Müdigkeit
› reduzierte Körpertemperatur (der Körper schaltet auf »Sparmodus« um)
› Kopfschmerzen, Migräne
› Wasseransammlung
› prämenstruelles Syndrom (PMS)
› Ängstlichkeit, Reizbarkeit, Unruhe

Wie kommt es zu einem erhöhten rT3?

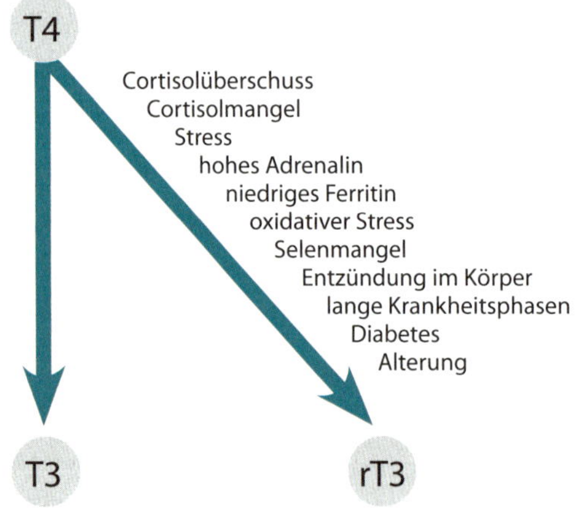

Alle diese Faktoren sorgen dafür, dass verstärkt rT3 gebildet wird. Infolgedessen kommt es zur Ausprägung einer funktionellen Hypothyreose. rT3 besetzt die Schilddrüsenrezeptoren, sodass das aktive T3 nicht andocken kann. Zudem sitzt es dort sehr viel länger (18 Stunden) als das aktive Wirkhormon T3 (ca. 3–4 Stunden) – dieses Blockieren ist ja seine eigentliche Aufgabe. Ein Anstieg von rT3 hat enzymatische Fehlfunktionen zur Folge, die die oben genannten Symptome verursachen können.

Im Blut zeigt sich ein unveränderter T4-Spiegel, während der T3-Wert geringfügig abfällt. Dies wird jedoch als normale Schilddrüsenfunktion gewertet – obwohl es den Betroffenen nicht gut geht. Dieses Szenario wird auch als **Euthyroid-sick-Syndrom** oder **Low-T3-Syndrom** bezeichnet. Aufgrund seiner Kombination mit Stress und zu **hohem** oder zu **niedrigem Cortisolspiegel** ist es keine Seltenheit, gerade bei Frauen. Eventuell entwickelt sich dadurch sogar eine Schilddrüsenresistenz, bei der die Betroffenen auf Schilddrüsenhormone, ob körpereigen oder von außen zugeführt, gar nicht mehr reagieren. Hier sollte unbedingt versucht werden, dies rückgängig zu machen. Eine erfolgreiche Reduzierung des rT3 und sein »Wegschubsen« von den von ihm besetzten Rezeptoren ist unbedingt notwendig, da sonst keine normale Schilddrüsentätigkeit möglich ist. In der Regel muss die T3-Zufuhr deutlich erhöht werden (unter Kontrolle, da T3 das aktive Hormon ist und auch mal zu Überfunktionssymptomen führen kann), anschließend muss die Zufuhr von T4 unbedingt reduziert werden, weil es die Ausgangssubstanz für rT3 ist, damit die Bildung von rT3 rein stofflich nicht mehr in erhöhtem Maße erfolgen kann. Ggf. muss ergänzend bei den Stresshormonen (Reduzierung von Cortisol) und den Sexualhormonen Östrogene und Progesteron angesetzt werden, um einen Durchbruch zu erzielen.

Eine Diagnostik ist über eine reine TSH-Wert-Bestimmung nicht ausreichend aussagefähig in Bezug auf die Schilddrüsenfunktion! TSH ist ein **Gehirnhormon** aus der Hypophyse, das die Schilddrüse entweder anregt oder bremst, T4 und T3 zu bilden und ins Blut auszuschütten. Zudem ist bei Stress der TSH nicht mehr zuverlässig interpretierbar! Andererseits bewirkt nicht jede Störung eine Änderung des TSH-Wertes – insbesondere solche, die aus dem Zusammenhang mit anderen Hormonen wie Cortisol oder Progesteron entstehen, sowie die sogenannte Gewebshypothyreose. Diese umfasst die in der Schilddrüsendiagnostik nicht widergespiegelten Rezeptorstörungen oder im Zielorgan entstehende Hormonstörungen. Dafür werden auch die Begriffe Typ-2- und periphere Hypothyreose verwendet.

Besonders zu beachten sind die Wechselwirkungen der Schilddrüse und T3/T4 mit den Hormonen Cortisol, Progesteron und Melatonin. Es existiert eine Achse zwischen der Schilddrüse und den Nebennieren sowie zwischen der Schilddrüse und den Eierstöcken, und auch zur Zirbeldrüse besteht eine Verbindung. In ihrem Zusammenwirken sind diese Einflüsse von erheblicher Bedeutung für das gesamte Hormonsystem.

Schilddrüse – Nebenniere: Bildet die Nebenniere z. B. bei Stress sehr viel Cortisol und kursiert dieses in großer Menge im Blut, wird dadurch die Umwandlung von T4 in das aktive T3 gestört bzw. wird vermehrt rT3 gebildet. Dadurch entsteht ein Teufelskreis: Die Nebenniere nimmt bei reduzierter Schilddrüsenfunktion erst einmal eine Art »Back-up«-Funktion ein und fängt Symptome wie Müdigkeit und Antriebsmangel durch vermehrte Cortisolausschüttung auf. Dies beeinträchtigt die Schilddrüsenfunktion aber wiederum. Zudem reduziert Cortisol das TSH, und bei einer Blutuntersuchung würde die Unterfunktion der Schilddrüse aufgrund dessen ggf. nicht erkannt werden. Wird nun mit einer reinen T4-Standardmedikation behandelt, sinkt zwar der TSH-Wert, aber die gestörte Produktion des aktiven T3 im Gewebe wird nicht beseitigt – die Betroffenen werden behandelt, ohne dass sich positive gesundheitliche Wirkungen einstellten.
Übrigens führt bereits eine Nacht mit gestörtem Schlaf dazu, dass an den darauffolgenden Tagen der Cortisolspiegel abends nicht wie gewohnt absinkt. Allein durch Schlafmangel entsteht also eine Art Dauerstresssituation.
Nicht selten ist mir infolge eines Burn-out-Syndroms eine Schilddrüsenfunktionsstörung bis hin zur Diagnose Morbus Hashimoto begegnet. Dies ist auf die Achse Nebenniere – Schilddrüse zurückzuführen. Die Schilddrüse geht sekundär »in die Knie«. Um die Nebennieren wieder zu stärken, ist ein optimaler Cortisolrhythmus für eine normale Funktion der Schilddrüse der optimale Behandlungsansatz.

Schilddrüse – Eierstöcke: Progesteron und Schilddrüsenhormone haben eine enge Beziehung zueinander, die insbesondere für uns Frauen von Bedeutung ist. Eine Hypothyreose verstärkt einen Mangel an Progesteron,

wodurch es zu gestörten und/oder schmerzhaften Regelblutungen, polyzystischem Ovarialsyndrom, Unfruchtbarkeit, Gewichtszunahme, Angstzuständen und Panikattacken kommt. Eine zu hohe Cortisolproduktion »klaut« die Progesteron-Vorstufe Pregnenolon. Es kommt zu einem zweifachen Problem: Zu viel Cortisol und zu wenig Progesteron stören die Schilddrüsenfunktion! Ein guter Progesterongehalt unterstützt andersherum eine ausgeglichene Schilddrüsenaktivität. Insbesondere in der Lutealphase – also der 2. Zyklushälfte – und bei ausreichendem Vorhandensein von Selen.
Die **Östrogene** Estradiol und Estron hemmen zusammen mit einem Zink- und Progesteronmangel die Schilddrüsenfunktion. Von außen zugeführte Östrogenpräparate wie die »Pille« wirken über eine Erhöhung des Bindungsglobulins SBHG hemmend auf die Schilddrüse. Ich konnte mehrfach Klientinnen allein durch das Absetzen der Pille zu einer normalen Schilddrüsenfunktion zurückführen. Denn auch die darin enthaltenen synthetischen Gestagene verdrängen das körpereigene Progesteron. Ebenso verändern Fremdöstrogene (Xenoöstrogene wie Bisphenol A) bei gleichzeitig geringer Jodzufuhr eine ausgewogene Schilddrüsentätigkeit.

In Bezug auf die Zirbeldrüse und ihr Hormon **Melatonin** weiß man mittlerweile, dass ab dem mittleren Lebensalter eine physiologische Substitution von Melatonin dafür sorgt, dass eine altersbedingte gestörte Umwandlung in T3 ausgeglichen werden kann. Die vollständige Wirkung tritt allerdings erst nach 3–6 Monaten ein.
Eine Regeneration der Schilddrüse und Optimierung ihrer Funktion ist *immer* anzustreben – zumal man mit einer Substitution von Hormonen, ob nun chemisch-synthetisch oder natürlich mit Schweineschilddrüsenextrakt, auch dafür sorgt, dass die Drüse in gewisser Weise im »Schlafmodus« bleibt. Sie bekommt von außen die Hormone auf dem Tablett serviert und hat wenig Anreiz, selbst wieder aktiv zu werden. Daher bin ich eine Verfechterin des Ansatzes, jede hormonproduzierende Drüse des Körpers aktiv anzuregen, um die körpereigene Hormonproduktion bestmöglich zu unterstützen.[7]

7 Mehr zum Thema Schilddrüse finden Sie in meinem Buch »Die Schilddrüse – Funktionsstörungen ganzheitlich begegnen« (Darmstadt: Schirner 2016).

Dazu stehen diverse Ansätze zur Verfügung:

- › Vitalstoffmängel ausgleichen: Jod, Selen, Eisen, Kupfer, Zink, Magnesium, Vitamin B12, Vitamin B6, Vitamin C, Vitamin D in jeweils ausreichender und individuell angepasster Menge
- › homöopathische Organpräparate mit potenzierten Schweine- oder Rinderschilddrüsen zur Anregung der Selbstregulierung der Schilddrüse
- › bioidentisches Progesteron
- › Melatoningabe
- › phytotherapeutische Einnahmen nach individueller Rezeptierung
- › Leberpflege
- › kurmäßige Einnahme des hormonausgleichenden Hirschzungenelixiers (Rezept im Anhang)
- › Schilddrüsenmassage
- › bestimmte Drüsenübungen, Yoga und andere körperliche Aktivitäten
- › Selbstausdruck wie Singen, Stimmübungen, Bühnenworkshops, Training von Selbstsicherheit und zielführender Kommunikation

Mit den folgenden Fragen können Sie herausfinden, ob Ihre Schilddrüse im Gleichgewicht arbeitet oder ob Sie weiter forschen sollten. Bitte beantworten Sie beide Fragebögen – bezogen auf die letzten 6 Monate –, indem Sie Zutreffendes ankreuzen und pro Fragebogen die Kreuze addieren.

Nr. 1

☐ Wiegen Sie ca. 10 Kilo oder mehr zu viel? Haben Sie das Gefühl, dass Sie dieses »Hüftgold« einfach nicht mehr loswerden?

☐ Taucht in Ihrem Blutbild ein hoher Cholesterinspiegel auf?

☐ Leiden Sie unter Verstopfung (Obstipation) und/oder haben Sie das Gefühl, den Darm meist nicht vollständig zu entleeren?

☐ Sind Sie, besonders morgens, müde?

☐ Sind Sie nicht mehr so selbstbewusst wie früher, und ist Ihre Stimmung gedrückter?

☐ Ist Ihre Haut trocken?

- ☐ Sind Ihre Fingernägel dünn und brechen leicht?
- ☐ Haben Sie schnell kalte Hände und/oder Füße? Vertragen Sie Kälte nicht gut?
- ☐ Sind Sie kälteempfindlicher als andere und brauchen meist mehr und dickere Kleidung?
- ☐ Haben Sie periodisch auftretende Kopfschmerzen?
- ☐ Ist Ihr Herzschlag verlangsamt (Bradykardie, also weniger als 60 Schläge pro Minute, ohne dass Sie Ihren Herzmuskel intensiv trainiert haben)?
- ☐ Ist Ihr Haar trocken, strohig und wird leicht unordentlich und widerspenstig?
- ☐ Haben Sie Haarausfall bemerkt und/oder dünnere Wimpern und Augenbrauen bekommen? Fehlt an der Außenseite der Augenbrauen oder Wimpern das äußere Drittel?
- ☐ Leiden Sie unter Wassereinlagerungen und/oder geschwollenen Knöcheln?
- ☐ Schwitzen Sie weniger als früher?
- ☐ Fühlen Sie sich träge, langsam, teilnahmslos?
- ☐ Sind Sie manchmal nahezu apathisch? Haben Sie verlangsamte Reflexe und/oder reagieren zeitlich verzögert?
- ☐ Sind Sie depressiv und/oder leiden Sie unter Launenhaftigkeit? Ist die Welt nicht mehr so schön wie früher?
- ☐ Nehmen Sie das neueste Antidepressivum, fühlen sich aber trotzdem nicht wie die Alte?
- ☐ Leiden in Ihrer Familie Mitglieder an Schilddrüsenfunktionsstörungen oder -erkrankungen?
- ☐ Ist Ihre Schilddrüse vergrößert und/oder haben Sie einen Kropf? Leiden Sie unter Schluckbeschwerden und/oder einer vergrößerten Zunge?
- ☐ Ist Ihr Sprechvermögen verlangsamt? Ist Ihre Stimme rau, heiser?
- ☐ Sind Sie langsamer im Denken geworden? Haben Sie das Gefühl, Ihr Gehirn arbeitet nicht mehr wie gewohnt? Können Sie sich schlechter konzentrieren?
- ☐ Ist Ihre Libido verschwunden, haben Sie keine Lust mehr auf Sex?
- ☐ Leiden Sie unter starken Periodenblutungen und/oder schmerzhaften Menstruationen?

- ☐ Hatten Sie eine Fehl- und/oder Frühgeburt? Sind Sie unfruchtbar?
- ☐ Fühlen Sie öfter ein Prickeln in den Händen und/oder Füßen?
- ☐ Haben Sie Muskel- oder Gelenkschmerzen und/oder eine Schwäche in den Muskeln – und fühlen sich diesbezüglich alt?

Nr. 2

- ☐ Sind Ihre Hände immer warm, manchmal heiß oder auch einmal feucht?
- ☐ Sind Sie häufig sehr durstig und verlangen eher nach gekühlten Getränken?
- ☐ Haben Sie eine innere Unruhe, sind ständig mit irgendetwas beschäftigt, leisten mehr als andere und fühlen sich ständig ausgelaugt?
- ☐ Leiden Sie unter einer stark wechselnden Gefühlslage – auch zur Verwirrung Ihres Umfeldes?
- ☐ Werden Sie von großen Ängsten geplagt?
- ☐ Schlafen Sie schlecht ein und dann auch selten durch?
- ☐ Schwitzen Sie leicht – auch schon bei geringem Anlass?
- ☐ Ist Ihnen oft heiß, sodass Sie sich am liebsten die Kleider vom Leibe reißen möchten?
- ☐ Schlägt Ihr Herz in letzter Zeit schneller, und steigt Ihr Herzschlag bei geringster Anstrengung?
- ☐ Haben Sie häufig Durchfall?
- ☐ Leiden Sie unter Haarausfall?
- ☐ Essen Sie viel und oft und haben trotzdem noch Heißhungerattacken?
- ☐ Nehmen Sie trotz guten und reichlichen Essens eher ab, oder halten Sie leicht Ihr Gewicht?
- ☐ Fühlen Sie sich in der kühleren Jahreszeit und im Winter wohl?
- ☐ Liegt Ihr Blutdruck – insbesondere der diastolische Wert (das ist der 2. Wert) – bei ca. 100 mmHg?
- ☐ Haben Sie in letzter Zeit Herzrhythmusstörungen bekommen?
- ☐ Reagieren Sie schon einmal wie das »HB-Männchen«?
- ☐ Ist Ihre Geduld nicht mehr wie früher, und urteilen Sie unerbittlicher?
- ☐ Sind Sie in Prüfungs- und/oder Präsentationssituationen nervöser als früher – weniger gelassen?

- ❐ Haben Sie ein Enge- und/oder Druckgefühl am Hals?
- ❐ Tragen Sie ungern oder überhaupt keine Schals und/oder Rollkragenpullover bzw. Krawatten? Sind Sie an der Halsregion empfindsamer geworden?

Auswertung Nr. 1:

Hier geht es um eine Schilddrüsenunterfunktion.
Haben Sie drei bis fünf Kreuze gemacht, könnten Sie eine Schilddrüsenfehlfunktion haben. Auch hier würde ein Labortest für mehr Klarheit sorgen.
Bei fünf oder mehr Kreuzen haben Sie wahrscheinlich eine Schilddrüsenfunktionsstörung. Machen Sie bei Ihrem Arzt oder Heilpraktiker einen Besprechungstermin aus, und lassen Sie nach Möglichkeit die Werte TSH, fT4, fT3, rT3 und Ferritin für eine erste Bewertung der Situation bestimmen.

Auswertung Nr. 2:

Hier geht es um eine mögliche Schilddrüsenüberfunktion.
Bei drei und weniger Kreuzen haben Sie wahrscheinlich eine Schwankung der Schilddrüsenhormonproduktion. Achten Sie vermehrt auf Ihre Befindlichkeit, darauf, was Sie reizt und nervt, und ob Sie einen Infekt hatten oder haben. Ich empfehle zur Absicherung einen Termin bei Ihrem Arzt oder Heilpraktiker.
Haben Sie drei oder vier Kreuze gemacht, gibt dies einen Hinweis auf eine Schilddrüsenfehlfunktion mit Schwankungen in Richtung Überfunktion. Suchen Sie das Gespräch mit Ihrem Arzt oder Heilpraktiker, und überlegen Sie mit ihm gemeinsam, ob bereits Laborwerte bestimmt werden sollen.
Bei fünf und mehr Kreuzen powert sich Ihre Schilddrüse gerade in einer Überfunktion aus – bitte gehen Sie umgehend zum Arzt oder Heilpraktiker, und lassen Sie TSH, fT4 und fT3 bestimmen sowie ein großes Blutbild machen, um andere Organe wie Leber und Niere sowie das Immunsystem beurteilen zu können.

Kümmern Sie sich um Ihre Schilddrüse! Ist sie gesund und arbeitet stabil, ist sie ein Garant für Ihr Wohlbefinden und Ihre psychische Ausdruckskraft – für ein Leben als schön entfalteter Schmetterling!

Vitamin D – Vitamin oder Hormon? Unverzichtbar für Knochen, Herz und Immunsystem

Vitamin D ist ein so wichtiger Faktor für die Hormon- und Gesamtgesundheit, dass es hier nicht unerwähnt bleiben darf. Das als Sonnenvitamin bezeichnete Vitamin D3 (Cholekalziferol) entsteht, wie viele andere Hormone auch, aus **Cholesterin** – was man aber erst auf den zweiten Blick erkennt. Durch das UV-Licht wird in der menschlichen Haut die Bildung von Vitamin D3 aus 7-Dehydrocholesterin ausgelöst.

Vitamin D3 ist ein lebenswichtiges Vitamin und wird infolge seiner Synthese, seiner Wandlung und seiner Aufgaben im Körper zu einem Hormon. Es sorgt neben dem Parathormon und dem Calcitonin für die richtige Kalziumkonzentration im Blut und nimmt damit eine wichtige Funktion beim Knochenbau ein. Die aktive Form von Vitamin D3 – das **Kalzitriol (1,25-Dihydroxy-Vitamin-D3)** – ist notwendig, um Kalziumionen aus dem Darm über die Darmzotten aufzunehmen. Zwei Enzyme in den Mitochondrien sorgen dafür, dass Vitamin D3 zu Kalzitriol umgewandelt werden kann: CYP2R1 in den Leberzellen und CYP27B1 in den Nieren. Von der Haut aus wird das Vitamin D mit dem Vitamin D bindenden Transportprotein in die Mitochondrien der Hepatozyten (Leberzellen) gebracht und dort mithilfe des Enzyms CYP2R1 an Kohlenstoff 25 oxidiert. Es entsteht das 25-OH-Vitamin-D3 (25-Hydroxy-Vitamin-D3) – die Zirkulationsform, die fest an DBP (Vitamin D bindendes Protein) gebunden im Blut kursiert. Sinkt die Kalziumkonzentration im Blut, wird vorwiegend in den Tubuluszellen der Niere das 25-OH-Vitamin-D3 mithilfe des Enzyms CYP27B1 in **1,25-Dihydroxy-Vitamin-D3** – das eigentliche **Vitamin D-Hormon** – umgewandelt. Dieses verhält sich, wie alle Hormone, nach dem Schlüssel-Schloss-Prinzip und bindet an den **Vitamin-D-Rezeptor.** Dadurch aktiviert und steuert es wichtige Zellprozesse und nimmt Einfluss auf mehrere Hundert Gene.

Ist ein zu hoher Kaliumspiegel im Blut vorhanden, sorgt ebenfalls ein Enzym in der Niere – das CYP24 – dafür, dass 25-OH-Vitamin-D3 zu 24,25-Dihydroxy-Vitamin-D3 oxidiert wird. Dies stellt die erste Stufe des Kalzitriolabbaus dar. Eine ausreichende Menge des Enzyms CYP24 wird durch das 1,25-Dihydroxy-Vitamin-D3 in der Niere sowie im Knochen sti-

muliert und stellt die natürliche Gegenregulation dar, die für das Gleichgewicht von Auf- und Abbau des aktiven Vitamin D3 sorgt.
In Europa geht man davon aus, dass mindestens 50–70 % der Bevölkerung einen manifesten Vitamin-D-Mangel aufweisen. Dabei haben eine unzureichende Sonnenexposition – vor allem in den Wintermonaten –, aber auch eine mangelnde Zufuhr über die Nahrung sowie der häufig unterschätzte Faktor, dass im höheren Alter die Eigenbildung per se deutlich abnimmt, ihren Anteil. Ab einem Alter von 60 Jahren ist davon auszugehen, dass die körpereigene Bildung von Vitamin D3 viermal niedriger ist als bei Jüngeren.
Eine Aufnahme von Vitamin D von außen ist möglich – dies geschieht als Vitamin D2 (24-Methyl-Vitamin-D3, Ergokalziferol) oder als Vitamin D3. Beide werden über die Leber verwertet. Um eine ausreichende Aufnahme über die Nahrung zu gewährleisten, müssten wir täglich zwei Portionen fetten Fisch (z. B. Makrele) essen, der hohe Mengen an Vitamin D3 enthält.

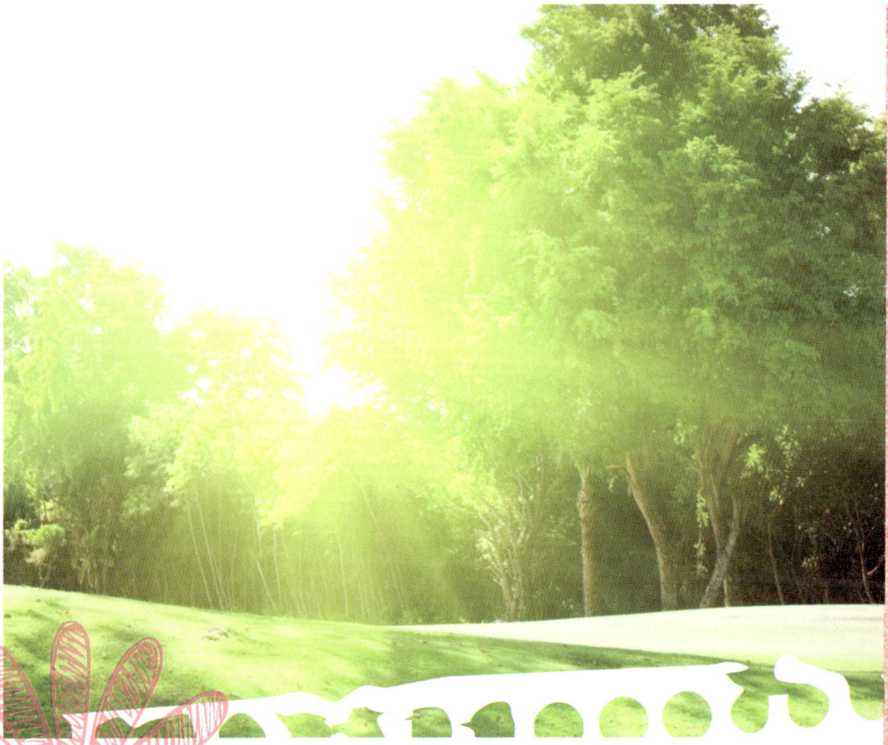

Die Aufnahme von Vitamin D3 über die Haut wird ab Sonnenschutzfaktor 8 vermindert, zudem sorgen Erkrankungen wie z. B. Morbus Crohn für eine verminderte Absorption. Übergewichtige Menschen haben durch ein größeres Verteilungsvolumen effektiv weniger verfügbares 25-Hydroxy-Vitamin-D und sollten deshalb höhere Mengen an Vitamin D3 zuführen.

Richtwerte für Erwachsene, die gesund sind:
› Vitamin D3: 50 IE pro kg Körpergewicht
› Vitamin K2: 2-3 µg pro kg Körpergewicht

Eine Vitamin-D-Substitution sollte sich an folgenden Richtwerten orientieren. Nach Laborwertanalyse und bei Vorliegen chronischer bzw. autoimmuner Erkrankungen ist eine individuelle Anpassung nötig.
› Einstiegstherapie bei manifestem Mangel von Vitamin D – Auffüllen der Speicher: einmalig 50.000 IE Vitamin D3, ggf. sogar noch höher, danach für 4 Wochen täglich 10.000 IE Vitamin D3 und 200 µg Vitamin K2
› Erhaltungsdosis Wintermonate (Oktober–März): täglich 3000–5000 IE Vitamin D3 und 150–200 µg Vitamin K2
› Erhaltungsdosis Sommermonate (April–September): täglich 400–2000 IE Vitamin D3 und 150–200 µg Vitamin K2

Die gesicherten Wirkungen von Vitamin D sind:
› Modulation des Kalzium- und Phosphathaushalts zur Gewährleistung eines gesunden Knochenstoffwechsels (Kalzium ohne Vitamin D ist nutzlos für gesunde Knochen)
› Prävention von Osteopenie und Osteoporose
› Cardioprotektion – positive Auswirkungen auf Herz-Kreislauf (Schutz vor Herzinfarkt, Schlaganfall, Bluthochdruck)
› Reduzierung des Krebsrisikos bei mindestens 17 Krebsarten
› Verbesserung des Schlafes
› Schutzfunktion für Muskeln und Gelenke – Prävention von Muskelverspannungen, Muskelschmerzen, Muskelschwäche und Gelenkentzündungen

- Stärkung des Immunsystems bei chronischen Entzündungen wie Parodontose, Autoimmunerkrankungen[8] (z. B. Multiple Sklerose, Morbus Hashimoto), chronisch-rezidivierenden Infekten
- Reduzierung von Unterleibsbeschwerden wie polyzystischem Ovarialsyndrom und PMS

Für die körpereigene Bildung von Vitamin D sind regelmäßige Sonnenbäder mit möglichst viel unbedeckter Hautfläche notwendig – wobei eine gewisse Hautbräune durch Sonneneinfluss wiederum die Eigenproduktion von Vitamin D einschränkt. Da die Sonnenexposition in Europa für eine ausreichende Vitamin-D-Bildung nicht ausreicht, ist eine orale Substitution dringend empfohlen. Die meisten Mitteleuropäer haben einen Spiegel von 20–30 ng/ml und weisen damit einen manifesten Vitamin-D-Mangel auf. Anzustrebende Werte sind 75–90 ng/ml. Eine tägliche Einnahme in Tabletten- oder Tropfenform ist sinnvoll. Vor Kurzem wurde ich von Professor Jörg Spitz, Nuklearmediziner, Ernährungs- und erklärter Präventionsmediziner, in meiner intuitiven Wahrnehmung zu wöchentlichen bzw. monatlichen Depotgaben von Vitamin D bestätigt. Man geht in der Praxis zunehmend auf eine tägliche Einnahme über, weil sie bessere Vitamin-D-Werte erzielt als Depotgaben.
Aus meiner eigenen Erfahrung kann ich berichten, dass ich, wenn ich die Vitamin-D-Einnahme vergesse, energieloser bin, meine Stimmung meistens gedrückter ist und ich schneller müde werde und weniger Lust auf Aktivität habe.

8 Bei Autoimmunerkrankungen liegt häufig eine reduzierte Vitamin-D-Sensitivität vor, die daher rühren kann, dass der Vitamin-D-Rezeptor (VDR) nicht ideal gebaut ist und/oder Strukturveränderungen vorliegen. Dies kann genetisch bedingt und vererbt sein. In diesem Fall muss der VDR erst dafür geöffnet werden, ausreichend Vitamin-D-Hormon (1,25-Dihydroxy-Vitamin-D3) an den Rezeptor zu binden, um die vielfältigen Aufgaben des Vitamin-D-Hormons ausführen zu können. Dazu wird empfohlen, deutlich größere Vitamin-D3-Einnahmen vorzunehmen, um die nicht optimale Genvariante auszugleichen und für eine ausreichende Vitamin-D3-Aufnahme zu sorgen. Dies gilt für alle körperlichen Manifestationen, die mit einem systemischen Problem des Immunsystems einhergehen, wie Multiple Sklerose, Diabetes mellitus Typ I, rheumatoide Arthritis, Morbus Crohn, Morbus Hashimoto, Morbus Basedow, Psoriasis, Sklerodermie, Lichen sklerosus, Lupus erythematodes u. a. Eine optimale Vitamin-D-Versorgung ist bei den Betroffenen eine wichtige Komponente der Behandlung, aber bei Weitem nicht die einzige. Ein Gentest in Bezug auf das Vitamin-D-Rezeptor-Gen ist möglich und bringt bei Verdacht mehr Klarheit.

Die relativ neue Empfehlung, Vitamin D3 mit dem **Vitamin K2** zu kombinieren, leuchtet insbesondere bei der Einnahme von höheren Dosen ein: Vitamin K2 wirkt im gesamten Körper und aktiviert wichtige Proteine, die vor allem für die Verwertung von Kalzium sorgen. Seine Funktion ist noch nicht abschließend erforscht, aber es sieht so aus, dass der Kalziumstoffwechsel durch Vitamin K2 in Kombination mit Vitamin D3 optimiert aufläuft. Einerseits wird das aufgenommene Kalzium durch das noch recht unbekannte K2 besser verwertet, andererseits aktiviert es die wichtigen Proteine **Matrix-GLA-Protein (MGP)** und das Peptid-Hormon **Osteocalzin.**
Matrix-GLA-Protein bindet Kalzium und transportiert es ab. Dadurch sorgt es dafür, dass sich kein Kalzium an Gefäßen und Organen anlagert und dort Schwierigkeiten bereitet. Osteocalzin hat die Aufgabe, die Neubildung von Knochen zu fördern und zu bewerkstelligen, dass das Kalzium auch wirklich in die Knochen eingebaut wird. Es liegt auf der Hand, dass ohne Vitamin K Verkalkungen und Schädigungen an Gefäßen, Organen und Geweben entstehen können und das Kalzium im Körper nicht optimal aufgenommen wird.

Starke Knochen gewährleisten unsere Bewegung und Beweglichkeit. Viele Hormone sind daran beteiligt – sie bewegen unser Leben!

Insulin – die Süße des Lebens

Zucker ist eines der **stärksten Suchtmittel,** doch kaum aus unserem täglichen Leben wegzudenken. Er ist in sehr vielen Nahrungsmitteln und Getränken enthalten. Das Lustzentrum im Gehirn – der Nucleus accumbens – reagiert auf Zucker ähnlich wie auf Kokain und Morphin. Zucker ist schlecht für die Zähne, macht uns unleidlich, unausgeglichen und auch lethargisch. Zudem füttert er die schlechten Darmbakterien, die dafür sorgen, dass wir kein Gramm Fett verlieren, sondern immer mehr zunehmen.

Das Hormon **Insulin** ist deswegen das wichtigste Hormon, das reguliert werden muss, wenn es um die **Neuanregung eines trägen Stoffwechsels** geht. Eine bestehende Insulinresistenz ist die häufigste Ursache, wenn Frauen kein Gewicht reduzieren können. In Kombination mit einer nicht kräftig arbeitenden Schilddrüse ist dies der »Supergau«, da die Schilddrüse der Taktgeber für den metabolischen Grundumsatz ist.

Ein zu hoher Insulinspiegel im Blut und die Resistenz der Zellen gegenüber Insulin führen dazu, dass andere Hormone in ein starkes Ungleichgewicht geraten, denn Insulin ist der **»Torhüter der Stoffwechselhormone«.**

- Eine Östrogendominanz entsteht.
- Der Testosteronspiegel steigt an.
- Das Hunger- und Sättigungshormon Leptin steigt an und kann seine Hauptaufgabe, das Signal für erfolgreiche Sättigung zu geben, nicht mehr ausführen.

Bei Frauen ist die Gefahr, von Zucker abhängig zu werden, doppelt so hoch wie bei Männern! Sie stehen per se mehr auf Kohlenhydrate als Männer, die eher ein gutes Steak bevorzugen.

Um eine Insulinresistenz aufzuheben und den Hormonspiegel neu zu programmieren, müssen die Hormonrezeptoren »repariert« und der Körper dazu angeregt werden, neue Insulinrezeptoren auszubilden. Dies ist möglich! In der Schulmedizin wurden Studien dazu – aus welchem Grunde auch immer – nicht umfassend weitergeführt. Es ist wichtig, das zu wissen, um zu verstehen, warum Endokrinologen, Diabetologen und auch Ernährungswissenschaftler diese Idee und einen solchen Behandlungsansatz nicht verfolgen.

Eine **Insulinresistenz ist reversibel.** Auch ein bestehender Diabetes mellitus Typ II, der sogenannte Altersdiabetes, kann in bestimmten Fällen rückgängig gemacht werden! Forschungsergebnisse zeigen, dass man seine Insulinrezeptoren in 72 Stunden in Ordnung bringen kann – durch einen dreitägigen Verzicht auf jeglichen Zucker und Zuckeraustauschstoff.

Ich selbst und viele meiner Hormongruppen-Teilnehmerinnen haben dies im Zusammenhang mit der Hormon-Balance-Kur[9] und einem möglichst komplett zuckerfreien Neustart erfahren: Eine deutliche Energiesteigerung und das Freiwerden von Ressourcen, neue Aktivität, Gewichtsverlust von bis zu 25 Kilo über einen längeren Zeitraum, Reduzierung von Entzündungsprozessen, eine verbesserte Darmaktivität und vieles mehr konnten wir an uns beobachten. Und das Beste daran: Im Team geht das alles leichter und wird von viel Freude und gegenseitiger Unterstützung begleitet!

Anders ist die Lage bei Diabetes mellitus Typ I, der aufgrund eines Insulinmangels entsteht, weil die insulinproduzierenden β-Zellen des Pankreas durch einen Autoimmunprozess (vermutlich insbesondere in Verbindung mit einer viralen Beteiligung z. B. Coxsackie-, Mumps-, Röteln- oder Epstein-Barr-Viren) zerstört werden. Die Zellen sind somit nicht mehr in der Lage, eine ausreichende Menge Insulin zu bilden. Beim Diabetes mellitus Typ II erschöpft sich nach und nach die Bildung von Insulin aufgrund der immer höheren geforderten Produktion, um durch die Insulinfreisetzung den Blutzucker zu senken. Zuerst liegt eine Hyperglykämie (ein zu hoher Zuckergehalt im Blut vor), die in eine Hyperinsulinämie (einen zu hohen Insulingehalt im Blut) übergeht, weil die Zellen auf das gebildete und ausgeschüttete Insulin nicht mehr adäquat und sensibel reagieren können. Die Anzahl der Insulinrezeptoren wird dadurch reduziert, sodass im Prinzip zwei Reaktionsmechanismen dafür sorgen, dass der Zucker- und parallel dazu der Fettstoffwechsel gestört werden. Es entsteht eine Insulinresistenz, der man am ehesten mit einer deutlichen Kohlenhydratreduzierung in der Nahrung und mit Gewichtsreduktion begegnet. Allein wegen des Suchtpotenzials von Zucker ist dieser Rat ein oftmals nicht einfach umzusetzen-

9 Diese wird im Kapitel »Übernehmen Sie die Führung in Ihrem Hormonkabinett« (ab S. 197) noch weiter ausgeführt.

der Ansatz, und der Misserfolg von Diäten und Ernährungsumstellungen aufgrund des Jo-Jo-Effektes ist immer wieder diesem geschuldet. Zucker ist in seinen unterschiedlichen Formen (dem klassischen Industriezucker Saccharose, Fruktose, Dextrose, Glukose, Invertzucker, Isoglukose, Maltose u. a.) in extrem vielen Nahrungsmitteln – auch versteckt – enthalten (in Fertiggerichten, Ketchup, Maissirup, Balsamicoessig, fertigen Salatsoßen, Säften, Limonaden, Cola, Honig, Ahornsirup, Agavendicksaft, alkoholischen Getränken u. a.).

Zucker ist der Brennstoff für unseren Körpermotor und muss in ausreichender Menge vorhanden sein. Das dazugehörige Hormon Insulin ist hoch wirksam aufbauend, d. h. anabol. Wie kommt es, dass einige Sportler über eine hohe Zufuhr an Kohlenhydraten einen Aufbau von Muskelmasse und einen Abbau von Fett erreichen? Und andere Sportler wie Sumo-Ringer mit einer gewaltigen Fett- und Körpermasse Insulin als entscheidenden Signalstoff zur Einlagerung von Fett nutzen? Wie kann dasselbe Hormon zwei so unterschiedliche Effekte erzielen?

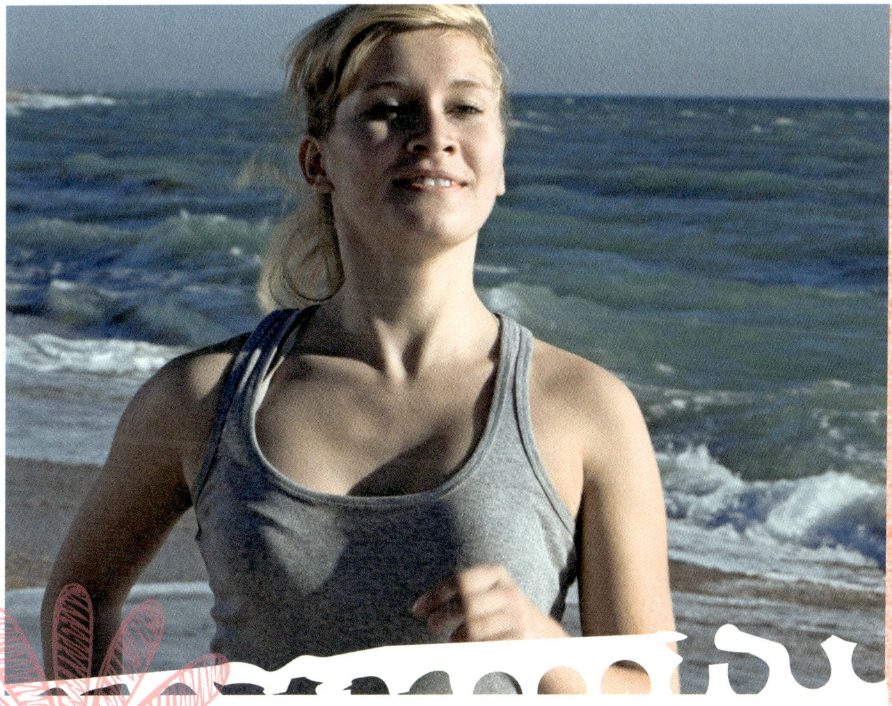

Der »Trick« liegt im gezielten Einsatz von Bewegung und Inaktivität bzw. Ruhephasen. Bodybuilder essen unmittelbar vor und nach dem Training, wohingegen Sumo-Ringer Fett aufbauen, indem sie sich vorwiegend vor Ruhephasen und besonders vor dem Schlafengehen große Mengen an Kohlenhydraten zuführen. Wenn wir also abends auf der Couch die Chipstüte leeren oder ein süßes Betthupferl genießen, vielleicht noch ein Glas Wein oder ein Bier dazu trinken, um uns für den Tag zu belohnen und den Stress herunterzufahren, oder wenn wir nach dem Essen ein Mittagsschläfchen machen, funktioniert unser Fettaufbau ähnlich gut wie bei den Sumo-Ringern.

Bei Bewegung und körperlicher Aktivität sind also Art, Ausmaß und Zeitpunkt im Stoffwechsel dafür richtungweisend, ob der Zeiger sich auf Muskelaufbau und Verbrennung oder auf Fettspeicherung einpendelt. Zudem benötigt der Körper während körperlicher Aktivität weniger Insulin, um den Blutzucker zu stabilisieren. Und ein trainierter Körper benötigt generell weniger Insulin. Aufgrund dieser Zusammenhänge wird klar, dass bloßes Kalorienzählen wenig Sinn ergibt.

Falls Sie nun die Vermutung haben, dass Sie womöglich bereits eine Insulinresistenz entwickelt haben, können Sie sich mit folgenden Fragen einen Überblick über Ihren persönlichen Zuckerstoffwechsel verschaffen. Zudem empfehle ich, täglich nüchtern Ihren Blutzuckerwert zu bestimmen – auch als Nichtdiabetiker.[10] Den Zielrichtwert eines guten Nüchtern-Blutzuckers entnehmen Sie der Laborwerttabelle am Ende des Buches. Testen Sie auch 2 Stunden nach einer Mahlzeit Ihren Blutzucker, um herauszufinden, auf welche Nahrungsmittel Sie mit einer deutlichen bzw. zu hohen Blutzuckersteigerung reagieren. Dies verdeutlicht Ihnen sehr praktisch die Vorgänge im eigenen Körper und führt häufig schon zu neuen Verhaltensweisen und einer Reduzierung bestimmter Speisen.

---

10 Entsprechende Blutzuckermessgeräte sind in Apotheken bzw. im Internet meistens sogar kostenfrei zu beziehen – lediglich die passenden Teststreifen müssen Sie kaufen.

Kreuzen Sie die Fragen, die Sie bejahen können, an, und addieren Sie am Ende Ihre Antworten. Beziehen Sie sich bei der Beantwortung auf den Zeitraum der letzten 6 Monate.

- ☐ Haben Sie Schwierigkeiten, abzunehmen, bzw. nehmen Sie leicht zu?
- ☐ Essen Sie gern Süßes wie Kuchen oder auch Pasta? Beruhigen Sie sich dadurch?
- ☐ Haben Sie versucht, mit zucker- und kohlenhydrathaltigen Nahrungsmitteln aufzuhören? Und ist Ihnen das nicht gelungen?
- ☐ Liegt Ihr BMI (Body-Mass-Index[11]) höher als 25?
- ☐ Beträgt Ihr Taillenumfang mehr als 89 cm?
- ☐ Haben Sie nüchtern einen Blutzuckerwert höher als 85 mg/dl?
- ☐ Sind Sie zittrig, emotional unausgeglichen, leicht reizbar, wenn Sie länger als 3 Stunden nichts essen?
- ☐ Fühlen Sie sich müde und/oder unausgeglichen, wenn Sie eine Mahlzeit auslassen oder auf das Abendessen verzichten?
- ☐ Sind Ihre Blutfettwerte (Triglyceride) und/oder das HDL (das »gute« Cholesterin) niedrig?
- ☐ Haben Sie erhöhte Blutdruckwerte (systolisch > 140 mmHg, diastolisch > 90 mmHg)? Wurde eine Herzerkrankung oder Arteriosklerose festgestellt?
- ☐ Leiden Sie an Menstruationsstörungen, polyzystischem Ovarialsyndrom, Akne, Unfruchtbarkeit oder vermehrter Behaarung?
- ☐ Treiben Sie weniger als 3 Mal pro Woche für wenigstens 30 Minuten Sport?

Auswertung:

Spätestens **ab vier angekreuzten Fragen** könnte eine Insulinresistenz bestehen, **ab fünf und mehr** ist diese sehr wahrscheinlich vorhanden. Sie sollten sich um dieses hormonelle Ungleichgewicht kümmern und Ihren Insulinspiegel im Blutserum sowie Ihren Nüchtern-Blutzucker bestimmen lassen. Ziehen Sie auch einen Glukosetoleranztest bei Ihrem Arzt in Erwägung.

11 Die Formel, um Ihren BMI auszurechnen, lautet: Gewicht (kg)/Größe (m)^2. Wenn Sie also z. B. 1,70 m groß sind und 65 kg wiegen, ist Ihr BMI $65/1{,}70^2 = 22{,}5$.

Wenn Sie sich ab nun um Ihren Kohlenhydrat- und Fettstoffwechsel kümmern, profitieren Sie zudem vom eher unbekannten Aspekt des Insulins: dem nicht unerheblichen Einfluss auf unsere Alterung, der zunehmend in den Mittelpunkt des wissenschaftlichen Interesses rückt. Man hat festgestellt, dass eine zunehmende und ständige Insulinbelastung zu einem Abstumpfen von Körpergewebe führt und dieses immer träger auf das Hormon reagiert – am deutlichsten im Fall von Prädiabetes (Insulinresistenz) und Diabetes mellitus. Dies geht aber noch viel weiter und hat enorme Auswirkungen auf unser Gehirn – der Hypothalamus als eine der wichtigsten, zentralen Steuerungszentralen erhält durch das Abstumpfen unmittelbare Alterungsbefehle. Das bewirkt, dass verschiedene Hormone und Neurotransmitter herunterreguliert werden. Die Epiphyse und die Melatoninproduktion sind davon betroffen.
Im Zuge dessen wurde der positive Effekt des Spurenelementes **Chrom** auf eine optimierte Kohlenhydratverstoffwechselung und als Unterstützung zur Vermeidung von Blutzuckerspitzen entdeckt.

In diesem Sinne: Entdecken Sie die Süße des Lebens – immer wieder auch jenseits von Nahrungsmitteln und Kuchenstückchen …

Leptin – Nahrung für Körper und Seele

Leptin ist der »Vetter« des Hormons Insulin, steht mit ihm in enger Verbindung und wirkt als ein wichtiger Regulator der Nahrungsaufnahme. Leptin wird in den Fettzellen gebildet – je mehr Fett im Körper vorhanden ist, desto mehr Leptin wird produziert und in den Blutkreislauf ausgeschüttet. Ein hoher Leptinspiegel im Blutserum ist unmittelbar mit der jeweiligen Ernährungssituation des Untersuchten verknüpft. Leptinrezeptoren befinden sich im Hypothalamus sowie in diversen peripheren Körpergeweben.
Die enorm wichtige Bedeutung des Leptins für einen guten Hormonstatus und eine ausgeglichene Hormonsituation einer Frau ergibt sich allein aus der Tatsache, dass der Fettanteil des Körpers bei einer Frau in der Regel höher ist als bei einem Mann.

Leptin fungiert als unser »Fettwächter«. Es steuert unser **Hunger- und Sättigungsgefühl** und hat Auswirkungen auf unsere Magermasse. Dies geschieht über zwei Hauptfunktionen:

› Leptin wirkt dem Hunger entgegen. Im Gehirn wird u. a. durch das Neuropeptid Y (NPY) das Hungergefühl vermittelt. Wird NPY ausgeschüttet, will der Organismus, dass wir essen. Dabei wirkt Leptin als Antagonist und unterdrückt stark das Hungergefühl.
› Leptin bewirkt, dass mehr Sauerstoff für die Verbrennung der Glukose verbraucht wird. Es lässt die Körpertemperatur ansteigen und sorgt so dafür, dass Fettdepots aus den Fettzellen abgebaut werden.

Im Fall von Normal- oder auch Untergewicht wirkt Leptin als körpereigener, natürlicher Appetitzügler. Es signalisiert, dass wir satt sind und aufhören sollten, zu essen. Bei zu viel Gewicht und einem erhöhten Fettanteil im Körper wirkt es leider entgegengesetzt. Der Körper bildet übermäßig viel Leptin aus den Fettzellen. Die Rezeptoren können die überschießende Leptinproduktion nicht mehr regulieren, und die Feedbackschleife und Gegenregulation des Gehirns wird quasi »ausgehebelt«. Sie stellt ihren Dienst wegen Überforderung ein, wenn sie von der übermäßigen Leptinproduktion der Fettzellen »überflutet« wird.

Statt dass Leptin den Appetit unterdrückt, stellt sich kein Sättigungsgefühl mehr ein, weil die Rezeptoren ihren Dienst einstellen. Die Folge ist suchtartiges, ungebremstes Essen, vor allem der eher »falschen« Nahrungsmittel, und weitere Gewichtszunahme. Die **Leptinresistenz** hebelt Ihre Willenskraft aus und lässt Sie völlig paradox agieren. Es kommt zu einer Fehlwahrnehmung von Hunger, und die Organe Leber, Bauchspeicheldrüse und das Gehirn reagieren nicht mehr auf die normalen Signale des Hormons Leptin. Es liegt nahe, dass parallel entweder schon eine **Insulinresistenz** besteht oder sich entwickelt.

Haben Sie so einen Zustand schon erlebt? Ich bereits mehrfach. Das besonders Unfaire daran ist, dass es nicht reicht, wieder ein paar Pfunde von den Hüften zu bekommen. Leptin bleibt so lange unser »Feind« und arbeitet hormonell gegen uns, bis der Leptinstoffwechsel wieder reibungslos funktioniert – also wenn wir im besten Fall Normalgewicht erreicht haben. Und obendrauf bleibt oft eine lebenslange **Leptinsensibilität,** wodurch sich auch ein regulierter Leptinstoffwechsel schnell wieder zu unserem Nachteil drehen kann.

Eine äußerst wichtige Rolle im Zusammenhang mit Leptin spielen die **Triglyceride,** also die Blutfette. Sind sie in zu hoher Menge vorhanden, wirken sie im Gehirn auf die Signale des Leptins blockierend. Man kann sich das wie auf einer überfüllten Autobahn vorstellen, wenn der Rettungswagen nur stockend durchkommt. Den Triglyceridspiegel unter **100 mg/dl** zu bringen, ist ein guter Anfang, das optimale Ziel stellt ein Wert um die **50 mg/dl** dar.

Eine Leptinresistenz beeinflusst das Immunsystem sowie das Fortpflanzungssystem und begünstigt chronische Entzündungen. Leptin stört die Fruchtbarkeit und schwächt die Knochen. Auch Gelenkschäden und Gelenkschmerzen können durch Schwankungen des Leptins verursacht sein. Das Hormon beschleunigt den Abbau von Gelenkknorpel und fördert damit Arthrose. Es hat Einfluss auf den gesunden Schlaf und stört den Schlaf-wach-Rhythmus.

Was also ist zu tun, um den Leptinstoffwechsel wieder ins Gleichgewicht zu bringen? Um den natürlichen Appetit wiederzuerlangen und eine reguläre Fettspeicherung zurückzubekommen, ist die Aufnahme von **Fruktose (Fruchtzucker)** radikal einzuschränken. Dafür sollte vermehrt gesundes Protein aufgenommen werden. Dies hilft enorm dabei, wieder ein gesundes Sättigungsgefühl zu entwickeln.
Fruktose hat eine **17-mal höhere Süßkraft als Zucker** und findet sich in getrockneten Früchten wie Rosinen und Aprikosen sowie in Maissirup, der in vielen industriell hergestellten Lebensmitteln verwendet wird.
Um eine Leptinresistenz rückgängig zu machen, wird empfohlen, eine Zeit lang die Fruktosezufuhr auf täglich maximal **20 Gramm** zu begrenzen. Erfolge stellen sich dann sehr schnell ein. Dazu meiden Sie alle hochglykämischen Obstsorten komplett (Banane, Mango, Ananas), schränken den Konsum von Beeren auf eine Handvoll pro Tag ein und nehmen vermehrt Avocado, Kokosnuss und Oliven in Ihren Speiseplan auf.
Leptinresistente Menschen reagieren häufig positiv, wenn 30 Minuten nach dem Aufstehen eine Proteinzufuhr stattfindet – sie verlieren Fett und entwickeln einen normalen Appetit.
Wie bei allen biologischen Vorgängen im Körper spielen komplexe Faktoren bei der Regulation der Nahrungsaufnahme und des Hungers zusammen. Leptin nimmt dabei eine zentrale Funktion ein. Im neurohormonellen Kontext haben Dysbalancen bei den Neurotransmittern Dopamin, Serotonin und Acetylcholin Auswirkungen auf ein gesteigertes Verlangen nach bestimmten Nahrungsmitteln:

- Niedriger oder hoher Dopaminspiegel erhöht vor allem die Kohlenhydrataufnahme.
- Serotoninmangel steigert das Verlangen nach Kohlenhydraten.
- Ein Mangel an Acetylcholin fördert die Lust auf fette Speisen.

Die wichtigsten Hormone, die an der Sättigung, am Hunger und an der Nahrungsaufnahme beteiligt sind, sind Insulin, Glucagon, Leptin, Cortisol, Adiponectin, Ghrelin, Sekretin, Gastrin, CCK und PPY.

Die Qualität der Nahrungsaufnahme spielt nach meiner Erfahrung auch eine große Rolle. Es geht nicht nur um Nahrung für den Körper und seine Zellen, vielmehr um Nahrung für die Seele – um »*Soul Food*«. Kennen Sie das Gefühl, nach einem guten, aus hochwertigen Zutaten zusammengestellten und mit Liebe zubereiteten Essen in wunderbarer Atmosphäre rundum genährt und gesättigt, vollkommen zufrieden zu sein? Es fühlt sich dann wirklich an, als lächle die Seele zufrieden und glücklich. Erforschen Sie, wie Sie dieses Gefühl erreichen können. Welche Umstände und welche Lebensmittel brauchen Sie, um sich vor allem seelisch genährt zu fühlen? Vielleicht muss Ihr »Lieblingsmensch« anwesend sein, darf kein Lärm zu hören sein, sollten Sie Ihr Smartphone beiseitelegen … Dann kommt eine gute Energie- und Nährstoffdichte nicht nur stofflich in den Zellen an – dann fühlt sich auch unsere Seele gebührend wertgeschätzt.

Kreuzen Sie die Fragen, die Sie bejahen können, an, und addieren Sie am Ende Ihre Antworten. Beziehen Sie sich bei der Beantwortung auf den Zeitraum der letzten 6 Monate.

- ❑ Haben Sie Heißhungerattacken? Insbesondere nach 17 Uhr? Essen Sie nach 19 Uhr, und gehen Sie innerhalb von 3 Stunden nach dem Abendessen zu Bett?
- ❑ Trinken Sie gern Fruchtsäfte und/oder Limonaden?
- ❑ Haben Sie manchmal einen unstillbaren Hunger und neigen zu regelrechten »Fressattacken«?
- ❑ Haben Sie einen BMI (Body-Mass-Index) über 25?
- ❑ Haben Sie mehr als 13 Kilo Übergewicht?
- ❑ Haben Sie erhöhte Triglyceridwerte im Blut (> 100 mg/dl)?
- ❑ Ist von Ihrem Arzt Ihnen gegenüber von einer Insulinresistenz oder dem metabolischen Syndrom gesprochen worden?
- ❑ Lassen Sie ab und an das Frühstück aus bzw. essen erst nach mehr als einer Stunde nach dem Aufstehen?
- ❑ Haben Sie nach den Wechseljahren zugenommen – vor allem um die Taille?

- ☐ Leiden Sie unter vermehrtem Schwitzen – mehr als vor 10 oder 20 Jahren?
- ☐ Leiden Sie unter Gelenkproblemen, Arthrose, Schleimbeutelentzündungen, Arthritis und sollen womöglich an einem Gelenk operiert werden?
- ☐ Haben Sie an Fett an den Oberarmen zugenommen und leiden unter den sogenannten »Winke-Armen«?
- ☐ Sind Sie erschöpft nach körperlicher Aktivität und Sport und erholen sich nur langsam?
- ☐ Wissen Sie, ob Sie ein erhöhtes reverses T3[12] im Blut aufweisen?

Auswertung:

Bei bis zu drei Kreuzen sollten Sie über eine Einschränkung der Fruktosezufuhr nachdenken und beobachten, wie sich das auf Ihre Stimmung, Ihren Stoffwechsel und Ihr Gewicht auswirkt.

Bei vier und mehr Kreuzen liegt mit hoher Wahrscheinlichkeit eine Leptinresistenz und eine gestörte Regulation der Nahrungsaufnahme vor – diese geht mit einem gesteigerten Risiko für Diabetes, Herz-Kreislauf-Erkrankungen und eine Fettleber einher. Reduzieren Sie eine Zeit lang die Fruktose- und Zuckerzufuhr drastisch, führen Sie – mit großen Erfolgschancen – die Hormon-Balance-Kur durch, und bringen Sie die wichtigsten Stoffwechselhormone zu einem Neustart – am besten mit Gleichgesinnten in einer Gruppe für eine bessere Motivation. Beschäftigen Sie sich grundsätzlich mit einer Umstellung Ihrer Ernährung, z. B. auf Low Carb, ketogene Ernährung, Paläo, basische Ernährung usw. Dabei müssen Sie selbst forschen, was für Sie am ehesten passt – nicht jede Ernährung passt optimal für jede Frau. Nicht selten ist eine Kombination von verschiedenen Ansätzen eine gute Wahl. Das Wichtigste hierbei: Beobachten Sie sich selbst, und vertrauen Sie Ihrem Körper! Gönnen Sie sich eventuell auch professionelle Unterstützung.

12 Siehe dazu das Kapitel zu den Schilddrüsenhormonen ab S. 103.

Wachstumshormon (GH) – Teamplayer im Stoffwechsel

Spannende Zusammenhänge erwarten Sie beim **Wachstumshormon**, das auch **Growth Hormone (GH)** oder **Somatotropin (ST)** oder **somatotropes Hormon (STH)** genannt wird. Der heutzutage eher benutzte Name **Somatotropin** leitet sich vom Griechischen ab und bedeutet »den Körper ernährend«. Und in der Tat unterstützt das Wachstumshormon – seinem Namen gebührend – fast überall im Organismus aufbauende Vorgänge:

- Bereits in der Schwangerschaft sorgt es bei einem guten Hormonlevel der Mutter für die Anlage eines überdurchschnittlich vernetzten und leistungsfähigen Gehirns.
- Über die gesamte Lebensspanne hinweg wirkt STH aufbauend auf die inneren Organe, die Knochen und die Muskulatur und nimmt in der Altersforschung einen wichtigen Platz ein.
- STH stimuliert das Immunsystem.
- STH hat eine anabole Wirkung auf Knorpel und Gewebe, was sich auch in einer beschleunigten Wundheilung bemerkbar macht, weshalb es in der Chirurgie verstärkt erforscht wird.
- Es beeinflusst über in der Leber gebildete Wachstumsfaktoren den Energiehaushalt – STH fördert die Verbrennung von Kohlenhydraten und Fett und sorgt für einen hohen Proteinumsatz.
- Es reduziert die Fettspeicherung.

Eine Spezialität des Somatotropins ist seine **Wirkungsdualität.** Einerseits stimuliert es wachstumsfördernde, anabole Prozesse im Körper und ist damit dem Insulin ähnlich. Andererseits aktiviert es die Glukoneogenese, vor allem die Glykolyse und Lipolyse, was zu einem Anstieg des Blutzuckerspiegels führt und als Anti-Insulin-Effekt gesehen werden kann.
Das menschliche Wachstumshormon ist ein Produkt der somatotrophen Zellen der Adenohypophyse und wird dort unter regulativem Einfluss des Hypothalamus durch GHRH (das Releasing-Hormon des Wachstumshormons) und Somatostatin (das Inhibiting-Hormon des Wachstumshormons, seinen natürlichen Gegenspieler) freigesetzt. Die Rezeptoren des Wachstumshormons finden sich auf den Leberzellen, wo das Hormon die Bildung

von **IGF-1** – dem **Insulin-ähnlichen Wachstumsfaktor** – auslöst. Dieses IGF 1 wird als gute Messmethode zur Diagnostik des STH eingesetzt. STH wird vor allem nachts in gepulsten Schüben ausgeschüttet, was tagsüber eine aussagekräftige Blutwertbestimmung schwierig macht. Ein weiterer Messwert ist das Bindungsprotein des IGF-1, das IGFBP-3.
Relevante IGF-1-Werte finden Sie in der Laborwerttabelle am Ende des Buches. Wie bei der Schilddrüsendiagnostik ist im Rahmen der Wachstumshormondiagnostik ein Laborwert allenfalls ein Hinweis, ein Mosaikstein im Gesamtbild.

Um das Befinden des Betroffenen zu bewerten, sind die typischen Anzeichen eines beginnenden STH-Mangels in Kombination mit anderen Beobachtungen entscheidend:

- weniger Lebensfreude
- Energiemangel, Müdigkeit
- Ängstlichkeit, Sorgen
- sozialer Rückzug
- schlaffe Muskulatur
- reduzierte körperliche Leistungsfähigkeit
- dünne Haare
- trockene, dünne Haut
- gesteigerte Blutfette (Triglyceride)
- LDL erhöht, HDL erniedrigt
- Fettleibigkeit – insbesondere vermehrt gebildetes inneres Bauchfett
- verminderte Insulinsensitivität

Im Zusammenhang mit dem Wachstumshormon fällt oft der Begriff **»Somatopause«**. Er bezeichnet die altersgemäß rückläufigen Sekretionen von STH und IGF-1. Man geht, wie bei der Menopause, von einer natürlichen, lebensgegebenen Phase aus, nicht von einer krankhaften Veränderung.
Das Interessante an den chronobiologischen Zusammenhängen mit einem altersabhängigen Verlust an Wachstumshormon ist, dass es nicht wie bei der Menopause allein durch das Lebensalter zur Somatopause und zu einem

Rückgang von STH kommen muss. Vielmehr ist der individuelle Alterungsprozess entscheidend. Zwei 40-Jährige können völlig unterschiedliche GH-Werte aufweisen – das hängt vom Lebensstil, der Ernährung und der bereits vorhandenen Degeneration ab. Bei 70-Jährigen ist der Wachstumshormonspiegel jedoch bei jedem Zweiten stark reduziert. In Bezug auf die Altersuhr scheint dem Wachstumshormon eine nicht unerhebliche Funktion zuzukommen – allerdings nicht als Einzelhormon oder gar als »Wunderhormon« gegen das Älterwerden.

Da STH als wertvoller Co-Faktor im Insulinstoffwechsel die Wirkungsdualität aufweist, entfaltet es innerhalb eines bestimmten hormonellen und genetischen Programms seine Aufgaben – auch mit der Folge einer verbesserten Lebenserwartung. Dabei spielen die Nahrungsmenge, der Blutzuckerspiegel und andere Faktoren eine wichtige Rolle. In der *»Anti-Aging«*-Medizin gilt eine eingeschränkte Energieaufnahme (kalorische Restriktion) als eine der effektivsten Möglichkeiten zur Verlangsamung der Alterung und Verlängerung des Lebens. Dadurch ist der STH-Spiegel niedriger, entsprechend auch die Körpermasse – die anabole Wirkung des Hormons tritt in den Hintergrund. Ein nach unten angepasster Wachstumshormonspiegel unterstützt hier schützend einen geringen Blutzucker- und Insulinspiegel und die damit einhergehende reduzierte Radikalbildung, was degenerative und Alterungsprozesse zu 50 % verhindert.

Als Ausblick lässt sich sagen, dass sich ein individuell angepasster STH-Spiegel positiv auswirkt. Neuere Erkenntnisse werden in den kommenden Jahren sicherlich noch zur Verfeinerung der angewandten Methoden beitragen. Bisher konnte Wachstumshormon nur als Extrakt aus Hypophysen von Leichen durch gentechnische Rekombination für eine Substitution hergestellt werden. Welche Auswirkungen solche Hormongaben haben, ist bei Weitem noch nicht abschließend erforscht. Das Haupteinsatzgebiet liegt derzeit bei krankheitsbedingt fehlendem Hormon wie bei den klassischen hypothalamisch-hypophysären Erkrankungen und Insuffizienzen, teils auch bei Lebererkrankungen, die die IGF-1-Bildung beeinflussen.

Einen guten Einfluss auf die natürliche hormonelle Regulierung des STH im hormonellen Gesamtgefüge erzielen Sie – gerade als Frau – durch die

Durchführung der Hormon-Balance-Kur, in der dem Wachstumshormon und dessen »Neustart« ein separater Teil gewidmet ist, um ohne Substitution von außen eine Hormonoptimierung durch Ernährung und Veränderung von Lebensgewohnheiten zu erreichen.

Im Folgenden finden Sie zum Wachstumshormon die orientierenden Fragen zu Ihrem Hormonstatus. Kreuzen Sie die Fragen, die Sie bejahen können, an, und addieren Sie am Ende Ihre Antworten. Beziehen Sie sich bei der Beantwortung auf den Zeitraum der letzten 6 Monate.

- ❑ Lieben Sie Käse?
- ❑ Trinken Sie gern Milchgetränke (auch Cappuccino oder Latte macchiato)?
- ❑ Erleben Sie nach einem großen Stück Käse oder dem Verzehr von Eiscreme ein Gurgeln im Bauch oder ein Aufblähen Ihres Bauches?
- ❑ Haben Sie nach Verzehr von Joghurt eine verstopfte oder laufende Nase? Oder reagieren Sie mit juckenden, wässerigen Augen, Husten und/oder Niesen?
- ❑ Leiden Sie häufig unter Sinusitiden (Nasennebenhöhlenentzündungen) und wissen nicht, weshalb?
- ❑ Kam es schon einmal zu einer schweren, plötzlichen allergischen Reaktion (Anaphylaxie), die zu akuter Luftnot aufgrund von Schwellung führen kann und/oder Schluckbeschwerden und/oder Problemen beim Sprechen?
- ❑ Wissen Sie, ob Sie als Baby mit Ausschlag auf Milch reagierten, was sich aber im Laufe des Lebens »verwuchs«?
- ❑ Haben Sie Blähungen und/oder einen Reizdarm?
- ❑ Leiden Sie unter Hautauschlägen, juckenden Schwellungen, Hautrötungen und/oder Nesselsucht?
- ❑ Hatten Sie schon einmal Schwellungen an den Lippen, der Zunge, im Gesicht und/oder am Mund/Rachen?
- ❑ Reagieren Sie nach dem Genuss eines Eisbechers öfter mit Durchfall oder Verstopfung?

Auswertung:

Bei **vier und mehr Kreuzen** reagieren Sie sehr wahrscheinlich auf Milch und Milchprodukte unverträglich. Gegebenenfalls wären eine sogenannte Eliminationsdiät (also das zeitweise Weglassen bestimmter Lebensmittel) und eine weiterführende Diagnostik sinnvoll.

Der Zusammenhang von Milch und Milchprodukten mit dem Wachstumshormon (GH) besteht darin, dass Milch, wenn sie von Tieren aus konventioneller Aufzucht stammt, den Wachstumshormonspiegel sowie den Insulinspiegel anhebt. Zusammen mit Cortisol bestimmt das STH, wie viel Fett Sie um den Bauch anlagern. Wie bei allen wichtigen Stoffwechselhormonen gilt auch beim Wachstumshormon: Die goldene Mitte ist das Optimum – nicht zu wenig und vor allem nicht zu viel!
1994 kam ein synthetisches Wachstumshormon (»bovines Somatotropin«) auf den Markt, das man für einen gesteigerten Milchertrag den Kühen verabreicht. Wenn wir Menschen dann Produkte der so behandelten Tiere verzehren, liegt auf der Hand, welche Folgen das auf unseren Organismus in Bezug auf Wachstum und Erhöhung des Körpergewichts hat.
Zudem stellen Milch und Milchprodukte die höchsten Entzündungsmediatoren in unserem Körper dar und sorgen dafür, dass wir zunehmen und nicht mehr erfolgreich abnehmen können. Es gilt, diese Reizstoffe für das Immunsystem, die für Autoimmunerkrankungen wie Morbus Hashimoto, Morbus Crohn und auch Multiple Sklerose verantwortlich gemacht werden, zu meiden oder wenigstens deutlich zu reduzieren.
Milchprodukte steigern **Allergien, Unverträglichkeiten** und **Sensibilisierungen** – vor allem auf **Casein** (das Milcheiweiß), **Molke** und **Laktose** (den Milchzucker). Diese drei Bestandteile gilt es separat zu betrachten und bei Unverträglichkeiten sehr genau zu differenzieren. Leider sind Frauen in Bezug auf Entzündungen im Körper anfälliger. Daher kommt auf 10 von Hashimoto betroffene Frauen nur 1 Mann.
Die Liebe zur Milch beginnt für den Menschen mit seiner Geburt – die Muttermilch ist die perfekte Nahrung für ein Neugeborenes. Muttermilch ja, aber taugt Kuhmilch als Lebensmittel für uns Menschen? 75 % der welt-

weiten Erwachsenenbevölkerung hat eine Milchunverträglichkeit. Meistens fehlt die Laktase, das Enzym, das den Milchzucker (Laktose) verstoffwechselt.
Doch mit der Milch und Milchprodukten verhält es sich ähnlich wie mit Zucker, Fruchtzucker, Kaffee und Getreide – sie haben ein enormes **Suchtpotenzial.** Milch enthält **L-Tryptophan,** das im Körper zum Glückshormon **Serotonin** und in das Schlafhormon **Melatonin** umgewandelt wird. Als beruhigenden Stoff enthält sie **Cholin.** Zudem wirken die **Casomorphine,** die die Natur der Milch zugesetzt hat, um die Hege und Pflege bei jungen Säugetieren zu unterstützen, **opiatähnlich** auf den Menschen. In der Kuhmilch ist eine 7-fache Menge an Casein im Vergleich zur Muttermilch enthalten. Ein Pfund Käse entsteht aus ca. 4 ½ Kilo Milch – die Belastung an Casein und Casomorphin ist also enorm hoch. Kein Wunder, dass viele eine große Abhängigkeit entwickeln!

Positives zum Schluss: Gute und leckere **Alternativen** zur Milch und Milchprodukten sind vorhanden.

- Mandel-, Macadamia- und Cashewmilch (ungesüßt)
- Kokosmilch
- Hanfmilch (das Eiweiß der Hanfmilch ist besonders gut verdaulich und hilft bei Darmproblemen)
- Kokos-Kefir und Kokos-Joghurt (Kokos-Kefir kann man mit Kulturen selbst aus Kokoswasser herstellen)
- Cashewkäse

Östrogen – das Hormon der Weiblichkeit

Die Östrogene machen uns Frauen weiblich – zu Musen und Liebesgöttinnen, von Mädchen zu fruchtbaren Frauen. Sie sorgen für unsere weiblichen Kurven und schönen Brüste. Willkommen im Land von **Aphrodite** und **Venus,** den Göttinnen der Liebe, der Schönheit und der sinnlichen Begierde. In der Antike wurden sie verehrt als Schutzherrinnen der Sexualität und Fortpflanzung, die das Fortbestehen der Natur und die menschliche Nachkommenschaft sicherten.

Wir Frauen verdanken dem Östrogen unsere äußeren Zeichen von Weiblichkeit und auch unsere Sinnlichkeit, es hat auf die Haut und die Schleimhäute einen stabilisierenden Einfluss, es entfacht unsere Libido und sorgt dafür, dass wir uns Kinder wünschen. Im Inneren wirkt es stimmungsaufhellend und lässt uns fokussiert bei einer Aufgabe bleiben. Östrogen ist ein natürliches Antidepressivum, denn es sorgt dafür, dass Serotonin – eines unserer »Glückshormone« – ausreichend zur Verfügung steht, was Auswirkungen auf unseren Schlaf, unseren Appetit und unsere Stimmung hat. Ist genug Serotonin vorhanden, hat dies eine Art »Pförtner-Funktion« für die anderen Neurotransmitter im Gehirn.

Östrogen ist das Hormon, das die erste Zyklushälfte anführt. Es baut die Gebärmutterschleimhaut auf, damit sich eine befruchtete Eizelle einnisten kann und Schutz für das Wachstum des Fötus findet. Zusammen mit Progesteron sorgt es im Fall einer Empfängnis dafür, dass die Schleimhaut weiter verdickt wird, die Einnistung reibungslos erfolgt und die Schwangerschaft aufrechterhalten wird. Kommt es zu keiner Empfängnis, wird die aufgebaute Schleimhaut im Durchschnitt alle 28 Tage durch die eintretende Menstruation abgestoßen.

Östrogene und **Progesteron** hängen in ihrer Wirkungsweise eng zusammen und bedingen sich gegenseitig. Sie sind im besten Falle das *»Dream-Team«* im weiblichen Hormonkarussell. Die beiden haben entgegengesetzte, aber stark ineinandergreifende Wirkungen: Östrogen »prescht« aktiv vor, baut Schleimhaut auf – Progesteron kontrolliert diese Prozesse, indem es das Wachstum der Schleimhaut stoppt und diese stabilisiert, also eher für eine gute Qualität und für eine ordentliche Ausscheidung sorgt sowie den Ablauf der Menstruation reguliert. Die Brust lässt Östrogen wachsen, während Progesteron verhindert, dass sich schmerzhafte Zysten darin ausbilden. Östrogen sorgt für Wasser- und Salzbindung im Körper – Progesteron wirkt dabei als ein natürliches Diuretikum. Die meisten Frauen werden sich dieses Umstandes bewusst, wenn mit Einsetzen der Menstruation zu ihrer Erleichterung die Wassereinlagerungen im Körper ausgeschieden werden. Im Bereich der Rezeptoren geht das Wechselspiel der beiden Hormone so: Östrogen bildet Progesteronrezeptoren, Progesteron blockiert die Östrogenrezeptoren und dämmt damit eine überschießende Östrogenwirkung im Körper ein.

Zwei, die nicht ohne einander können! Sind Östrogen und Progesteron im Gleichgewicht, funktioniert ihr rhythmischer Wechsel und laufen die empfindlichen und störungsanfälligen hormonellen Systeme synchron, dann ist alles in Butter: Wir haben eine Haut, die ausreichend Feuchtigkeit besitzt, sich glatt anfühlt und genügend Kollagen aufweist, unsere Gefäße enthalten keine arteriosklerotischen Plaques und Thromben. Wir haben starke, belastbare, aber auch biegsame Knochen und fühlen uns feminin, sinnlich. Unsere Stimmung ist stabil. Die Libido ist stark, wir erleben intensive Orgasmen, und Unterleibsbeschwerden durch Myome oder Endometriose sind deutlich reduziert.

Das Verhältnis von Östrogen zu Progesteron ist perfekt. Dennoch sind es die beiden Hormone, die in der Prä- und Postmenopause für Wirbel und Beschwerden sorgen und andere Hormonsysteme im Körper in Mitleidenschaft ziehen (z. B. die Schilddrüse), insbesondere, wenn Östrogen seine **dominante Rolle** ausspielt. Wie das Verhältnis dieser beiden enorm wichtigen weiblichen Hormone im Körper ist, kann man mit einem Speicheltest, am besten am 21. Zyklustag, feststellen. Normal ist ein Wert Östradiol zu Progesteron von 100 : 500, im besten Fall 100 : 300.

Östrogen ist der Überbegriff dreier Hormone, die folgende Rollen im weiblichen Organismus übernehmen:

Östron (Estron, E1) macht 10 % der Östrogene aus und wird in den Eierstöcken gebildet. Der Anteil im Körper erhöht sich in der Postmenopause.

Östradiol (17β-Estradiol, E2) macht 80 % der Östrogene aus und wird in den Eierstöcken gebildet. Es ist das Sexualhormon der fruchtbaren Frau.
Östriol (Estriol, E3) macht wie Östron ca. 10 % der Östrogene aus. In der Schwangerschaft wird es vermehrt gebildet. Die Plazenta übernimmt in der Schwangerschaft Anteile an der Östrogenproduktion.
Einmal synthetisierte Hormone müssen irgendwann wieder abgebaut werden. Dabei hat die Leber einen fulminanten Auftritt, der für Lachen oder Weinen sorgt – wie ich hier noch ausführen werde. Gerade im Östrogenstoffwechsel kommt es leicht zu Turbulenzen, was fatale Folgen für die weibliche Gesundheit haben kann. Östrogen kann aufgrund verschiedener Ursachen im **Übermaß** vorhanden sein, aber es kann gleichzeitig auch altersbedingt infolge der nachlassenden Ovarfunktion bereits in der Perimenopause (dem Alter zwischen 35 und 50 Jahren, wenn die natürliche Hormonproduktion der reproduktiven Organe nachlässt und Hormonschwankungen häufiger vorkommen) ein **Östrogenmangel** vorliegen. Das scheint ein Paradox zu sein, ist aber in der Praxis keine Seltenheit.

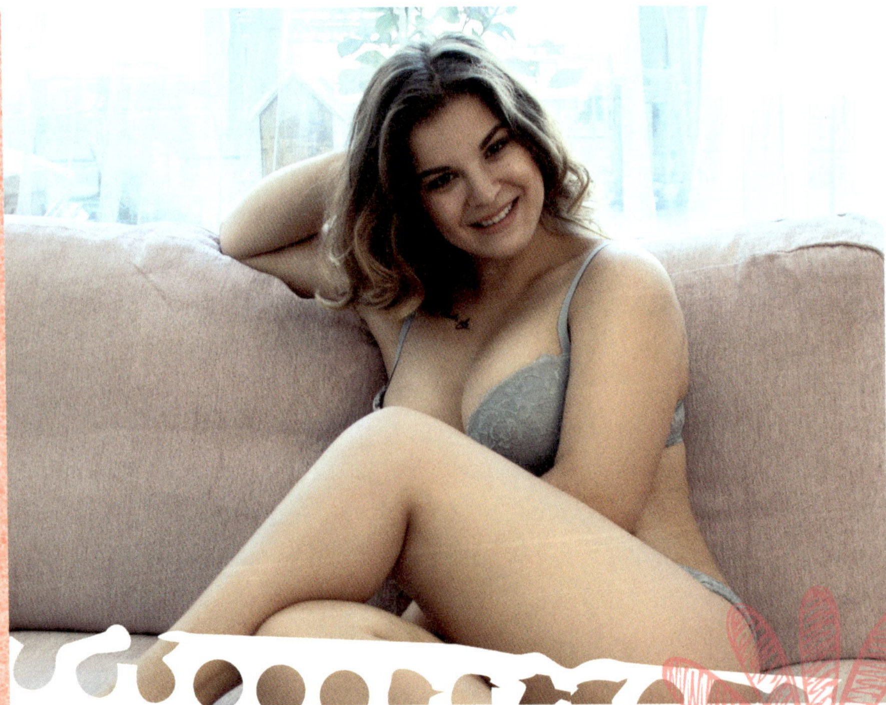

Gründe für einen Östrogenüberschuss:

- Perimenopause mit schwindender Aktivität der Eierstöcke: Vor der letzten Periode laufen die Eierstöcke – ohne dass man bis heute weiß, weshalb – noch einmal zu Höchstform auf und produzieren bis zu der doppelten Menge Östradiol wie im Menstruationszyklus einer 20-Jährigen.
- Verbindung von Cortisol und Östrogendominanz: Wird durch Stress zu viel Cortisol ins Blut ausgeschüttet, blockiert das Cortisol die Progesteronrezeptoren. Dies führt zu einem funktionellen Progesteronmangel und einem Übermaß an Östrogen.
- Fremdöstrogene/Xenoöstrogene: Diese Stoffe verhalten sich wie ungeladene Gäste auf einer Party. Ca. 800 hormonähnliche Stoffe gaukeln dem Körper vor, sie seien Hormone, binden an die Rezeptoren und lösen z. B. im Fall des Xenoöstrogens ein vermehrtes Brustwachstum aus, andere blockieren hormonelle Aufgaben, verlangsamen den Knochenstoffwechsel. Zu solchen hormonähnlichen, östrogenwirksamen Stoffen gehören Flammschutzmittel (polybromierte Biphenyle/PBB), Bisphenol A (BPA), ein Weichmacher in Kunststoffen und in der Auskleidung von Konservendosen, und Diethylhexylphthalat (DEHP), ein industrieller Weichmacher, der in PVC-Böden, Nagellacken, Shampoos, Duschvorhängen und medizinischen Geräten wie Infusionsbeuteln vorkommt, die Östradiolbildung im Ovar blockiert und die Follikelreifung verhindert.
- Fettleibigkeit und Gewichtszunahme: Der Östrogenspiegel liegt bei übergewichtigen Frauen bis zu 50–100 mal höher als bei schlanken Frauen, denn Fettzellen produzieren Östrogene.
- Ernährung: Rotes Fleisch, vor allem aus konventioneller Tierhaltung, und raffinierte Kohlenhydrate sowie Alkohol erhöhen den Östrogenspiegel und verlangsamen die Fettverbrennung.
- Nährstoffmangel: Z. B. ein zu niedriger Magnesiumspiegel geht sowohl in den fruchtbaren wie in den Wechseljahren mit einem hohen Östrogenspiegel einher.
- Quecksilber: In Fisch, in Maissirup, in Pflanzenschutzmitteln und in Amalgamfüllungen findet sich das Metall, das wie Fremdöstrogene wirkt und die Östrogenrezeptoren blockiert.

Die Leber muss alles anfallende Östrogen im Körper verstoffwechseln, damit es ausgeschieden werden kann – dies geschieht in zwei Phasen:
Die Leber metabolisiert in der ersten Phase über 4 verschiedene Östrogenverbindungen. Dabei entstehen durch Hydroxylierung sowohl »brave« als auch »ungezogene« Östrogenmetaboliten:

- Östradiol → 2-OH-Östradiol **(schützend)** → 2-Methoxy-Östradiol **(antiproliferativ)**
- Östron → 2-OH-Östron **(schützend)** → 2-Methoxy-Östron **(schützend)**
- Östron → 16α-OH-Östron **(kanzerogenes und aktives Östrogen)** → Östriol **(aktives Östrogen)**
- Östron → 4-OH-Östron **(kanzerogenes und aktives Östrogen)** → 4-Methoxy-Östron **(sicheres Östrogen)**

Gibt es eine Störung in Phase 1, führt dies dazu, dass zu viel Östrogen im Blut kursiert und bei Frauen Brust-, Gebärmutter- oder Gebämutterhalskrebs ausgelöst werden können.
In der zweiten Phase – der **Konjugation** – werden Östradiol und Östron an die körpereigene Glucuronsäure gebunden. Dadurch können sie erfolgreich über Galle, Darm und Niere ausgeschieden werden – weg mit dem verbrauchten Östrogen!
Kommt es bei der Konjugation zu einer Störung, führt dies dazu, dass zwar Östrogen ausgeschieden wird, aber nicht in ausreichender Menge. Im Blut verbleibt und zirkuliert zu viel Östrogen – wie auf einer überfüllten Autobahn. Die Folge ist ein Östrogenüberschuss und eine außer Kontrolle geratene Regulation des Östrogenspiegels.

Ein Östrogenüberschuss muss keiner bleiben. Es gibt wirkungsvolle und zu Erfolg führende Möglichkeiten, ihm zu begegnen und wieder Chefin im eigenen Hormonhaushalt zu werden:

- Reduzierung des Alkoholverzehrs – maximal 2 Gläser Wein pro Woche
- Gewichtsabnahme – ein Body-Mass-Index (BMI) von 21–25 ist optimal
- Reduzierung von Kaffee und anderen koffeinhaltigen Getränken beeinflusst neben dem Östrogen auch den Cortisolspiegel positiv.

- Nachtruhe um 22 Uhr erhöht das Melatonin, was den Östrogenspiegel senkt.
- Regelmäßiger Sport sorgt dafür, dass vermehrt das »gute Östrogen« gebildet wird, was das Brustkrebsrisiko verringert.
- Vermeidung von Fremdöstrogenen – keine Konservennahrung, kein quecksilberbelasteter Fisch, sondern Lebensmittel aus biologischer Landwirtschaft und natürliche Kosmetika und Hautpflegeprodukte. Umweltbelastungen wahrzunehmen und zu reduzieren ist wichtig – diese komplett auszuschalten, ist eher ein frommer Wunsch.

Weitere wichtige Ernährungsmaßnahmen:
- 500 Gramm Gemüse täglich reduziert nachweislich ein Übermaß an Östrogen.
- Di-Indolmethan (DMI) in einer täglichen Dosis von 200 mg (eine höhere Dosis ist unwirksam) fördert effektiv die Bildung der 2-Hydroxylase, eines Enzyms, das verstärkt die »guten« Östrogenmetaboliten (2-OH-Östron und 2-OH-Östradiol) bildet.
- Einschränkung des Verzehrs von Milchprodukten (insbesondere nach der Menopause) und rotem Fleisch aus konventioneller Landwirtschaft – wenn Fleisch, dann aus biologischer Weidehaltung und in geringer Menge
- Verzehr von Pflaumen – sie senken nachgewiesenermaßen das »ungezogene« 16α-OH-Östron.
- Ballaststoffe senken einen Östrogenüberschuss – empfehlenswert sind 35–45 Gramm/Tag.

Ein Östrogenüberschuss kann zwei unterschiedlichen Mechanismen unterliegen:
- Hoher Östrogenspiegel bei einem normalen Progesteronspiegel:
  Dieser Fall trifft häufig bei übergewichtigen Frauen sowie bei hoher Fremdöstrogenbelastung auf. Der Körper produziert aus den Fettzellen eine große Menge an Östrogen, durch die Fremdöstrogene nimmt die Konzentration im Blut noch weiter zu.

› Hoher Östrogenspiegel bei gleichzeitig niedrigem Progesteronspiegel: Dies ist die eigentliche Östrogendominanz und kommt häufiger als Variante 1 vor. Das hängt damit zusammen, dass ab einem Alter von 35 bereits weniger reife Eizellen zur Verfügung gestellt werden und die natürliche Progesteronproduktion abnimmt.

Zum Abschluss dieses Kapitels können Sie anhand zweier Fragebögen herausfinden, ob Sie unter einem Überschuss oder einem Mangel an Östrogen leiden oder ggf. sogar beides gleichzeitig ein Thema für Sie ist. Ihnen wird dadurch klarer, ob Sie sich in eine weiterführende Diagnostik begeben und Maßnahmen für eine bessere Gesundheit ergreifen sollten. Beantworten Sie bitte die Fragen in Bezug auf die letzten 6 Monate. Kreuzen Sie alle Fragen, die Sie bejahen können, an, und addieren Sie Ihre Antworten separat pro Fragebogen.

Nr. 1

- ☐ Haben Sie Schwierigkeiten mit Ihrer Galle? Wurde Ihre Gallenblase operativ entfernt?
- ☐ Leiden Sie unter Endometriose oder schmerzhaften Periodenblutungen?
- ☐ Sind bei Ihnen Myome diagnostiziert worden?
- ☐ Haben Sie einen auffälligen PAP-Befund (Papillomavireninfektion bzw. Gewebeveränderungen dadurch)?
- ☐ Haben Sie starke Monatsblutungen oder postmenopausale Blutungen?
- ☐ Tragen Sie ein größeres BH-Körbchen als vor einem Jahr? Leiden Sie an schmerzempfindlichen Brüsten?
- ☐ Bemerken Sie in letzter Zeit eine schnelle Gewichtszunahme, insbesondere an den Hüften und am Gesäß?
- ☐ Haben Sie Schwellungen und/oder Wassereinlagerungen? Leiden Sie unter einem Völlegefühl?
- ☐ Haben Sie Schlafstörungen?
- ☐ Leiden Sie in letzter Zeit häufiger unter Migräne und/oder anderen Kopfschmerzen?
- ☐ Erleben Sie öfter Denkstörungen und/oder haben ein Gefühl, wie »benebelt« zu sein?

- ☐ Können Sie wegen der kleinsten Dinge anfangen zu weinen und haben grundsätzlich eine eher weinerliche Stimmung?
- ☐ Leiden Sie unter Stimmungsschwankungen, dem prämenstruellen Syndrom, Depressionen und/oder einer leichten Reizbarkeit, sind emotional unausgeglichen?
- ☐ Haben Sie kleinere Zusammenbrüche und/oder Ängste?
- ☐ Werden Sie häufig plötzlich rot im Gesicht und/oder haben eine diagnostizierte Rosacea?

Nr. 2

- ☐ Haben Sie schmerzende Gelenke und/oder fühlen Sie sich manchmal schon wie eine Greisin?
- ☐ Haben Sie Falten – und keine Creme kommt mehr dagegen an?
- ☐ Sehen Sie an sich vermehrt offenkundige Schäden durch die Sonne, vor allem auf dem Dekolleté, im Gesicht und an den Schultern?
- ☐ Haben Sie hängende Brüste bekommen, die an Umfang abgenommen haben?
- ☐ Ist Ihr Gedächtnis schlechter geworden? (Sie gehen in ein Zimmer, um dort etwas zu erledigen, und wissen dann nicht mehr, was es war. Oder Sie wissen mitten im Satz nicht mehr, was Sie eigentlich sagen wollten.)
- ☐ Sind sie psychisch labiler geworden – insbesondere im Vergleich zu vor 10 Jahren?
- ☐ Leiden Sie an Depressionen und/oder Ängsten und/oder Trägheit? Auch unter einer leichteren Form, der sogenannten Dysthymie, die aber länger als 2 Wochen anhalten kann?
- ☐ Schwitzen Sie nachts, und leiden Sie unter Hitzewallungen?
- ☐ Haben Sie Probleme mit dem Schlafen, wachen Sie mitten in der Nacht auf?
- ☐ Haben Sie keine Lust mehr auf Sport?
- ☐ Ist Ihre Libido geringer geworden oder gar verschwunden? Hat sie über die Jahre immer mehr nachgelassen?
- ☐ Haben Sie Schmerzen beim Geschlechtsverkehr?

- ☐ Leiden Sie unter einer trockenen Scheide und/oder Reizungen und/oder dem Verlust des Empfindungsvermögens (als ob mehrere Stofflagen zwischen Ihnen und dem Orgasmus lägen)?
- ☐ Sind Sie blaseninkontinent oder haben eine Blasenschwäche?
- ☐ Leiden Sie häufiger unter Blaseninfektionen?
- ☐ Haben Sie Osteoporose?
- ☐ Haben Sie trockene Augen, einen trockenen Mund und/oder eine trockene Klitoris? Ist es, als würde Feuchtigkeit fehlen?
- ☐ Verletzen Sie sich schneller und/oder haben neuere Verletzungen, insbesondere an den Handgelenken und/oder Schultern, am Rücken und/oder an den Knien?

Auswertung Nr. 1:

Bei bis zu drei angekreuzten Antworten sollten Sie sich mit dem Thema Östrogenüberschuss auseinandersetzen, ggf. mit Ihrem Gynäkologen und/oder Therapeuten ein Gespräch führen, um herausfinden, ob eine Blutwertanalyse bereits sinnvoll ist.

Bei vier und mehr Kreuzen haben Sie mit hoher Wahrscheinlichkeit einen gesteigerten Östrogenanteil im Körper. Eine sogenannte Östrogendominanz tritt sehr häufig (ca. bei 80 % der Frauen) über 35 Jahren auf. Hierbei kommen nicht nur die körpereigenen Östrogene zum Tragen, auch spiegeln sich im Ergebnis häufig Fremd- oder Xenoöstrogene wider, die wir von außen aufnehmen mit der Nahrung, durch zu viel Kontakt mit Plastik und durch das Trinkwasser, das von den Kläranlagen nicht von den Hormonpräparaten wie der »Pille« gereinigt wird. Zudem spielt hier die Leberleistung eine erhebliche Rolle – wie bereits aufgezeigt, muss die Leber die Östrogene umbauen, damit die Galle und der Darm die verbrauchten Östrogene ausscheiden können. Eine Blutwertanalyse Ihrer Sexualhormone liefert weitere Erkenntnisse.

Auswertung Nr. 2:
Hier geht es um einen **Mangel an Östrogenen.**
Bei bis zu fünf Kreuzen sollten Sie sich mit der Thematik Östrogenmangel in Abhängigkeit von Ihrem Alter beschäftigen. Befinden Sie sich in einem Alter zwischen 35 und 50 Jahren, hat der natürliche Prozess einer geringeren Hormonsynthese und einer abgeschwächten Ovarialfunktion bereits begonnen.
Haben Sie mehr als fünf angekreuzte Antworten, leiden Sie mit hoher Wahrscheinlichkeit an einem Östrogenmangel mit allen Auswirkungen auf den Körper, den Geist und die Seele. Dieser kann auch, wie erwähnt, mit einem Östrogenüberschuss einhergehen. Sie sollten ein Gespräch mit dem Arzt oder Heilpraktiker Ihres Vertrauens führen, um weitere Maßnahmen und ggf. eine weiterführende Diagnostik einzuleiten.

An dieser Stelle möchte ich einige Worte über den aktuellen Stand der Hormonsubstitution verlieren – ist doch die Substitution von Östrogenen in jedem Lebensalter der Frau eine wichtige Option, sei es bereits mit Eintritt der Geschlechtsreife zur Verhütung von ungewollten Schwangerschaften oder mit Beginn der Menopause, wo ein **Ersatz bzw. eine Substitution von Hormonen** aufgrund von mannigfachen Befindlichkeitsstörungen und Symptomen üblich ist.
Hier gilt es, wichtige Unterscheidungen zu machen und sich auch umfassend zu informieren. Wenn es um den Einsatz von synthetischen Hormonen im Bereich der Sexualhormone geht, betreten wir ein deutlich explosiveres Terrain, als das beim sehr weit verbreiteten chemisch-synthetischen Ersatz von Schilddrüsenhormonen mit L-Thyroxin der Fall ist. Synthetische Östrogene (Anti-Baby-Pille, Hormonspirale) wie z. B. Ethinylestradiol (EE), wie es vorwiegend in oralen hormonellen Kontrazeptiva vorkommt, haben eine immense Wirksamkeit, höhere Risikoprofile und bewirken eine hohe Belastung der Leber. Negative gesundheitliche Auswirkungen sind in der Praxis häufig, insbesondere bei den oralen Kontrazeptiva. Eine große Studie zur Hormonersatztherapie (HRT) mit oralen Östrogenen und Gestagenen wurde 2002 abgebrochen, weil die Wissenschaftler und Mediziner erkennen

mussten, dass viele Frauen durch die HRT in eine Brustkrebserkrankung getrieben worden waren. Dadurch fand ein Umdenkprozess statt.

Bis dahin war eine sogenannte **pharmakologische HRT** eingesetzt worden, bestehend aus oralen Östrogen- und synthetischen Gestagengaben. Die Östrogengaben mussten über die Leber verstoffwechselt werden und belasteten diese sehr. Die Nutzeffekte der unphysiologischen Gestagenderivate, sogenannte Progestagene (Medroxyprogesteronacetat, Dydrogeston oder Norethisteronacetat), wurden durch ein erhöhtes Krebsrisiko und massive Nebenwirkungen wie Embolien, Thrombosen und Herzinfarkte aufgehoben. Es fand eine Reform der Hormonersatztherapie statt: Aus der pharmakologischen HRT wurde eine physiologische, substitutive HRT, die darauf setzt, bioidentische Hormone zu verabreichen, z. B. das körpereigene 17β-Estradiol mit seinem physiologischen Wirkprofil. Hierfür stehen mikronisiertes Estradiol und Estradiolvalerat zur Verfügung. Auch tier- bzw. pflanzenphysiologische, »konjugierte« Östrogene, die vorwiegend aus Estron und Estronsulfat bestehen, sind auf dem Markt. Die erste Wahl ist aber das physiologische 17β-Estradiol. Um die erste Leberpassage zu vermeiden, ist man zu einer transdermalen Gabe übergegangen, also über die Haut als Pflaster, Gel oder Creme. Diese Methode ist risikoarm und effektiv, gleichzeitig bietet sie eine gute Dosisvariabilität. Die transdermale hat die orale Östrogengabe abgelöst und kommt mit niedrigeren Dosen aus. Zudem ist die transdermale Gabe bei Risikopersonen wie Raucherinnen und übergewichtigen Frauen besser möglich, bei denen es mit der klassischen HRT vermehrt zu Nebenwirkungen kam.[13]

Allgemein von Bedeutung bei substitutiven Gaben und insbesondere bei den enorm wichtigen Sexualhormonen Östrogen und Progesteron ist der **Zeitpunkt** des Beginns. Eine **hormonelle Prävention** sollte mit Auftreten eines **Östrogenmangels** einsetzen, um die Latenzzeit bis zu einem vollständigen Versiegen der Hormonproduktion zu nutzen. So können spätere klinische Manifestationen wie Osteoporose wirklich präventiv angegangen und schwere Schäden durch eine kluge Hormonstrategie vermieden werden. Frauen brauchen für eine Gesunderhaltung, solange es geht, physiologische

13 Zu den Progesterongaben führe ich Weiteres im nächsten Kapitel aus.

Östrogene. Wann am besten mit der Substitution begonnen wird, sollte in einem vertrauensvollen Team aus Arzt/Heilpraktiker und Patientin individuell entschieden werden.
Hierbei ist es wichtig, die verschiedenen hormonellen Geschehen im weiblichen Körper zu unterscheiden und sich bewusst zu machen. Mit dem Eintreten der Menopause kommt es noch nicht zum vollständigen Versiegen der hormonellen Ausschüttung aus dem Ovar. Die Ovarien leisten immer noch eine gewisse Basissekretion von Östrogenen und Androgenen. Ab und zu kommen auch, gerade in der letzten Zeit der Perimenopause, Östrogenspitzenproduktionen vor. Diese Schwankungen führen zusammen mit einer deutlich verminderten Progesteronsekretion (Spitzen wie beim Östrogen kennt man beim Progesteron nicht) zu uterinen Blutungen – auch bei eingetretener Menopause – und Hyperplasien des Endometriums (starkem Schleimhautaufbau) sowie zu Entartungen.
Es gibt die »zweiten Wechseljahre« spät nach der eigentlichen Menopause. Sie finden um das 68. Lebensjahr statt und gehen einher mit der völligen Einstellung der Östrogen- und Androgensekretion, also auch der notwendigen Präkursorenbereitstellung, zu denen z. B. das Pregnenolon gehört. Diese zweiten Wechseljahre können erneut klimakterische Beschwerden hervorrufen.

Liebe Frauen, ich lege Ihnen wirklich ans Herz, sich um Ihren Östrogenhaushalt zu kümmern und diesem Hormon besondere Aufmerksamkeit zu schenken – bitte schon vor Beginn der Menopause! Sie werden belohnt werden mit einem Leben in Gesundheit und Bewegung!

Progesteron – Let's chill, Ladies!

Dieses Hormon ist ein Segen für uns Frauen und für unser Umfeld – zumindest, solange es in ausreichender Menge im Körper verfügbar ist und das Wechselspiel insbesondere mit den Östrogenen im Gleichgewicht funktioniert. Es ist ein sehr empfindliches Gleichgewicht, das leicht gestört werden kann.

Progesteron besänftigt, beruhigt, nimmt uns unsere Ängste, lässt uns uns entspannen, reduziert Stress und stellt die Basis unserer weiblichen Ausstrahlung und Kraft dar. Niemand kommt gut mit launischen, wütenden, völlig gestressten Frauen zurecht und umgibt sich gern mit ihnen – auch wir selbst nicht. Progesteron ist das Hormon, das uns runterkommen, die Welt wieder etwas rosiger sehen und letztlich wieder zur Muse und Inspirationsquelle werden lässt. Wir fühlen uns wohl und ausgeglichen.

Sehr lange war man der Meinung, dass **Progesteron** ausschließlich eine Wirkung als Sexualhormon besitzt, die sich auf die reproduktiven Eigenschaften des Uterus und der Brüste beschränkt. Eingesetzt wurde es zur Aufrechterhaltung von Schwangerschaften und zur Prophylaxe von Gebärmutterhalskrebs. Dies wandelte sich, als entdeckt wurde, dass Progesteron außer in den Gonaden auch in den Nebennieren und im peripheren sowie im zentralen Nervensystem gebildet wird. Progesteron ist also auch ein **Neurosteroid.** Mit seinen Wirkungen auf das Herz, die Gefäße, die Knochen, das Gehirn und das gesamte Nervensystem hat Progesteron sowohl für uns Frauen als auch für die Männer einen nicht zu unterschätzenden Einfluss auf die Erhaltung unserer Gesundheit und auf ein Altern ohne Gebrechen.

Aufgaben als Sexualhormon:

› Progesteron ist das Hormon der zweiten Zyklushälfte, das die durch das Östradiol in der ersten Zyklushälfte proliferierte Gebärmutterschleimhaut differenziert und vom Wachsen in die Reifung und Stabilisierung bringt. Es wirkt in Brust und Gebärmutter als Antagonist zu den Östrogenen. Das sensibel modulierte Verhältnis dieser beiden Hormone erschafft die Rhythmik des Menstruationszyklus, den wippenartigen Auf- und Abbau der beiden Zyklusphasen.

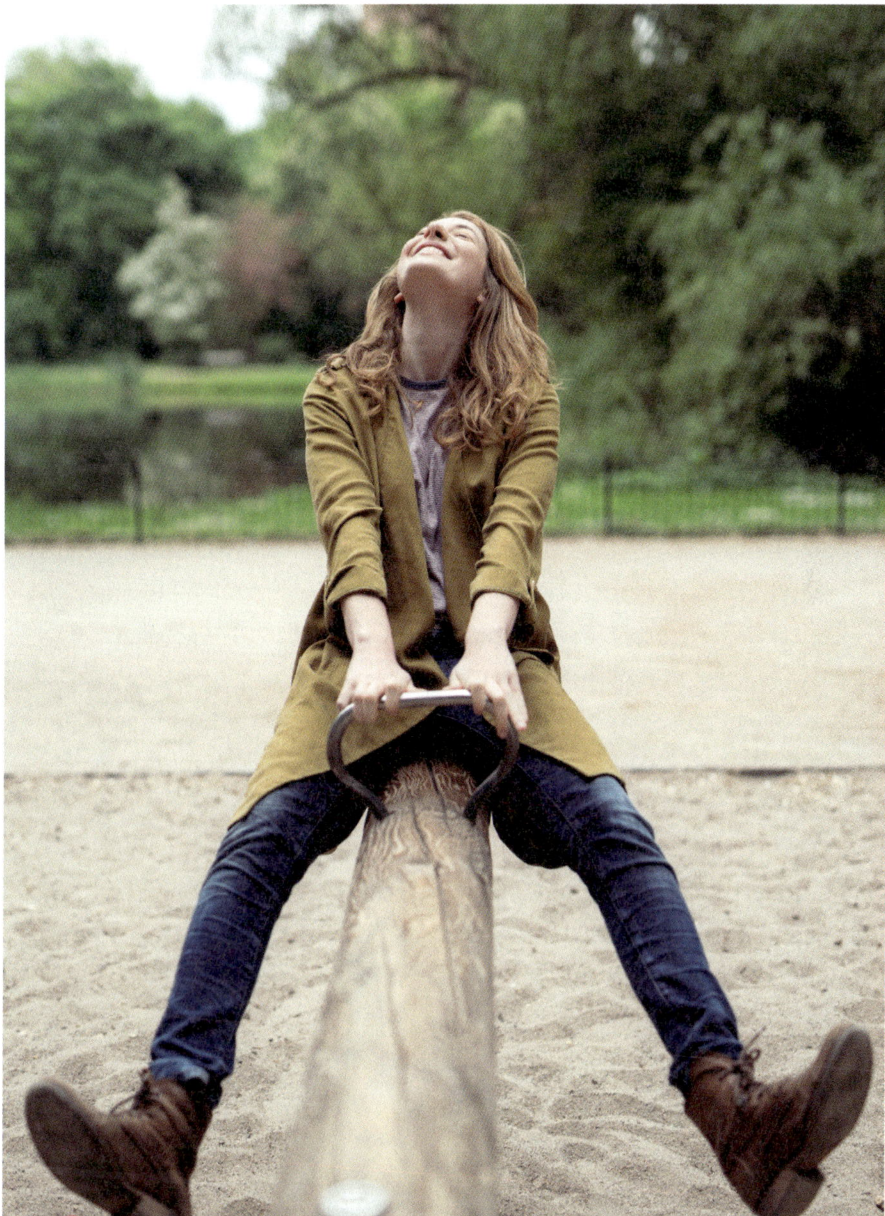

- Progesteron ist das wichtigste Hormon für die Einnistung der befruchteten Eizelle und wird in der Schwangerschaft von der Plazenta gebildet. Es unterstützt den Fötus in seiner Entwicklung und bereitet die Brustdrüsen auf die Milchproduktion und das Stillen vor. In der zweiten Hälfte der Schwangerschaft stimuliert Progesteron die $GABA_A$-Rezeptoren, was sich körperlich auswirkt wie eine Valiumeinnahme. GABA, die Gamma-Amino-Buttersäure (sie wird mithilfe des Enzyms Glutamat-Decarboxylase (GAD) aus Glutamat hergestellt), ist der wichtigste inhibitorische (hemmende) Neurotransmitter im zentralen Nervensystem und wirkt sedierend, beruhigend, angstlösend und trägt zu einer besseren Stressverarbeitung bei. Daran sind vor allem die aus Progesteron entstehenden Metaboliten Dihydroprogesteron und Allopregnanolon beteiligt. Allopregnanolon wird derzeit als wirksame Basis neuer Medikamente gegen Angststörungen mit weniger unerwünschten Nebenwirkungen weiter erforscht, denn es dämpft die neuronale Erregbarkeit.

Systemische Progesteronaufgaben zum Schutz unserer Gesundheit:

- Progesteron ist die wichtigste Ausgangssubstanz (Präkursor) für die Mineral- und Cortikosteroide und hat damit Einfluss auf die Blutdruckregulierung und übernimmt steuernde Funktionen im Wasserhaushalt, verhindert z. B. Wassereinlagerungen und Ödeme.
- Es aktiviert verschiedene Immunfunktionen und senkt Krebsrisikofaktoren, die sich genetisch in Form von Tumormarkern abbilden lassen (z. B. COX-2, P53, NFkB, BCL-2 u. a.)
- Bei den Gefäßen wirkt es auf die Endothelien (Gefäßinnenwände) antiarteriosklerotisch und moduliert den Tonus (die Gefäßwandspannung). Progesteron wirkt antispastisch auf ein Gefäß unter Belastung – in der Praxis kann das einen Gefäßverschluss wie bei Herzinfarkt und Schlaganfall verhindern.
- Nach Dr. Alexander Römmler regt Progesteron die Bildung neuer Knochennester aus ossären Stammzellen an und bewirkt deren Differenzierung zu knochenaufbauenden Zellen (Osteoblasten). Dieser Prozess ist wohl auch noch im höheren Alter auslösbar, was enorm positive

Auswirkungen bei Osteoporose hätte – insbesondere in der Perimenopause, Menopause und verstärkt noch in der Postmenopause und nach den zweiten Wechseljahren. Damit wirken nicht nur die Östrogene osteoprotektiv, auch das Progesteron senkt das Risiko einer Osteoporose.

› Auf die Haut hat Progesteron Schutzeffekte, da es den Kollagenumbau in Richtung Degradierung hemmt. Derzeit wird erforscht, welchen Einfluss Progesteron auf den Degradierungsprozess des weiblichen Genitals, des Knorpels (wichtig in Bezug auf Arthrose) und bei der Karzinommetastasierung hat.
› Progesteron und seine Metaboliten zeigen deutliche Erfolge bei der Neuroregeneration. Zum einen stimulieren sie das axonale Wachstum sowie die Synapsenbildung, zum anderen beschleunigen sie die Myelinisierung und Remyelinisierung im peripheren und im zentralen Nervensystem – sowohl unter physiologischen als auch unter pathologischen Bedingungen, was von großer Bedeutung bei einigen neurologischen Erkrankungen ist. Damit wirkt Progesteron auf zwei Weisen: regenerativ und protektiv. Dazu kommt noch ein weiterer hervorzuhebender Effekt des Progesterons wie seiner Metaboliten: Sie wirken antiinflammatorisch und antiödematös (als Antagonist zu Aldosteron) bei akuten Hirnverletzungen, Schädel-Hirn-Traumata, peripheren Nervenverletzungen, der diabetischen Polyneuropathie und degenerativen Nervenerkrankungen, die mit einer Entzündung wie bei der Multiplen Sklerose (MS) einhergehen. Bei psychischen und kognitiven Manifestationen (Morbus Alzheimer, Schizophrenie, Epilepsie) wirken Progesteron, Dihydroprogesteron und Allopregnanolon ebenfalls günstig.
› Der Einfluss von Progesteron auf einen gesunden Schlaf, ein gutes Ein- und Durchschlafen, ist indirekt. Es macht nicht schläfrig oder müde, was man bei Schwangeren sehen kann, die einen sehr hohen Progesteronspiegel haben, aber nicht den ganzen Tag müde sind. Vielmehr unterstützt es das Durchbrechen von gedanklichen Sorgenschleifen, innerer Unruhe und Angstszenarien sowie die Stressbewältigung. Progesteron kommt eine signifikante Bedeutung bei der Beruhigung und Besänftigung zu.

Die ausgleichenden Wirkungen auf Psyche, Affektivität, Kognition und auch auf den Schlaf werden vorwiegend durch die Progesteronmetaboliten auf die $GABA_A$-Rezeptoren im zentralen Nervensystem vermittelt. Eine transdermale oder vaginale Applikation zeigt keine ausreichende Wirkung, die orale Aufnahme des Progesterons ist die beste Option, zumal die Leberpassage hierbei gewünscht ist, um das Progesteron stärker zu verstoffwechseln. Insbesondere das Allopregnanolon und seine Wirkungen werden dadurch gefördert.

› Progesteron hat eine enge Beziehung zu den Schilddrüsenhormonen und unterstützt eine gute Schilddrüsenfunktion. Aufgrund dieses Zusammenhangs bewirkt ein Defizit an Schilddrüsenhormonen, z. B. bei einer Schilddrüsenunterfunktion, Probleme mit der Fertilität und der Menstruation. Eine träge Schilddrüse kann den Progesteronspiegel absenken, und ebenso macht ein niedriger Progesteronspiegel die Schilddrüse träge.
› Progesteron bewirkt systemisch eine Erhöhung der Körpertemperatur, es hat einen sogenannten thermogenetischen Effekt. Auch hier zeigt sich die Verbindung mit der Schilddrüse, deren Aufgabe unter vielen anderen die Körpertemperaturregelung ist.

Schwankungen des Hormons Progesteron verursachen in erster Linie das prämenstruelle Syndrom (PMS). Probleme mit dem Progesteron entstehen meist bei der Ovulation bzw. kurz im Anschluss. Hier bildet sich der *Corpus luteum* (Gelbkörper), der die Progesteronbildung in Gang bringt. Diese Phase im weiblichen Zyklus wird Lutealphase genannt und soll im Fall einer befruchteten Eizelle den Boden für eine Schwangerschaft bereiten.
Es wurde festgestellt, dass Frauen, die unter PMS leiden, eine gestörte Wechselwirkung zwischen Progesteron, GABA und Serotonin aufweisen. Wie bereits ausgeführt, reagiert der $GABA_A$-Rezeptor auf Progesteron, was aber beim PMS wohl nicht im gewünschten Maß – weder für Progesteron noch für andere Neurosteroide – funktioniert. Beim PMS klemmt der Schlüssel im Schloss, und die Tür kann sich nicht öffnen. Die Folge ist dann, dass das Progesteron in der Lutealphase nicht beruhigend, Stress reduzierend und

besänftigend wirken kann. Es kommt zu einem Östrogenüberschuss, die Wippe hängt auf einer Seite fest – Schlafstörungen, Wutausbrüche, Wassereinlagerungen, Kopfschmerzen bis hin zu Migräne, Zystenbildung in den Eierstöcken und den Brüsten und vor allem schmerzhafte Menstruationen sind die Auswirkung.
Anders als im Fall von Östrogen haben wir es also vorwiegend mit einem **Mangel** zu tun oder mit einer sogenannten **Progesteronresistenz,** bei der die Rezeptoren nicht reagieren und keine normale Hormonreaktionskette ausgelöst werden kann. Es handelt sich um einen funktionellen Progesteronmangel, da im Grunde ausreichend Hormone im Blut vorhanden sind, diese aber nicht ihre Funktion erfüllen können. In der Praxis heißt das: Die Blutanalyse zeigt einen physiologischen, normalen Wert an Hormonen, während verifizierbare Symptome eines Progesteronmangels festzustellen sind. In solch einem Fall wird Ihr Arzt Ihnen womöglich sagen, dass alles in Ordnung ist. Wichtig ist, gemäß Ihren Symptomen zu behandeln und Sie nicht unverrichteter Dinge nach Hause gehen zu lassen. Es muss etwas gegen diese Resistenzen unternommen werden, um sie rückgängig zu machen!

Gründe für einen **Progesteronmangel** können sein:

› altersbedingt nachlassende Eierstockfunktion in der Perimenopause (ab 35 Jahren) und in der Menopause, was sowohl die Östrogene als auch das Progesteron betrifft
› ein Lutealphasendefekt (eine grundsätzliche Schwäche der Eierstöcke, Progesteron zu bilden, die mit einem verkürzten Menstruationszyklus unter 24 Tagen einhergeht): Der Progesteronwert im Blutserum liegt am 21. Zyklustag unter 10 ng/ml.
› Anovulation, ein Ausbleiben des Eisprungs, der die Progesteronbildung auslöst, kann auch bei fruchtbaren Frauen auftreten.
› Stress (körperlicher und/oder psychischer, vor allem länger andauernder) bewirkt, dass zu viel Cortisol ausgeschüttet wird, das u. a. auch an die Progesteronrezeptoren bindet, das Progesteron blockiert und den wichtigen Präkursor Pregnenolon für die Synthese »stiehlt«.

- Bei einer Schilddrüsenunterfunktion bildet die Schilddrüse zu wenig T4 und T3, und das geht auch zulasten der Progesteronsynthese. Die Schilddrüsenhormone sorgen nämlich dafür, dass aus Cholesterin zuerst Pregnenolon und daraus Progesteron synthetisiert wird. Haben Sie einen Progesteronmangel, muss die Schilddrüse mehr leisten, um mehr Hormone ausschütten zu können – eine Schilddrüse, die eh schon am Rande ihrer Leistungsfähigkeit angelangt ist, erschöpft sich und verstärkt dadurch den Mangel an Progesteron.
- Ist die ausgeschüttete Prolaktinmenge zu hoch (infolge von Stress oder einem Prolaktinom), irritiert das in der Prä- oder Perimenopause die Eierstöcke, was zu einer verminderten Ausschüttung von Östrogen und Progesteron führt.

Die Symptome eines Progesteronmangels können sein:

- Brustspannen
- Wassereinlagerungen (Ödeme)
- schmerzhafte und unregelmäßige Menstruation
- PCOS (polyzystisches Ovarialsyndrom)
- PMS (prämenstruelles Syndrom)
- Unfruchtbarkeit
- Fehlgeburten
- Schlafstörungen
- innere Unruhe
- Wut und Aggression
- Gewichtszunahme
- Heißhunger
- Akne
- Blasenschwäche
- Osteoporose
- Schilddrüsenfehlfunktionen (dadurch ggf. Muskel- und Gelenkschmerzen)
- erhöhtes Risiko von Gebärmutter- und Brustkrebs

Der Ausgleich eines Progesteronmangels und das Anheben des Progesteronspiegels sind also das erklärte Ziel einer Behandlung. Hierbei sorgt immer noch für Verwirrung, dass man zwischen *natürlichem, bioidentischem, physiologischem* Progesteron und den sogenannten **Gestagenen (auch Progestane oder Progestine)** unterscheiden muss, wenn eine Progesteronsubstitution oder eine Hormonersatztherapie (HRT) durchgeführt werden soll. Es ist nicht jedem Arzt klar, der Gestagene verordnet, dass Präparate wie Provera® kein tatsächliches, physiologisches Progesteron enthalten. Hier gibt es noch großen Aufklärungsbedarf. Und Sie sollten aktiv nachfragen, welches Progesteron Ihnen verordnet wird.

Gestagene sind ein pharmakologisch patentierter Hormonersatz, der eine chemisch veränderte Struktur zum körpereigenen Progesteron aufweist. Sie werden synthetisch hergestellt und als »wirkungsidentisch« zu Progesteron vermarktet. Auch die Verordnung von Gestagenen wurde ab 2002 deutlich eingeschränkt, nachdem vermehrte Brustkrebserkrankungen bei Frauen festgestellt worden waren. Seither hat sich in der hormonellen Behandlung von Frauen viel verändert. Die Behandlung mit physiologischen Hormonen, wie bereits beim Östrogen beschrieben, wurde die präferierte Option.

Das physiologische Progesteron kann aus der wilden Yamswurzel *(Dioscorea villosa)* gewonnen werden. Dabei wird das enthaltene Diosgenin im Labor zu Progesteron synthetisiert – es ist also kein pflanzliches Mittel mehr, aber weist die körperidentische Molekularstruktur von Progesteron auf. Unser Körper kann diese Synthese leider nicht selbst durchführen. Solches Progesteron kann als bioidentisches Hormon sehr gut bei einem Progesteronmangel eingesetzt werden – in Deutschland haben wir u. a. das Produkt Utrogestan® zur oralen Einnahme. Cremes mit mikronisiertem Progesteron werden von Apotheken nach Verordnung gemischt. Es handelt sich um natürliches Progesteron, das aufgeschlossen – also mikronisiert – wird, um vom Körper besser aufgenommen und verstoffwechselt werden zu können.

Außer den körperidentischen Hormongaben, die transdermal, vaginal oder oral angewendet werden, kann mit bestimmten Maßnahmen auch die körpereigene Progesteronproduktion wieder angeregt werden:

- Antioxidantien wie Betakarotin, Vitamin E, Vitamin C. Bei Lutealphasendefekten hat man festgestellt, dass bereits nach 3 Monaten ein deutlicher Anstieg der Progesteronproduktion zu verzeichnen ist – also eine sehr gute Option.
- gezielte Aufnahme von Jod
- DHEA-Gabe als unterstützende Option
- Verzicht auf Kaffee und Alkohol
- Aus Studien weiß man, dass gute Verbindungen unter Frauen dazu führen, dass das Brutkrebsrisiko sinkt. Die Gemeinschaft mit anderen Frauen reduziert Stress, lässt uns zur Ruhe kommen – und den Progesteronspiegel steigen!
- Hormonyoga bzw. spezielle Hormondrüsenübungen zur Aktivierung und Anregung der Eierstöcke
- Phytotherapeutische Gaben wie z. B. Blasentang *(Fucus vesiculosus)*, Safran *(Crocus sativa)* und Mönchspfeffer *(Vitex agnus-castus)* steigern nachweislich den Progesteronspiegel und zeigen bei PMS, Schmerzen in der Brust und Unfruchtbarkeit Erfolge. In einer Studie der Stanford University wurden nach sechsmonatiger Einnahme von Mönchspfeffer 32 % der Probandinnen mit Progesteronmangel schwanger, bei der Placebogruppe waren es lediglich 10 %. Die Dosierung von Mönchspfeffer sollte zwischen 500 und 1000 mg/Tag liegen als Tinktur oder in Kapseln, z. B. Agnolyt® oder Agnucaston®. Die phytotherapeutischen Gaben zeigen in der Prä- und Perimenopause die besten Erfolge. Ab der Menopause kann man einen Behandlungsversuch unternehmen, muss aber ggf. zusätzlich auf die bioidentischen Hormongaben zurückgreifen. Die phythotherapeutischen Mittel sowie homöopathische Hormonpräparate sind in Apotheken frei verkäuflich – dennoch sollten Sie die Einnahme mit dem Heilpraktiker und/oder Arzt Ihres Vertrauens absprechen. Die bioidentischen Hormonverordnungen sind, wie alle Hormonpräparate, verschreibungspflichtig.

Finden Sie mit folgenden Fragen heraus, ob Sie einen **Progesteronmangel** oder eine **Progesteronresistenz** haben könnten. Beziehen Sie sich dabei auf den Zeitraum der letzten 6 Monate. Kreuzen Sie Zutreffendes an, und addieren Sie am Ende alle angekreuzten Antworten.

- ❑ Haben Sie mit zunehmendem Alter unregelmäßigere oder kürzere Menstruationszyklen?
- ❑ Leiden Sie an Unruhezuständen oder PMS?
- ❑ Haben Sie sehr starke oder schmerzhafte Menstruationsblutungen (Binde oder Tampon müssen alle 2 Stunden gewechselt werden), und benötigen Sie Schmerzmittel?
- ❑ Sind bei Ihnen Zysten in den Eierstöcken, in der Brust oder im Endometrium (Polypen) diagnostiziert worden?
- ❑ Leiden Sie unter Kopfschmerzen und/oder Migräne, die zyklusabhängig auftreten?
- ❑ Schmerzen Ihre Brüste und schwellen an?
- ❑ Verspüren Sie eine zunehmende Schwerfälligkeit oder schlechte Koordinationsfähigkeit?
- ❑ Sind Sie eingeschränkt fruchtbar oder unfruchtbar? Haben Sie über 1 Jahr lang ernsthaft versucht, schwanger zu werden – bzw. über 6 Monate, wenn Sie 35 Jahre und älter sind?
- ❑ Gab es bei Ihnen eine Fehlgeburt in den ersten 12 Wochen der Schwangerschaft?
- ❑ Leiden sie unter Schwellungen, insbesondere um die Fußknöchel und am Bauch und/oder an Flüssigkeitsansammlungen, was sich vor der Periode mit ca. 1,5 bis 2,5 Kilogramm mehr Gewicht auf der Waage zeigt?
- ❑ Ist Ihr Schlaf leicht zu stören?
- ❑ Sind Ihre Beine unruhig und/oder jucken – besonders nachts?

Auswertung:

Bei bis zu drei Kreuzen ist ein Progesteronmangel nicht auszuschließen. Kümmern Sie sich um diese Hormonschwankung – sprechen Sie mit Ihrem Arzt und/oder Heilpraktiker, und diskutieren Sie mögliche Maßnahmen, um den Progesteronmangel auszugleichen.

Bei vier und mehr Kreuzen haben Sie sehr wahrscheinlich einen zu niedrigen Progesteronspiegel. Lassen Sie bei Ihrem Arzt oder Heilpraktiker Ihren Spiegel untersuchen.

Der Blutwert sollte am 19.–21. Zyklustag über 10 ng/ml liegen, besser noch bei 15–25 ng/ml. Um einen optimalen Spiegel zu erreichen, müssen Sie individuell die passende Dosis und Anwendungsart herausfinden. Transdermale Applikationen erzielen bei menopausalen Beschwerden im Einzelfall gute Erfolge bei lokaler Anwendung, z. B. auf der Brust, und weisen keine Nebenwirkungen auf. Die nordamerikanische und die internationale Menopausegesellschaft merken an, dass es bei in Apotheken hergestellten bioidentischen Progesteroncremes und -gelen derzeit keine gesicherten Untersuchungsergebnisse bezüglich der Wirksamkeit und Risiken gibt. Um die systemischen Effekte von Progesteron zu erzielen, ist die transdermale Anwendung jedoch keinesfalls ausreichend. Hierzu muss auf die vaginale oder orale Gabe von bioidentischem Progesteron ausgewichen werden.
Zur Substitution kann in der Prä- bzw. Perimenopause die zyklusabhängige Progesterongabe abhängig von der Zykluslänge ca. vom 15. bis zum 26. Zyklustag erfolgen. In der Menopause ist eine tägliche Gabe über den gesamten Monat möglich. Wie beim Östrogen, sollte auch beim Progesteron die Frage sinnvoll gestellt werden, ab wann man mit Hormongaben beginnt – also nicht erst zur Substitution, sondern bereits in niedrigen Dosen zur Prävention, um ein kraftvolles, gesundes Altern zu bewerkstelligen.
Da optimale Hormongaben ein feines Händchen und meist eine gewisse Geduld erfordern, sei die wichtige Empfehlung hier erneut ausgesprochen: Suchen Sie sich Ihr Behandlerteam! In der Regel braucht es nicht nur einen Arzt oder einen Heilpraktiker bei dem enorm komplexen Thema Hormone. Achten Sie darauf, wer sich in Ihren Dienst stellt und Sie und Ihre Anliegen ernst nimmt. Oftmals verderben hingegen zu viele Köche den Brei – hören Sie auf Ihre innere Stimme und Intuition, um zu entscheiden, welche Personen Sie bestmöglich begleiten können. Trauen Sie sich – Sie spüren, mit wem es sinnvoll ist, den Weg zu Ihrem optimal arbeitenden Hormonsystem zusammen zu gehen. Das ist Ihre Chance für eine ganzheitlichere Frauenge-

sundheit. Ich weiß selbst, dass dies nicht einfach ist, da viele Informationen noch nicht flächendeckend verbreitet sind – ob bei Ärzten, Heilpraktikern oder Therapeuten. Aber es gibt wertvolle Hilfen, und wenn Sie Ihr Schicksal eigenverantwortlich und entschlossen in die Hand nehmen, werden Sie *Ihr* Team und *Ihren* Weg finden. Vergessen Sie hierbei nicht, dass noch nicht alle Zusammenhänge des Hormon-, des Nerven- und des Immunsystems abschließend geklärt sind und dass gerade bei ihrer Behandlung ein umfassender, sehr individueller Blick zur Lösung führt.

Kümmern Sie sich um ausreichend verfügbares und verwertbares Progesteron in Ihrem Körper – Progesteronschwankungen sind die zweithäufigsten Hormonschwankungen im Leben einer Frau über 35 Jahren! Nur das Alpha-Hormon Cortisol macht noch häufiger Ärger. Machen Sie dieses Thema zu Ihrer ganz persönlichen *Chefinnen*-Sache.

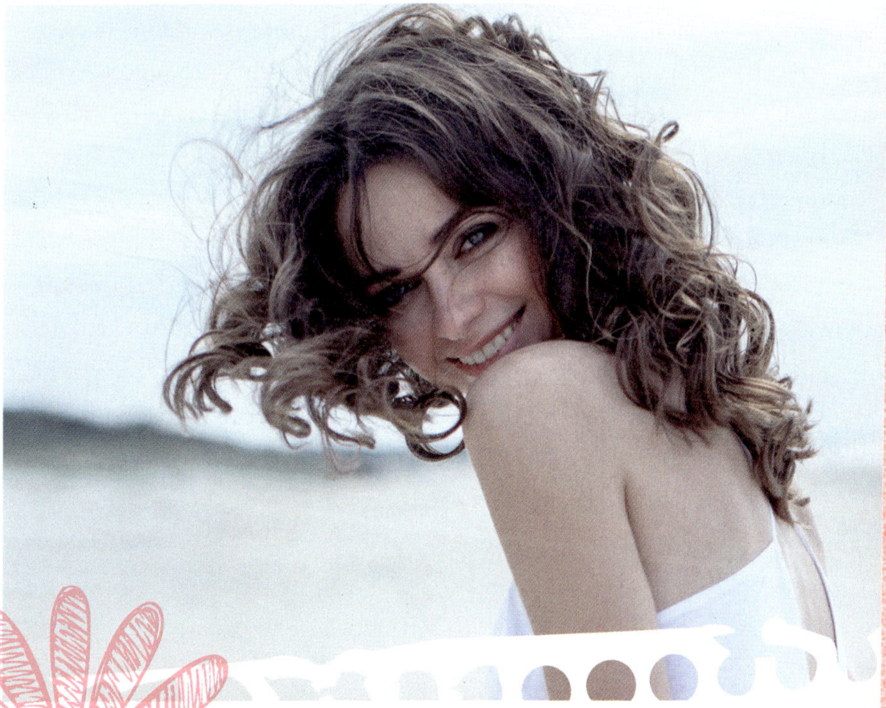

Testosteron – das Männliche in der Frau

Selbstverständlich haben und brauchen auch wir Frauen einen männlichen Teil in uns – genauso, wie Männer einen weiblichen Aspekt benötigen. **Testosteron** ist das Hormon aus der Gruppe der Androgene, das landläufig mit Männlichkeit, Muskelpaketen, der Liebe zu PS-starken Autos und Motorrädern und vor allem sexueller Power assoziiert wird. **Testosteron gilt als** das Hormon des Mannes, doch Frauen produzieren ebenfalls Testosteron, und bei beiden Geschlechtern ist es für die sexuelle Lust und Begierde verantwortlich. Vermutlich sind ein gesundes Selbstwertgefühl sowie das Empfinden, als Frau begehrenswert zu sein, der Menge an Testosteron im Blut geschuldet. Seine Ausschüttung teilt den erogenen Körperzonen der Frau mit, dass sie zum Geschlechtsverkehr bereit ist. Die Eierstöcke und die Nebennieren sezernieren neben wichtigen anderen Androgenen (DHEA, DHEA-S, Androstendion) **Testosteron.** Aus Testosteron und Androstendion werden mithilfe des Enzyms Aromatase Östradiol und Östron hergestellt. Frauen produzieren täglich ca. **250 µg Testosteron** – Männer das Zehn- bis Vierzigfache. Die Männlichkeit hängt also nicht von dem Vorhandensein des Hormons ab, sondern von dessen **Konzentration** im Blut. Mit Mitte zwanzig erreichen Frauen ihren höchsten Testosteronspiegel, ab diesem Zeitpunkt verringert er sich jährlich um 1–2 % und bis zur Menopause um die Hälfte. Die Eierstöcke stellen zwar mit Beginn der Menopause die Produktion des wichtigsten Hormons der Weiblichkeit und ihrer Fortpflanzungsfähigkeit – des Östrogens – zunehmend ein, Testosteron wird aber weiterhin gebildet.

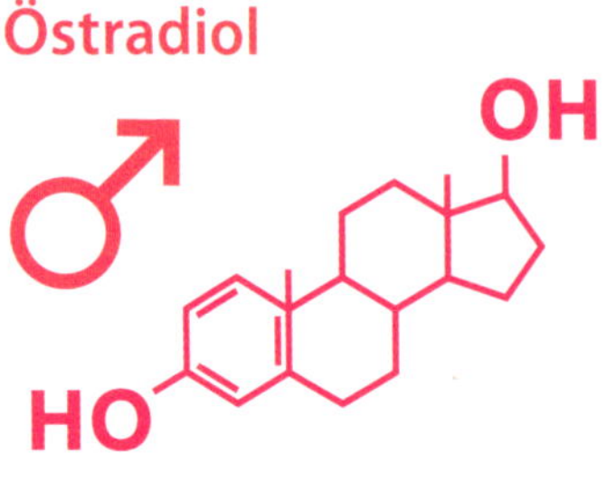

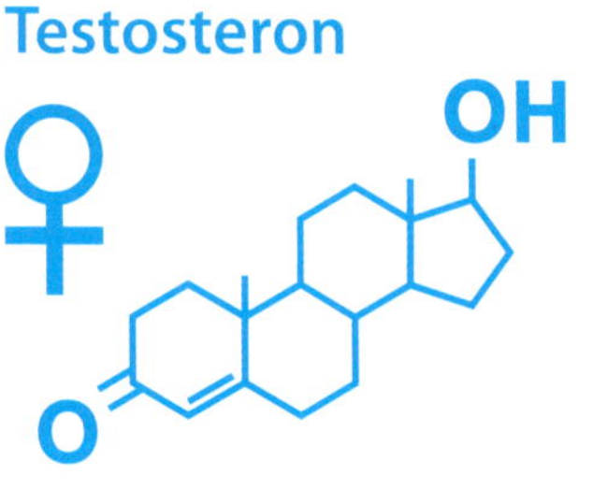

Die geschlechtliche Differenzierung findet im Mutterleib statt. Die Androgene, insbesondere das Testosteron, stoßen in den ersten sechs Wochen der Schwangerschaft die Ausprägung der geschlechtlichen Identität an. Die zunächst uneindeutigen Genitalien eines Embryos legen sich bei Abwesenheit von Androgenen auf das weibliche Geschlecht fest, wohingegen reichlich vorhandene Androgene die Virilisierung (Vermännlichung) auslösen.

Wissenschaftlich wird derzeit auch untersucht, wie sehr neben psychosozialen, kulturellen und genetischen Einflüssen und Faktoren die Konzentration von Androgenen im Mutterleib und auch nach der Geburt mit einer hetero- oder homosexuellen Ausprägung zu tun hat.

Frauen, die einen Androgenüberschuss im Blut haben, bilden vermehrt **Muskelmasse** aus, neigen zur **Vertiefung der Stimme** sowie zu **unregelmäßigen Menstruationen** aufgrund fehlender Eisprünge und zu einer **Vergrößerung der Klitoris.** 82 % der Frauen, die eine gesteigerte Androgenkonzentration im Blut aufweisen, haben ein **polyzystisches Ovarialsyndrom,** das einen erheblichen Grund für Unfruchtbarkeit darstellen kann. Ein Zuviel an Testosteron kann **Akne, verstärkte Schambehaarung** und **Bartwuchs,** aber auch **Haarausfall** bis zur Glatze auslösen. Auch lässt sich eine höhere Bereitschaft zu **Gewalt** und **aggressivem Verhalten** sowie kriminellen Handlungen beobachten. Frauen sind bei hohem Testosteron risikobereiter, was sich in einer Tendenz zu gefährlicheren Sportarten (z. B. Skirennen, Paragliding) und zu bestimmten Berufen (z. B. Investmentbanking) abbildet.

Wenn Frauen in den Wechseljahren mit einem Testosteronüberschuss zu tun haben, neigen sie nach neueren Studien dazu, vermehrt **Depressionen** auszubilden. Häufig gesellen sich auch **Stimmungschwankungen, Angstzustände** und **Gewichtszunahme** dazu.

Ein **Androgenüberschuss** kann sich aufgrund von **Tumoren** an der Hypophyse, den Eierstöcken oder den Nebennieren entwickeln oder infolge von Ungleichgewichten anderer Hormone entstehen. Weitere Gründe sind eine **genetische Disposition,** d. h. eine grundlegende Veranlagung in der weiblichen Linie (z. B. Mutter oder Schwester) zum polyzystischen Ovarialsyndrom, und – hier ist er wieder – **chronischer Stress.** Eine permanente Stimulation der Nebennieren lässt diese nicht nur vermehrt das Stresshormon Cortisol ausschütten, auch die Androgenproduktion wird hochgefahren. Funktionell kommt es zu einem erhöhten Testosteronspiegel aufgrund einer nachlassenden ovariellen Produktion der Östrogene in der Menopause oder durch die Verknüpfung von hohen Androgenspiegeln mit einer **Insulinresistenz** und **erhöhtem Körperfettanteil.**

Bei einer Insulinresistenz klopft das von der Bauchspeicheldrüse sezernierte Insulin an die Zelltüre, um eingelassen zu werden und Energie in Form von Glukose in die Zellen zu bringen. Ist das Schloss versperrt und wird das Insulin nicht hineingelassen, kommt es zu einem erhöhten Insulingehalt im Blut sowie zu erhöhten Blutzuckerwerten. Der zu hohe Insulinspiegel regt die Eierstöcke dazu an, vermehrt Androgene zu bilden, und die Leber, weniger sexualhormonbindendes Globulin (SHBG) zu produzieren, das Testosteron an sich bindet und dadurch in Schach hält. Zusammen sorgen diese körperlichen Vorgänge dafür, dass mehr freies Testosteron im Blut kursiert.

Eine Insulinresistenz erhöht zudem die Aktivität des Enzyms Aromatase, weshalb aus den Androgenen vermehrt Östrogene gebildet werden, was zu einer Östrogendominanz und ausbleibenden Eisprüngen führt, sofern ein polyzystisches Ovarialsyndrom vorliegt. Zusätzlich wird die Aktivität des Enzyms 12/21-Lyase angeregt, das den Androgenspiegel erhöht. Gestiegene Blutzuckerwerte und eine Insulinresistenz gehen einher mit gesteigerten Entzündungsmarkern wie Interleukinen, Zytokinen und anderen, die – auch latent vorhandene – Entzündungsprozesse im Körper immer wieder aktivieren.

PCOS (polyzystisches Ovarialsyndrom) ist die häufigste hormonelle Erkrankung und tritt bei etwa 20 % der Frauen im gebärfähigen Alter auf. Sie geht mit unregelmäßigen monatlichen Ovulationen und oftmals einem unerfüllten Kinderwunsch einher. Dabei treffen die hormonellen Unregelmäßigkeiten Androgenüberschuss und Insulinresistenz, kombiniert mit erhöhtem Körpergewicht und Körperfettanteil, sowie Östrogendominanz und nicht selten auch ein Progesteronmangel zusammen.

Frauen mit PCOS entwickeln viele kleine Zysten (bis zu 100), die aufgereiht wie auf einer Perlenkette entlang den Ovarrändern sitzen und verhindern, dass sie im fruchtbaren Alter schwanger werden. Es wird vermutet, dass die Zysten die Folge eines hormonellen Geschehens und gestörter Ovulationen sind. Sie werden in der Regel im Laufe der Zeit nicht größer und müssen auch nicht operativ entfernt werden. Das Risiko für einen Eierstockkrebs ist bei PCOS nicht erhöht. Als Symptomenkomplex findet man bei etwa 75 % der betroffenen Frauen Übergewicht und eine erschwerte Gewichtsreduktion, verknüpft mit einer Insulinresistenz und einer starken Tendenz des Körpers, jegliches Fett zu speichern. Dazu kommen kleine chronische Entzündungen bzw. Entzündungsherde, die womöglich die molekulare Grundlage des PCOS darstellen. Bei 80 % der Frauen, die einen Androgenüberschuss haben, kommt es zu einer Verdickung und zum Wachstum der Haarfollikel. Die Folge ist verstärkter Haarwuchs an Oberlippe, Kinn, Bauch, Rücken, Oberschenkeln und Brüsten – was dem männlichen Behaarungstyp entspricht. Dies ist ein Kriterium für die Diagnose des PCOS. Die Ausbildung von Symptomen des PCOS ist unterschiedlich – manche haben alle Symptome, manche keine Zysten, manche bleiben schlank, wiederum andere haben nur eine verstärkte Behaarung an den Stellen, wo Frauen eigentlich unbehaart sind.

Da die Folgen eines zu hohen Androgenspiegels und PCOS über Unfruchtbarkeit hinausgehen, u. a. Herzerkrankungen, erhöhtes Risiko für Brust- und Gebärmutterkrebs, Stimmungsschwankungen und Frustration mit dem eigenen weiblichen Körper sowie auffällige Leberenzymwerte umfassen können, empfehle ich Ihnen, einen ganzheitlichen Ansatz mit vielen unterschiedlichen Maßnahmen zu wählen, um die komplexen hormonellen Ungleichgewichte auszubalancieren. Die Einnahme der Pille, die häufiger als Behandlungsoption geraten wird, senkt zwar über synthetische Hormongaben die Androgene, ist aber weder bei Kinderwunsch eine Lösung noch ein Behandlungsansatz für Frauen, die ihren Hormonhaushalt natürlich und bewusst ins Gleichgewicht bringen möchten. Erneut sind Initiative und Eigenverantwortlichkeit gefragt, wenn Sie wirkliche Besserung und Heilung erzielen möchten.

Um herauszufinden, ob Sie im Androgenhaushalt Ungleichgewichte haben, beantworten Sie folgende Fragen. Kreuzen Sie die Fragen an, die Sie bejahen können, und addieren Sie am Ende alle Kreuze. Beziehen Sie sich für die Beantwortung der Fragen auf die letzten 6 Monate.

- ☐ Haben Sie fettige Haut und/oder fettiges Haar?
- ☐ Leiden Sie unter Akne?
- ☐ Haben sich Ihre Achselhöhlen verfärbt? Sind sie dunkler und dicker als Ihre normale Haut geworden?
- ☐ Haben Sie Haarausfall auf dem Kopf?
- ☐ Sind Sie im Gesicht, auf der Brust oder an den Armen übermäßig behaart?
- ☐ Haben Sie Hautanhängsel, insbesondere an Hals, Oberkörper und/oder Achseln (Hautanhängsel sind kleine, weiche, hautfarbene Gewächse auf der Hautoberfläche, die nicht krebsartig sind und in der Regel auch nicht größer werden)?
- ☐ Ist Ihr Zyklus länger als 35 Tage?
- ☐ Sind bei Ihnen Eierstockzysten diagnostiziert worden?
- ☐ Leiden Sie unter einem polyzystisches Ovarialsyndrom (PCOS)?
- ☐ Haben Sie Schmerzen in der Zyklusmitte?
- ☐ Sind Sie eingeschränkt fruchtbar oder unfruchtbar?
- ☐ Ist Ihre emotionale Reaktionsbereitschaft und/oder Reizbarkeit außergewöhnlich aggressiv? Erleben Sie sich in Ihrem Verhalten autoritär, auch mit unkontrollierter, rasender Wut?
- ☐ Sind Sie depressiv und/oder haben Ängste?
- ☐ Liegt bei Ihnen eine Hyperglykämie (Überzuckerung) oder eine Hypoglykämie (Unterzuckerung) vor? Sind Ihnen Blutzuckerschwankungen bekannt?

Auswertung:

Der Fragebogen bezieht sich auf einen **Androgenüberschuss.**

Bei zwei oder drei Kreuzen kann bei Ihnen der Spiegel an männlichen Hormonen erhöht sein. Sie sollten sich mit dem Thema Androgenüberschuss aktiv auseinandersetzen und sich auch um eine diagnostische Abklärung kümmern. Sprechen Sie mit Ihren Arzt oder Heilpraktiker darüber.

Wenn Sie vier oder mehr Fragen mit Ja beantwortet haben, ist Ihr Spiegel an männlichen Hormonen deutlich erhöht. Machen Sie sich auf den Weg zu einer klaren Diagnostik, um Folgen eines Androgenüberschusses zu vermeiden und wichtige Maßnahmen dagegen einzuleiten. In diesem Falle ist ebenfalls ein vertrauensvolles Gespräch mit Ihrem Arzt angeraten.

Probleme bereiten meist hohe Werte an Androgenen, doch es gibt auch die Möglichkeit des **Androgenmangels,** der körperliche Manifestationen und stark lebensbeeinflussende Symptome auslösen kann. In diesem Fall können Testosteronsubstitutionen sinnvoll sein, möglichst ausbalanciert mit Progesteron und Östriol, um bei der Umwandlung von Testosteron in Östradiol und Östron nicht in eine Östrogendominanz zu geraten. Am ehesten kommt es bei Frauen, die sich einer einseitigen oder beidseitigen Eierstockentfernung unterziehen mussten, oder altersbedingt infolge nachlassender Eigenproduktion von Östrogenen und Androgenen in den Ovarien zu einem Androgenmangel.

Ein Mangel an männlichen Sexualhormonen wirkt auf die Gesundheit einer Frau sowie die optimale Funktionsfähigkeit von Körper und Geist ebenso gravierend wie ein Fehlen ihrer weiblichen Hormone. Symptome können sein:

- Verlust der Libido
- Depressionen
- Ängstlichkeit und Ängste
- Verlust an Selbstvertrauen und reduziertes Selbstwertgefühl
- Antriebs- und Energielosigkeit
- Müdigkeit
- fehlende Motivation

Mit folgenden Maßnahmen unterstützen Sie eine Neuregulierung Ihres Testosteronhaushalts:

- **Bewegung** und die **Reduzierung von Körpergewicht** nimmt eine zentrale Rolle ein. Vielleicht sagen Sie jetzt: »War ja zu erwarten. Aber genau das ist ein Riesenproblem für mich!« Ich verstehe Sie nur zu gut, da ich damit selbst täglich herausgefordert bin und weiß, wie es sich ab einer bestimmten Anzahl von Kilos auf den Hüften anfühlt, wenn man sich zu Bewegung und Sport aufraffen soll und sich doch nur rund und unbeweglich fühlt. Aber es ist möglich. Sie brauchen eine Strategie für ein »sanftes« Einsteigen, mit zu viel Gewicht geht nicht gleich alles an sportlicher Betätigung, und sofort Vollgas zu geben, ist meist keine gute Idee. Am besten suchen Sie sich einen »Buddy«, der sie motiviert, mitzieht und gemeinsam mit Ihnen Ihrem »inneren Schweinehund« zu Leibe rückt! Sie haben die Führung! Starten Sie mit kleinen Spaziergängen, Nordic Walking (die Stöcke unterstützen wunderbar eine Ganzkörperbewegung und sprechen auch die Rumpf- und Armmuskulatur an, zudem entlasten sie – wie bei mir nach einer Knie-OP – gut die Gelenke der Beine), Schwimmen oder was auch immer Ihnen Spaß macht und leicht in Ihren Alltag einzubauen ist. Es können auch ein paar Stockwerke Treppensteigen oder einfache Körperübungen sein, die Sie auch am Arbeitsplatz durchführen können – suchen Sie sich etwas aus. Wichtig ist mindestens 3 Mal pro Woche 30 Minuten lang oder täglich wenigstens 20 Minuten lang etwas schnelleres Gehen zu praktizieren. Entscheiden Sie sich für Yoga – es scheint sich positiver als andere Sportarten auf die Senkung der Insulinresistenz bei PCOS auszuwirken. Schnuppern Sie doch mal bei einer Probestunde hinein!
- Zu einem **passendes Ernährungsprogramm** zählt eine kohlenhydratreduzierte, niedrigglykämische Ernährung, um der Insulinresistenz zu Leibe zu rücken und dauerhaft den Blutzuckerspiegel zu senken. Darüber können Sie die Androgenausschüttung bis zu 20 % eindämmen. Auch das Wachstumshormon und der IGF-1 reagieren positiv.

- Steigern Sie den **Ballaststoffgehalt** Ihrer Nahrung auf eine tägliche Menge von 35–45 Gramm. So sorgen Sie dafür, dass Testosteron gut über den Darm ausgeschieden werden kann. Zudem bewerkstelligen ausreichend Ballaststoffe eine gute Ernährung Ihrer Darmbakterien, was wiederum einen positiven Einfluss auf eine Gewichtsreduzierung hat. Machen Sie sich mit dem Ballaststoffgehalt von Obst, Gemüse und Hülsenfrüchten vertraut. Wertvolle Ballaststoffquellen sind Leinsamen, Weizen- oder Haferkleie, Flohsamenschalen, Chiasamen und Früchte wie Heidelbeeren oder Brombeeren, die den höchsten Gehalt an Ballaststoffen von allen Obstarten aufweisen.
- Essen Sie mehr hochwertige **Proteine** – am besten zu jeder Ihrer Mahlzeiten, z. B. Hanf, Lupinen, Hülsenfrüchte, Quinoa, Eier, Fleisch und Fisch. Bei Fleisch wählen Sie besser nur Hühnchen und Pute aus biologischer Aufzucht, Rind nur selten und von biologisch gehaltenen Weidetieren. Bei Fisch achten Sie auf die Quecksilberbelastung. Die tägliche Proteinmenge hängt von Ihrer Aktivität ab – sitzende Tätigkeit oder körperlich fordernder Beruf, viel oder wenig Sport und Krafttraining? Sie können sich an einem Durchschnittswert von ca. 75 bis maximal 100 Gramm Protein pro Tag orientieren.
- Führen Sie sich ausreichend Omega-3-Fettsäuren zu, und achten Sie auf ein gutes Gleichgewicht zwischen Omega-3- und Omega-6-Fettsäuren. Omega-3-Fettsäuren wirken entzündungshemmend, führen zu einem niedrigeren Androgenspiegel im Blut und verbessern die Cholesterinwerte. Greifen Sie zu Alaska-Wildlachs, und nehmen Sie ergänzend täglich ca. 4 Gramm Fischöl oder, als vegane Alternative, Algenöl als Nahrungsergänzung ein.
- **Reduzieren Sie Zucker.** Mit einer maximalen Zufuhr von 15 Gramm pro Tag kommen Sie einer Aufhebung der Insulinresistenz sehr gut näher. Am besten reduzieren Sie auch die Fruktose (Fruchtzucker) durch Einschränkung des Verzehrs von hochglykämischen Früchten wie Mango, Banane oder Ananas. Auch hierfür gilt in etwa eine Höchstmenge von 15 Gramm täglich.

- **Reduzieren Sie Milchprodukte.** Sie verursachen Entzündungen im Körper, lassen die Androgene ansteigen und sorgen für Akne. Meiden Sie möglichst 6 Wochen lang Milchprodukte, und schauen Sie, welche Auswirkungen dies auf Ihre Gesundheit und Ihr Wohlbefinden hat. Milch, Käse und Joghurt stehen im Verdacht, Autoimmunprozesse auszulösen bzw. zu fördern. Da Immun- und Nervensystem eng miteinander interagieren, kommt hier ein weiterer beruhigender Faktor für den gesamten Organismus hinzu.
- **Wertvolle Nahrungsergänzung** ist sinnvoll. Führen Sie unbedingt eine ausreichende Menge **Vitamin D**[14] zu, und nehmen Sie **Zink** ein – entweder über Nahrungsmittel (Sesam, Kürbiskerne, grüne Bohnen) oder als Ergänzungsmittel. Zink ist ein wichtiges Spurenelement bei der geschlechtlichen Reifung, bei der Menstruation und Ovulation, reduziert Akne und senkt den Androgenspiegel. Zudem ist es für ein starkes Immunsystem unerlässlich. Erwähnt seien auch Chrom[15] für den Insulinstoffwechsel und **Inositol,** ein natürlicher Vitamin-B-Komplex, der nachweislich die Insulinsensibilität verbessert und eine wirkliche Alternative sein kann zu verschreibungspflichtigen Antidiabetika und Ovulationsauslösern mit der gesamten Bandbreite von Nebenwirkungen. Zwei Präparate mit positiven Erfahrungen bei PCOS sind verfügbar: Myo-Inositol und D-Chiroinositol.

Im Sinne eines ganzheitlichen Ansatzes sind zur Abklärung eines PCOS bzw. einer differenzierten Diagnostik bei Haarausfall folgende ergänzende Laboruntersuchungen zu empfehlen:

PCOS:

- Progesteronwert aus dem Blutserum am 21. Zyklustag
- Glukosewert nüchtern
- Leptin, ggf. ein Zuckerbelastungstest

---

14 Siehe dazu das Kapitel über Vitamin D ab S. 114.
15 Siehe dazu das Kapitel über Insulin ab S. 119.

Haarausfall:

- großes Blutbild (für alle wichtigen Organsysteme)
- Schilddrüsenwerte (TSH, fT4, fT3, ggf. rT3)
- Cortisol-Tagesprofil im Speichel
- Glukosewert nüchtern
- Gesamttestosteron und freies Testosteron
- ggf. antinukleäre Antikörper zur Abklärung, ob der Haarausfall eine autoimmunologische Ursache haben könnte

Ist unser Testosteronspiegel ausbalanciert, fühlen wir Frauen uns in unserer Haut wohl, haben ein gutes Durchsetzungsvermögen und ein starkes Selbstbewusstsein. Wir leben ein aktives, selbstbestimmtes Leben, haben starke, gesunde Knochen, bauen eher Muskeln als Fett auf, sind in guter Stimmung, voller Tatendrang und genießen unsere sexuelle Lust.

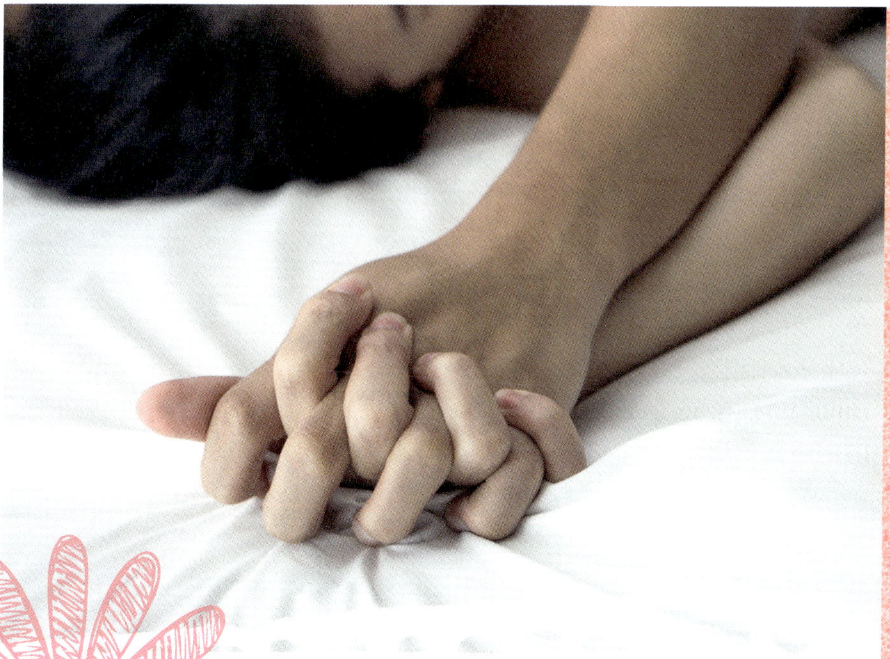

Oxytozin – das Liebeshormon

Den Reigen der Hormone beschließe ich mit dem Oxytozin. Sie ahnen es vielleicht schon, und ich gestehe es: Es ist mein Lieblingshormon. In meiner Betrachtung ist es eines der wichtigsten Hormone unserer Zeit und eines der Schlüsselhormone, wenn es um eine ganzheitliche Gesundheit der Frauen und um Heilung geht.

Oxytozin lässt die Liebe wachsen und eine Verbindung stärker werden. Es gibt uns das Gefühl der Zugehörigkeit und sozialen Anbindung. Oxytozin sorgt für Frieden, Harmonie und weniger Krebs. Heute, im Zeitalter der steigenden Single- und Scheidungszahlen, kommt diesem Hormon – über seine körperliche Funktion in der Schwangerschaft, bei der Geburt und zum Stillen sowie für die Bindung von Mutter und Neugeborenem hinaus[16] – eine herausragende Bedeutung zu. Ich gehe so weit, zu sagen, dass Oxytozin ein Beziehungsretter sein kann und man sich als Paar mithilfe dieses Hormons auch ganz bewusst für eine Beziehung entscheiden kann. Ebenso kann man als Single die Entscheidung für eine Beziehung treffen – vielleicht nicht mit dem ersehnten Traumprinzen, aber dafür mit jemandem, der da ist und bereit für einen gemeinsamen Weg. Durch bewusste Handlungen, die Oxytozin ins Blut ausschütten, kann der Liebe eine Chance gegeben werden. Es kann so gelingen, sich einem Partner zu öffnen, sich auf ihn einzulassen und zu einer Beziehung auf Augenhöhe zu finden. Oxytozin ist in der Lage, die Liebe in einer Beziehung wachsen zu lassen.

In meinem Umfeld gibt es zwei Menschen, die gern eine Beziehung leben wollten, doch bei beiden hatte es bislang nicht funktioniert. Trotzdem haben sie sich als nicht verliebtes Paar auf das Abenteuer Beziehung eingelassen. Am Anfang war es sehr schwierig, da sie sich noch fremd waren, aber sie gaben nicht auf. Heute haben die beiden zwei bezaubernde Kinder, eine gemeinsame Firma und eine tolle Partnerschaft, an der sie nach wie vor aktiv arbeiten. Sie sind sehr bewusst den Weg über körperliche Nähe und ein regelmäßiges Sexualleben gegangen. Beide hatten eine Vision von Partnerschaft und Familie – und besaßen daher einen gemeinsamen Nenner und

16 Siehe das Kapitel über die Brustdrüse ab S. 55.

Ausgangspunkt. Sie kannten sich, fanden sich sympathisch, nur das Gefühl des Verliebtseins gab es nicht zwischen ihnen. Dieser Fall ist sicherlich eine Ausnahme – dennoch zeigt er auf, welche immense Rolle das Liebes- und Bindungshormon Oxytozin spielt und wie kraftvoll es wirkt. Auf biochemischer Ebene hat Oxytozin die beiden erst zu einem Paar gemacht.

Als absoluter Beziehungsmensch hatte ich vor einiger Zeit in meiner eigenen Beziehung eine einzigartige und vor allem heilende Erfahrung mit dem Liebeshormon. Wir wurden nach schönen Beziehungsjahren mit einem Burn-out konfrontiert, der unsere Verbindung auf eine harte Probe stellte. Dieser Burn-out sorgte dafür, dass meiner besseren Hälfte alles zu viel wurde – auch ich und unsere Beziehung. Sie musste sich erst einmal zu 100 % um sich selbst kümmern, um zu neuen Kräften und einer Perspektive im eigenen Leben zu gelangen. Ich war extrem herausgefordert, fühlte mich allein und war sehr traurig. Wir verloren in diesem Prozess zunächst unsere Beziehung, obwohl wir uns sehr nahestanden und liebten. Wir waren jedoch – jeder auf seine Weise – überfordert. Es blieb nur die Option, dass jeder erst einmal seinen eigenen Weg ging. Dennoch blieben wir in Kontakt, und immer, wenn wir uns wieder hörten und begegneten, spürten wir, dass uns immer noch etwas am anderen lag. Trotzdem gab es zu dieser Zeit monatelange Phasen, in denen wir keinen Kontakt hatten. Erst als es kräftemäßig langsam bergauf ging und erste kleine Schritte zurück ins Leben gelangen, kam es wieder zu mehr Kontakt – und dieser war auch körperlich. Wir kamen uns erneut näher, indem wir uns gegenseitig im Arm hielten und füreinander da waren, oft ohne Worte. Das beruhigte uns und tat einfach gut. Wir waren dankbar für diese Momente, in denen wir füreinander da waren. Gemeinsame Aktivitäten wie Kinobesuche oder Kochen wurden häufiger. Wir verbrachten gemeinsame Nächte, in denen wir uns gegenseitig hielten und wieder direkten Hautkontakt erlaubten. Eine positive Sichtweise auf das Leben kehrte zurück, wir lachten miteinander und erfreuten uns an uns und unserem Leben. Die körperliche Nähe und die gegenseitige – zunächst nicht sexuelle – Berührung genossen wir. Sie sorgte für eine hohe Oxytozinausschüttung. Unsere Verbindung wurde allmählich wieder tiefer und erfüllender. Diese Phase dauerte nahezu ein ganzes Jahr, und nach und nach wurden wir erneut ein Paar – auch auf sexueller Ebene. Unsere Liebe war erneut gewachsen. Wir entschieden uns bewusst und dankbar ein zweites Mal füreinander und zogen in ein gemeinsames Zuhause – und sind mittlerweile verheiratet.

Unser beider Tastsinn und der Zugang über Berührung ist bei uns beiden stark ausgeprägt. Oxytozin und seine Wirkungen hatten es damit etwas leichter, Berührung zuzulassen und auszuleben – ob physisch oder seelisch –, war für uns der Schlüssel zum erneuten Glück. Ein Hormon als Liebeshelfer kombiniert mit der Magie von Berührung – für mich ein besonderes Erlebnis, das mich sehr dankbar und demütig gemacht hat.
Als langjährig tätige Physiotherapeutin und energetisch arbeitende Therapeutin habe ich die unterschiedlichsten Erfahrungen mit Berührung machen dürfen. Daher weiß ich, dass so mancher Patient meine Dienste in Anspruch nahm, weil er sich einfach wohlfühlte, ich ihn beruhigen konnte und die körperliche Nähe zu mir als Therapeutin in Kombination mit meiner manuellen Arbeit sicherlich für so manche Oxytozinausschüttung verantwortlich war. Die positive Kraft der Berührung weitergeben zu können, meinen Zugang zum Taktilen in den Dienst anderer stellen zu können, erfüllt mich immer wieder mit Dankbarkeit. Eines Tages kam zur Zeit des Oktoberfestes in München eine Patientin mit einem großen Lebkuchenherz in meine Praxis. »*Sabines heilende Hände*« war mit weißer Zuckerschrift daraufgeschrieben.
Vor vielen Jahren, als ich nach der Scheidung von meinem Mann frei und neugierig auf das Leben war, begegnete ich einem deutlich jüngeren Mann – er war 16 Jahre jünger als ich. Mit ihm durfte ich eine gemeinsame Nacht unter großem Endorphineinfluss, voller Spaß und sehr viel Testosteron und Oxytozin verbringen. Trotz der sexuellen Anziehung war die sanfte Berührung meiner Hände wohl sein »Highlight« dieser Nacht. Er hielt inne, ließ sich – obwohl ihn das Testosteron eigentlich völlig dominierte – zart streichelnd von mir berühren, bis er mir dankbar in die Augen sah: »Mich hat noch keine Frau so berührt wie du.« Ich wusste, was er damit meinte. Für

mich war diese Nacht ebenso ein ganz besonderes Erlebnis, denn dieser junge Mann hatte mir die Erlaubnis erteilt, nicht nur seinen Körper, sondern vor allem seine Seele zu berühren. Dieses Gefühl war neu für ihn. Ich denke, wir beide sind uns bis heute für dieses gemeinsame Erleben dankbar – auch wenn wir uns danach nie wieder begegnet sind.

Oxytozin hat enge Beziehungen zu den Hormonen Melatonin und vor allem Cortisol. Sie sind noch nicht abschließend erforscht, aber Melatonin scheint mit zunehmendem Alter einen stabilisierenden Einfluss auf die Funktionserhaltung der Hormone Insulin, Leptin, Vasopressin, STH und Oxytozin zu haben. Die enge Verbindung zu Cortisol liegt auf der Hand, denn das Stresshormon wird bei Entspannung deutlich reduziert ausgeschüttet, und der Weg für Oxytozin wird frei. Die große Kraft von uns Frauen ist die Fähigkeit zur Entspannung – dadurch kommen wir unserer weiblichen Natur näher, finden Zugang zu unserer Intuition und Kreativität. Auch die Männer in unserem Umfeld schätzen diesen Zustand sehr.

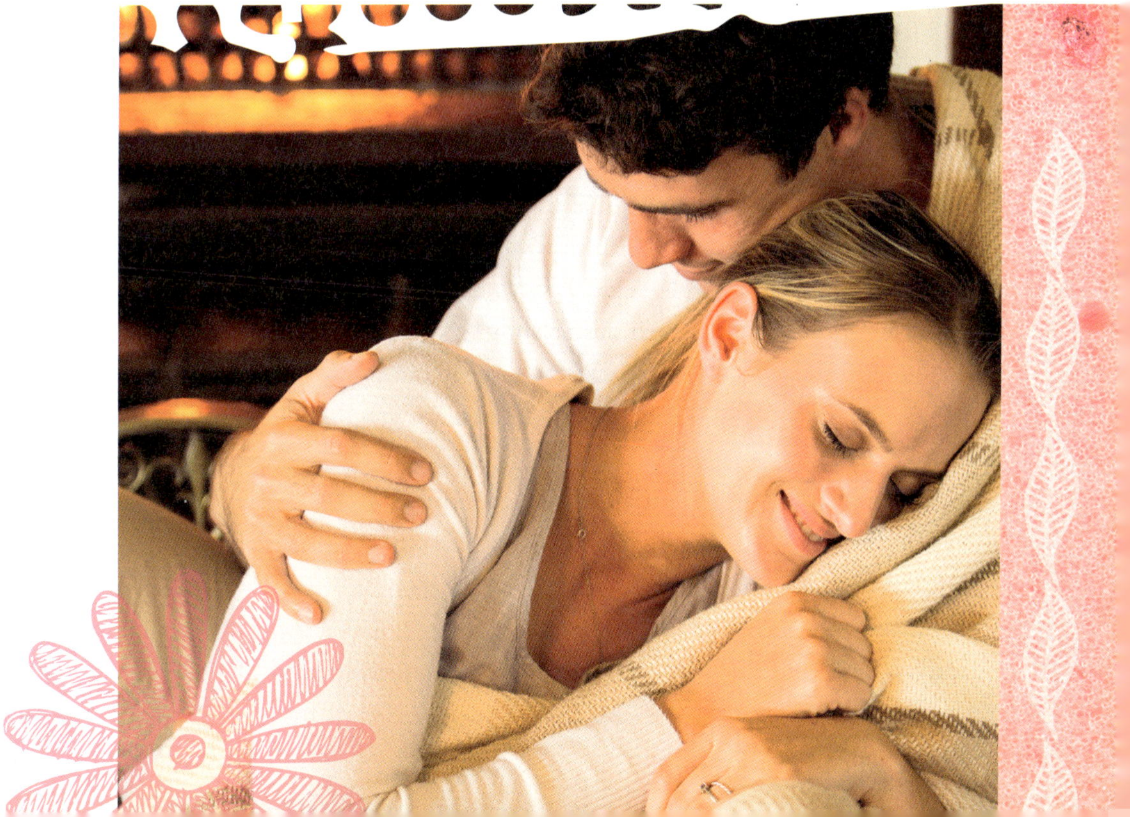

Dr. Sara Gottfried fordert ihre Patientinnen auf, sich öfter einen Orgasmus zu gönnen. Er ist eines der wirksamsten Mittel gegen Stress. In den 1930er-Jahren wurde bei »hysterischen« Frauen als psychotherapeutische Maßnahme die »medizinische Massage« eingesetzt, wobei es sich um ein Streicheln der Klitoris handelte.

In 60 Sekunden wird bei einem Orgasmus der gesamte Körper mit Oxytozin durchflutet, was den Cortisolspiegel erheblich senkt. Physiologisch und neurologisch bedingt bilden wir Frauen sehr viel mehr Oxytozin als Männer. Der biochemische Grund dafür, dass wir Frauen uns schneller auf Beziehungen einlassen und uns lieber binden? Spätestens jetzt können Sie bewusst wählen: Stress oder Vergnügen?

Zum Kuschel- und Liebeshormon Oxytozin gesellen sich, wenn es um die Liebe geht, selbstverständlich auch noch einige andere Hormone, die im Team helfen, der Liebe eine Chance zu geben. Große Gefühle haben – recht unromantisch betrachtet – biochemische und physiologische Ursachen. Herzklopfen, wenn wir unsere geliebte Person erblicken, und das Gefühl, unendliche Kräfte zu haben, rühren von einem erhöhten Adrenalinspiegel her. Dass sich während des Verliebtseins alle Gedanken nur noch um den Partner drehen, haben wir dem Serotonin zu verdanken. Allerdings nicht, wie man denken könnte, mit einem Anstieg – der Serotoninspiegel sinkt auf ein nahezu krankhaft niedriges Niveau und sorgt dafür, dass wir einen Tunnelblick auf den geliebten Menschen bekommen. Forscher fanden heraus, dass es in diesem Zustand quasi unmöglich ist, nicht an ihn zu denken. Natürlich haben Verliebte das »Glückshormon« Dopamin in hoher Konzentration im Blut. In der Regel reicht bereits das Betrachten eines Fotos der begehrten Person aus, um das Belohnungszentrum zu aktivieren und eine vermehrte Dopaminausschüttung auszulösen. Die emotionale Bindung an den Partner bewirkt das Oxytozin. Es wird durch sanftes Streicheln, angenehmen Körperkontakt, Massagen, Küsse und in sehr hohen Dosen beim Orgasmus in das Blut ausgeschüttet. Dadurch können wir uns entspannen, Ängste lösen sich, die Stresshormone fahren herunter, wir fühlen uns geborgen, unsere Empathiefähigkeit steigt an, und wir haben mehr Vertrauen. Durch die Bindungshormone Oxytozin und Vasopressin reagieren wir mit

Glückgefühlen auf die spezielle Person – sie sind verantwortlich dafür, dass die geliebte Person an die Glückgefühle gekoppelt wird.
Wer von Ihnen hat jetzt Lust auf Kuscheln? Wer von den Singles kümmert sich jetzt sofort um das nächste Speeddating, die nächste Kuschelparty oder bucht sich eine wunderbare Massage? Wer von den Pärchen hat Lust auf einen gemeinsamen Wellnesstag mit Partnermassage und anschließendem Candle-Light-Dinner? Erotischer Ausklang des Abends inklusive …

Auf dass die Liebes- und Glückshormone zum Wohle von uns Frauen und unserem Umfeld an die Macht kommen!

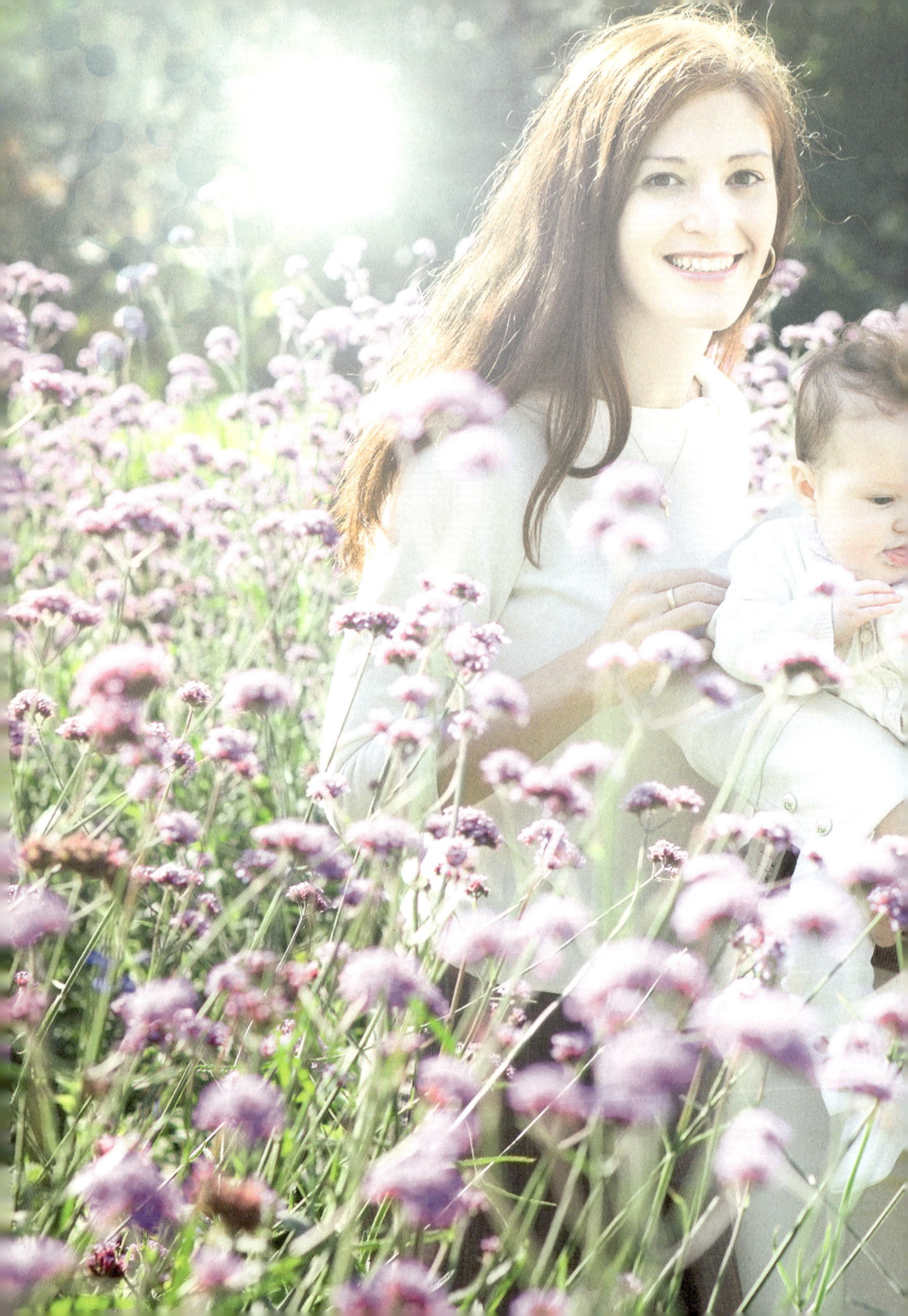

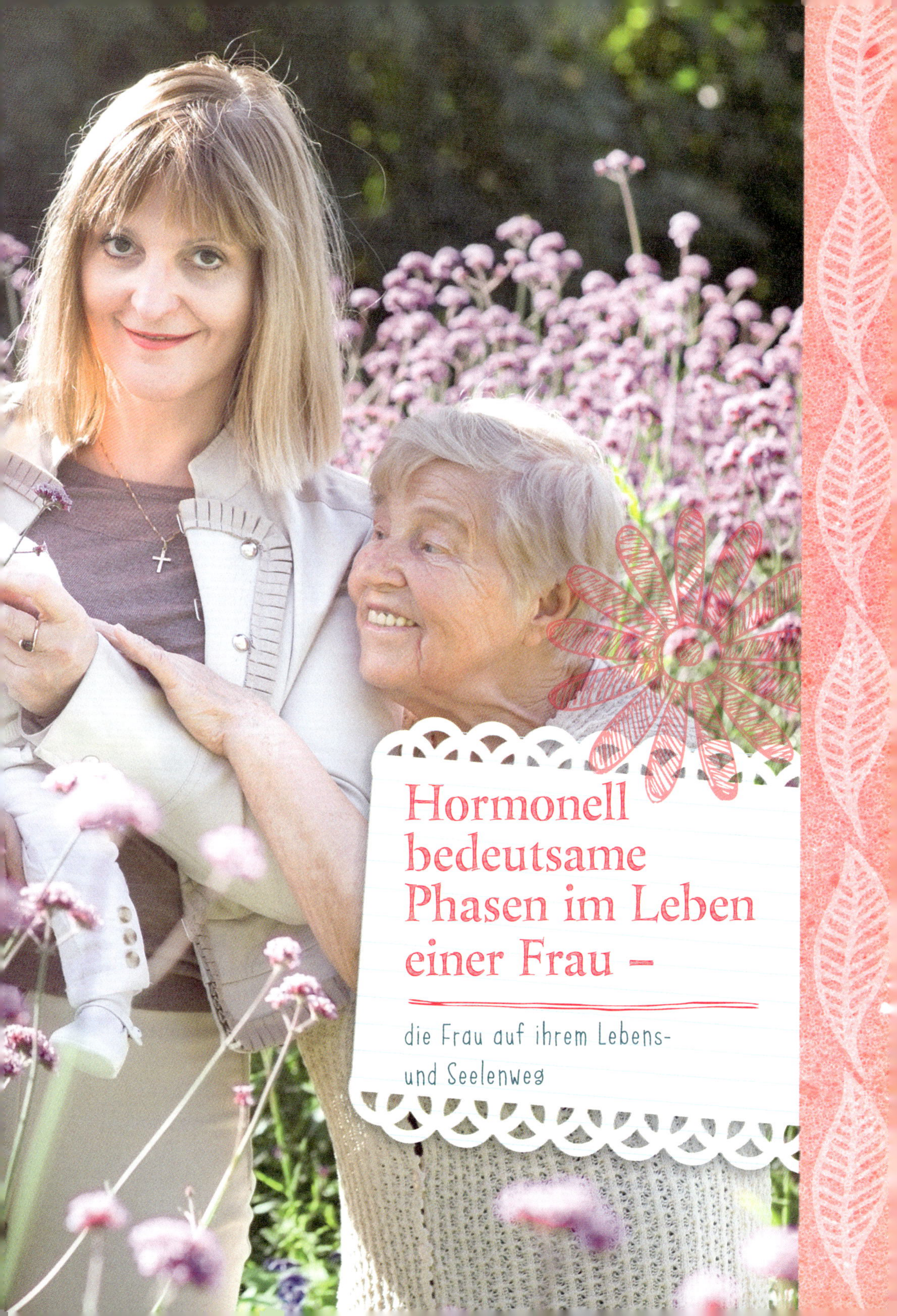

Hormonell bedeutsame Phasen im Leben einer Frau –

die Frau auf ihrem Lebens- und Seelenweg

Uns Frauen sind hormonelle Spitzen und Ausnahmezustände von Natur aus gegeben. Wenn wir es wagen, diese in der Tiefe aus einem ganzheitlichen Blickwinkel zu betrachten, definieren wir unsere Identität als Frau neu. Wir entdecken unsere Weiblichkeit in der Verbindung mit den großen kosmischen Zusammenhängen.

Der weibliche Zyklus

Zelebrieren Sie Ihren Menstruationszyklus? Ist Ihnen sein Rhythmus als Quelle Ihrer weiblichen Natur bewusst? Oder empfinden Sie Ihre monatliche Blutung vielmehr als Bürde und sind froh, wenn diese Tage vorüber sind? Viele Frauen kennen Ihren Zyklus nur ungefähr, wissen nicht exakt, wie lange er dauert, machen keine Aufzeichnungen darüber und haben ein Unwohlsein mit diesem monatlichen Ablauf. Er ist ihnen lästig. Beantworten Sie diese Frage sehr ehrlich. Wie verhält es sich in Ihrem Leben mit dem weiblichen Zyklus?
Sioux Rose, Astrologin und Autorin, drückt es so aus: *»Weil wir Frauen biologisch nach dem Mond gehen, sind wir dazu bestimmt, seinen immerwährenden Wechsel mit unserem Zyklus nachzufühlen. Dieses rhythmische Gleichmaß ist der unkartierte weibliche Raum der Zeit, unser göttliches Erbe.«*
Der Menstruationszyklus ist vom Mond beeinflusst und zeigt eine Parallelität zu den großen Zyklen der Natur, der Zu- und Abnahme des Mondes, dem Wechsel der Gezeiten sowie den Jahreszeiten. Im Kleinen ist die Reifung einer Eizelle und ihre Abstoßung oder Befruchtung ein Spiegel des übergeordneten Schöpfungsprozesses. Der monatliche Zyklus einer Frau galt in vielen alten Kulturen als heilig, weil er wie der Mondzyklus 28 Tage umfasst. Statistisch finden um den Vollmond herum tatsächlich vermehrt Ovulationen und erfolgreiche Empfängnisse statt, wohingegen bei Neumond häufiger die Blutung einsetzt. Daran sieht man, wie eng die weibliche Natur mit dem kosmischen Geschehen verknüpft ist.

Die einzelnen Phasen des Menstruationszyklus beeinflussen uns stark. Während der Follikelreifungsphase (auch erste Zyklusphase) sind wir enthusiastischer, tatkräftiger und energiegeladener, oftmals voller Pläne – wir laufen in dieser Zeit zu Höchstform auf. Es bildet sich im Leben ab, was im Inneren des Körpers stattfindet: Ein Ei »gibt alles«, um für eine mögliche Befruchtung reif zu werden, die Gebärmutterschleimhaut baut sich für eine bevorstehende Schwangerschaft auf. Der Körper bereitet sich schon auf die Geburt eines neuen Wesens vor. Dr. Christiane Northrup schreibt dazu, dass der weibliche Zyklus die Aufnahme und Verarbeitung von Informationen sowie die Kreativität reguliert. Die Gebärmutter als einen Raum der Kreativität zu betrachten, ist für jede Frau – auch für diejenigen, die unfruchtbar sind oder keine Kinder möchten – ein wunderbarer Ansatz, um zu erforschen, was in ihrem Leben erschaffen werden soll.

Um den 12./13. Zyklustag herum steigen die Hormone FSH (follikelstimulierendes Hormon) und LH (luteinisierendes Hormon) fulminant an, um im Idealfall am 14. Tag des Zyklus für den Eisprung zu sorgen. Viele Frauen nehmen um die Tage der Ovulation ein gesteigertes sexuelles Verlangen und mehr erotische Attraktivität wahr – genau wie ihr Umfeld an ihnen. Die hohen Hormonkonzentrationen im Blut sorgen für diese Ausstrahlung. Mir wurde dadurch häufig bewusst, in welcher Phase meines Zyklus ich mich gerade befinde – ohne in einen Kalender sehen zu müssen.
Wie erleben Sie die Tage um Ihren Eisprung? Können Sie ihn spüren?

Den Höhepunkt erreicht der Kreativitätsprozess mit der Ovulation, um in der Lutealphase, der zweiten Zyklushälfte, eher in eine Zeitspanne des Bewertens und Nachdenkens überzugehen. Hier wird über das in der ersten Zyklushälfte Geschaffene reflektiert.
Die Verdunkelung zum Neumond hin kann man parallel zu den psychischen Begleiterscheinungen vor und beim Einsetzen der Menstruation sehen. Ist diese im biologischen Einklang, setzt sie mit dem Neumond ein. Die Lebensenergie und die Stimmung gehen häufig nach unten – werden düsterer. Wenn wir dies als rhythmischen, natürlichen Prozess annehmen

und uns deswegen weder krank noch schlecht fühlen, können wir Frauen diese »seelische Verdunkelungsphase« für Rückzug, Innenschau und Reinigung nutzen. Ich habe viele Jahre und Zyklen lang immer wieder festgestellt, dass ich während meiner Menstruation Ordnung schaffen, aufräumen und putzen musste. Häufig war ich in dieser Zeit besonders effektiv, gründlich und mit meinem Ergebnis zufrieden. Es war eine »äußere Reinigung« als Pendant zur inneren Reinigung durch die Blutung.
PMS, Stresssymptome und auch Osteoporose gehen nachweislich zurück, wenn wir uns erlauben, in diesen Tagen mehr auf unseren Körper zu hören, auch mal zu ruhen oder es zumindest etwas langsamer angehen lassen. Dieses Verhalten ist übrigens für indische Frauen völlig selbstverständlich. In der westlichen Welt neigen wir eher dazu, nur der kraftvollen Yang-Energie der Follikelphase positiv gegenüberzustehen, und versuchen, diese den gesamten Monat hindurch aufrechtzuerhalten. Die Lutealphase mit ihrer nach innen gekehrten Yin-Energie wird dagegen als unproduktiv empfunden. Aber gerade diese Phase fordert uns Frauen auf, dem lunaren Prinzip, das der weiblichen Natur entspricht, Raum zu geben. In ihr finden wir die unbewussten Einsichten, spüren intuitiv, was wir brauchen, und gegebenenfalls auch, was nicht gut funktioniert. In der »Verdunkelungsphase« entstehen Träume, und wir werden uns unserer Sehnsüchte und Gefühle bewusster. Neurologen haben festgestellt, dass Frauen in der Lutealphase verstärkt und lebhafter träumen. Darin liegt die Aufforderung, uns darum zu kümmern, hinzuhören und den Fokus mehr auf uns als auf die Außenwelt zu richten. Ignorieren oder blockieren Sie diese Energie oder lehnen sie gar ab, entstehen körperliche Manifestationen wie PMS oder Wechseljahresbeschwerden, und Sie trennen sich von Ihrer inneren, weiblichen Weisheit ab.
Den Menstruationszyklus als Bestandteil des Innenlebens zu akzeptieren und entsprechende Rituale dafür zu kreieren, führt uns Frauen in die emotionale und hormonelle Heilung. Ein Schlüssel dazu ist die Rückkehr zu den Sichtweisen der matriarchalen Kulturen in Europa oder auch anderer indigener Kulturen, in denen bis vor etwa 5000 Jahren der weibliche Körper und der Menstruationszyklus heilig waren. Die Frau sollte sich während ihrer Monatsblutung ganz ihren spirituellen Kräfte widmen – viele Stämme

ließen sich in der damaligen Zeit von den Träumen und Visionen menstruierender Frauen leiten.
Negative Erlebnisse, Unbehagen und Schmerz, die wir mit der Menstruation assoziieren, müssen erst überwunden bzw. integriert werden, um uns das Potenzial des weiblichen Zyklus in der heutigen Zeit neu anzueignen. Degradierende Bemerkungen und negative Einstellung zum weiblichen Zyklus haben in unserer Kultur neben Scham, Schuld und Gewalt Frauen kleingehalten.

Zelebrieren Sie ihren Zyklus ab jetzt, genießen Sie die damit verbundenen inneren Prozesse, und stärken Sie Ihr authentisches Frausein. Ehren Sie Ihren Körper mit Dankbarkeit für den weiblichen Zyklus.

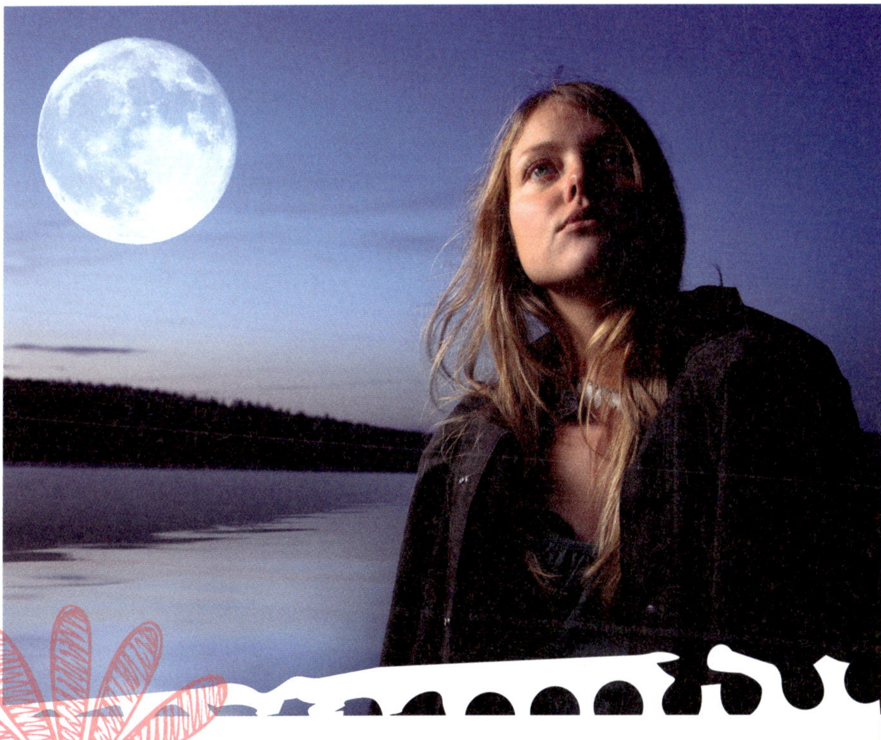

Pubertät – der Übergang vom Kind zur Frau

Welche Erinnerungen haben Sie an Ihre Pubertät? Sind Sie in irgendeiner Weise auf diesen Übergang hingeführt worden? Gab es eine Zeremonie dazu?

Die Menarche, die erste Monatsblutung, tritt meist um das 12. Lebensjahr herum ein und ist das äußerliche Zeichen der sexuellen Reife einer jungen Frau. Diese Reife bezieht sich auf die körperlichen Parameter – die volle sexuelle Ausdruckskraft und Empfindungsfähigkeit, das psychische und emotionale Verstehen benötigen weitere Jahre der Entwicklung. Für eine einsetzende Periode sind bestimmte körperliche Voraussetzungen notwendig: Der Fettanteil im Körper muss bei mindestens 17 Prozent des Gewichts liegen – für einen anhaltenden Zyklus etwa bei 22 Prozent. Die dafür wichtigen Hormone aus Hypothalamus, Hypophyse und den Eierstöcken müssen in ausreichender Menge vorhanden sein. Es ist normal, dass in den ersten Zyklen eine Ovulation ausbleibt – es dauert meistens eine Weile, bis das erste Ei springt und die Eierstöcke regelmäßig ihre volle Funktion ausüben. Oftmals erfahren die Mädchen heutzutage in der Schule, aus Büchern oder Zeitschriften von der Menarche – vielleicht werden sie noch von den Müttern aufgeklärt. Aber die wenigsten erleben ein Initiationsritual. Bis meine erste Periode kam, wusste ich nur sachlich um die körperlichen Vorgänge, die da auf mich zukamen. Mit Ungewissheit und Angst erwartete ich sie. Als es dann so weit war, erschrak ich trotzdem und war herausgefordert, mich damit zurechtzufinden. Irgendwie fühlte ich mich allein und schämte mich, obwohl meine Mutter durchaus an meiner Seite war. Freude über das Eintreten meiner Periode vermittelte sie mir jedoch nicht – es war ein körperlicher Vorgang, für den es Zeit war und mit dem ich lernen musste, umzugehen.
Anders bei den indigenen Kulturen der Welt, die die erste Menstruation mit einem Ritual für die jungen Frauen feiern. Bei den Navajos ist *Kinaalda* als Übergangsritus in die Pubertät sehr bedeutsam. Die jungen Mädchen sind ab da in der Lage, den Stamm mit neuem Leben zu versorgen. Wenn ein Mädchen das erste Mal menstruiert, kommt die gesamte erweiterte Familie zusammen, um eine viertägige Zeremonie zu feiern. Es bekommt ein tradi-

tionelles Hirschbockgewand, seine Haare werden auf eine bestimmte Art geflochten, und jeden Morgen läuft das Mädchen der Sonne entgegen – täglich weiter und schneller. Wenn es zurückkehrt, erhält es von einer älteren Verwandten Unterricht im Frausein und wird traditionell massiert. Diese Tage führen die junge Frau dahin, dass sie zunehmend Verantwortung übernimmt. Am letzten Abend nimmt der gesamte Stamm bei einer Zeremonie, die die gesamte Nacht andauert, am Gebet eines Schamanen teil, in dem die Charakterstärke und körperliche Kraft der jungen Frau gewürdigt werden. Alle Mitglieder des Stammes bleiben für die junge Frau wach und nehmen an der Feier teil.
Wie respektvoll und wertschätzend würden wir mit dem weiblichen Zyklus und unserem Frausein umgehen, gäbe es in der westlichen Welt Rituale wie diese. Meines Erachtens wären deutlich weniger Menstruationsprobleme und auch hormonelle Unausgeglichenheiten vorhanden. Das Frausein würde als Stärke akzeptiert – von den Frauen selbst, von den Männern und von der gesamten Gesellschaft.

Haben Sie eine Tochter, die ihre Menarche noch vor sich hat? Ich lade Sie ein, ein Ritual oder eine Zeremonie für sie zu kreieren, um sie bewusst in diesen Übergang vom Kind zur Frau zu führen. Das würde sehr wahrscheinlich für Ihre Tochter einen wichtigen Grundstein für ein gesundes Frauenleben legen.

Schwangerschaft – die fruchtbare Frau

Haben Sie eine oder mehrere Schwangerschaften erlebt? Wie haben Sie Ihre Schwangerschaft empfunden? Welche Erinnerungen haben Sie an Ihre körperliche, emotionale und psychische Verfassung während der Schwangerschaft? Wenn Sie nicht schwanger waren bzw. kein Kind zur Welt gebracht haben, welche »andere« Schwangerschaft haben Sie erlebt, was haben Sie in die Welt gebracht?

Ein Kind zu empfangen und auszutragen, ist der höchste Ausdruck von Fruchtbarkeit. Hier findet die Schöpfung ihre Krönung und das Frausein seine höchste Bestimmung. Das Gefühl, fruchtbar zu sein und Mutter zu werden, kann auf vielfältige Art und Weise das Leben erfüllen – nicht immer muss dies durch ein leibliches Kind geschehen. Dr. Christiane Northrup spricht von der Gebärmutter als einem Kreativraum. Heutzutage dürfen wir Frauen sehr bewusst und eigenverantwortlich entscheiden, welches »Kind« wir auf die Welt bringen wollen oder ob wir überhaupt ein Kind haben möchten. Vielleicht möchten wir ein Kind adoptieren oder uns anderweitig »mütterlich« verwirklichen.

Meine erste »Geburt« war die Gründung meiner Physiotherapiepraxis und der Sprung in die Selbstständigkeit – definitiv nicht weniger beeindruckend und erhebend als meine einige Jahre später folgende biologische Schwangerschaft. Als ich mit meinem Sohn schwanger wurde, war ich tief berührt von dem Wunder, das sich in mir ereignete. Ich wollte meiner Freude freien Lauf lassen und der ganzen Welt davon erzählen. Die Erfahrung der Schwangerschaft hat einen prägenden Einfluss in meinem Leben hinterlassen, worüber ich bis heute sehr dankbar bin, obwohl ihr Verlauf nicht so glücklich war, wie ich es mir erträumt hatte. Körperlich war ich oft träge und müde, seelisch-psychisch war ich enorm mit den kommenden Veränderungen konfrontiert. Im Nachhinein wäre ich für eine beruhigende Unterstützung weiser Frauen dankbar gewesen. Mich plagten viele Ängste und Bedenken, die die Freude auf das Kind und die neue Lebensphase schmälerten – was sich wohl auch in der weniger angenehmen Geburtssituation ausdrückte.

Das Erleben einer Schwangerschaft, der Geburt und auch der nachfolgenden Stillzeit untersteht einer der größten hormonellen Karussellfahrten, die eine

Frau erleben kann. Da kann alles dabei sein, vom größten Schmerz, der heftigsten Übelkeit, dem schönsten Glücksgefühl, der größten Angst und der wunderbarsten Liebe ihres Lebens. Der Körper wird nahezu überflutet von den verschiedensten Hormonen. Und nicht selten hakt sich ein Sitz im Kettenkarussell aus – wie das bei einer Wochenbettdepression oder einer außer Rand und Band geratenen Schilddrüse der Fall ist, die sich nach solchen Eskapaden erst einmal wiederfinden muss. Sie leistet, wie viele andere Organe, in diesen Zeiten Außergewöhnliches. Wie es empfunden wird, schwanger zu sein, ist sehr unterschiedlich: Es gibt Frauen, die diesen Zustand so lieben, dass sie am liebsten ihr ganzes Leben lang schwanger wären. Andere wiederum quälen sich durch die neun Monate, weil ihnen übel ist oder Rückenschmerzen sie plagen.

Mit »Kind« Nummer 3 – dem Schreiben meines ersten Buches – erlebte ich einen weiteren Geburtsprozess in meinem Leben. Im Anschluss wurde ich quasi nahtlos erneut »kreativitätsschwanger«. Baby Nummer 4 halten Sie in Händen, und wieder war es ein intensiver Prozess, der von den verschiedensten Gefühlen wie Begeisterung, viel Neugierde, aber auch Frustration begleitet war. Ich habe in meinem Leben bisher definitiv mehr kreative als biologische Geburten erlebt. Für jede einzelne bin ich dankbar und fühle mich immer wieder als Mutter, die nun ihre »Kleinen« aufziehen darf. Die kurze Zeit zwischen meinen Büchern stellte eine besondere Anforderung an mich, kam ungeplant und lässt mich erahnen, wie sich eine Mutter mit zwei eng aufeinander geborenen Kindern fühlt. Ich habe die untrügliche Wahrnehmung, dass diese fruchtbaren Phasen in meinem Leben weitergehen werden, völlig unabhängig davon, dass meine körperliche Fruchtbarkeit wohl sehr bald enden wird.

Was möchte sich bei Ihnen durch einen Kreativprozess ausdrücken? Wie viele und welche Kinder – welcher Art auch immer – möchten Sie zur Welt bringen? Welchen Beitrag möchten Sie mit Ihren – leiblichen oder kreativen – Nachkommen für die Gesellschaft leisten? Welche Babys haben Sie geboren und womöglich schon aufgezogen?

Stillzeit – die nährende Mutter

Die Stillzeit ist die Zeit, in der wir Frauen unsere Kinder mit der natürlichsten Nahrung, die es gibt, versorgen und nähren. Dabei entsteht insbesondere unmittelbar nach der Geburt eine intensive Bindung zwischen Mutter und Kind.

Ein spiritueller Lehrer, mit dem ich vor einigen Jahren intensiv gearbeitet, habe, formulierte in einem seiner Seminare einmal: »Durch die Geburt eines Kindes wird eine Frau ins Herz katapultiert.« Die starke Ausschüttung des Bindungs- und Liebeshormons Oxytozin ist das körperliche Zeichen dafür. Die Zeit des Stillens baut zunehmend die Verbindung zwischen Mutter und Kind auf – ein natürlicher und wichtiger Prozess, durch den wir bei Bedarf stets erneut in die Rolle der nährenden, sich kümmernden Mutter schlüpfen. Ein Kind muss versorgt werden, kann es sich doch noch nicht selbst ernähren. Es ist auf Hilfe angewiesen. Diese Zeit ist oftmals anstrengend, aber auch tief erfüllend und beglückend. Essenziell ist, dass sich die Mutter selbst genährt und beschützt fühlt – die Basis dafür, dass sie ihr Kind gut versorgen kann. Ein Umfeld, das der Mutter ermöglicht, sich auf diesen Prozess einzulassen, aber sich auch noch um sich selbst zu kümmern, erleichtert anfänglich die neue Mutterrolle.

In der Stillzeit liegen wieder andere hormonelle Verhältnisse als in der Schwangerschaft und während der Geburt vor – erneut eine Umstellungs- und Wendezeit. Gönnen Sie sich in dieser Zeit Ruhe und Geduld. Mit innerer Gelassenheit trotz aller Umstellungen auf ein Leben mit einem Baby ist diese Phase auch hormonell verträglicher und gibt dem gesamten Körpersystem die Möglichkeit, sich auszubalancieren und nach den hormonellen Aufs und Abs wieder in ruhigeres Fahrwasser zu gelangen. Der Schilddrüse sowie dem Menstruationszyklus darf in der Stillzeit aufgrund ihrer engen Vernetzung zusätzliche Aufmerksamkeit geschenkt werden. Schilddrüse und Eierstöcke müssen wieder zu einer »nicht schwangeren« Organtätigkeit zurückfinden. Dies dauert manchmal einige Monate.

Wichtig ist, dass Sie in dieser Phase, auch wenn Sie nun für ein anderes Leben eine wichtige Funktion erfüllen, sich selbst nicht vergessen. Selbstfürsorge ist für jede Frau essenziell, um die eigene Lebenskraft und Gesundheit zu erhalten. Fragen Sie sich deshalb: Kümmern Sie sich viel um andere? Kommen erst Kind, Mann, Haushalt und Arbeit und ganz zum Schluss Sie? Auch alle kreativen Babys benötigen im übertragenen Sinne eine »Stillzeit«. Projekte müssen mit Energie versorgt werden, Aufmerksamkeit genießen, um zu voller Größe reifen zu können.

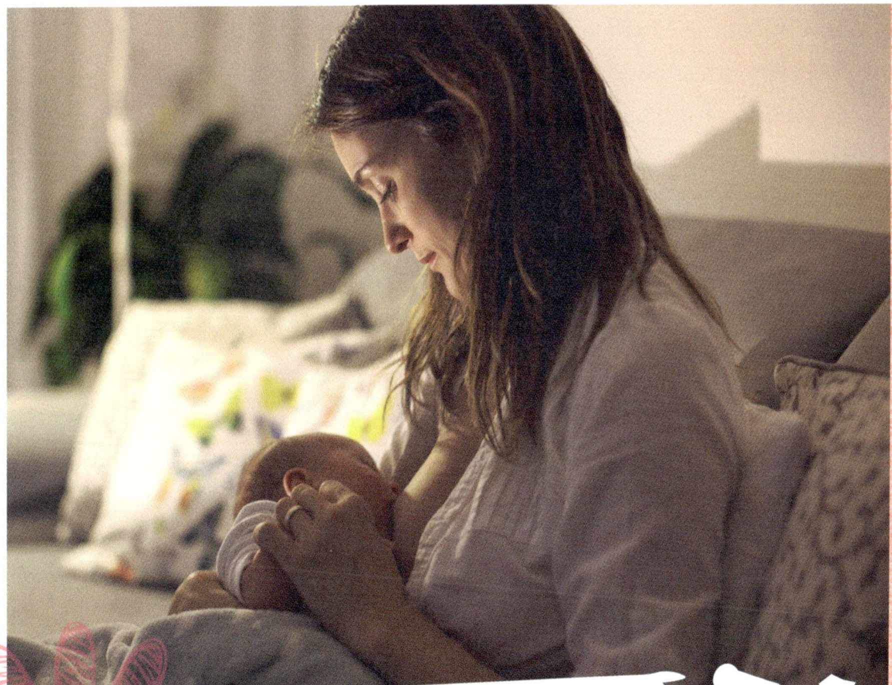

Prä- und Perimenopause – die Reifung der Mutter und Frau

Fühlen Sie sich manchmal wie in einem Hamsterrad? Geht womöglich gerade Ihr Sexleben den Bach hinunter? Macht sich so manches Zipperlein körperlich bemerkbar? Die Zeit der Prä- und Perimenopause ist oft von diesen Erscheinungen geprägt – sie umfasst die Lebensjahre der Frau zwischen 35 und 50. Üblicherweise haben wir bis zu dieser Phase unsere Karriere vorangetrieben, leben in einer festen Beziehung, haben ein, zwei, drei Kinder geboren – und all das, Beruf, Kinder, Haus, Hund und Partner wollen und müssen gemanagt werden. Zugleich verändern die Hormondrüsen sich bereits in Richtung Menopause. Wenn dann auch noch das Alphatier Cortisol infolge von Stress auf der Überholspur entlangrast und die Eierstöcke nach ein paar Schwangerschaften und vielen Monatszyklen schon so manche Produktionspause einlegen, die Schilddrüse aufgrund eines damit zusammenhängenden Progesteronmangels nicht mehr richtig funktioniert oder durch die Interaktionen mit den anderen Hormondrüsen weniger ihrer Hormone ausschüttet, dann sind im Tohuwabohu zwischen Elternabend, geforderter Mitarbeit der Eltern im Kindergarten, Fensterputzen, Einkaufen, Hausaufgabenkontrolle und Projektabgabe beim Chef Gewichtszunahme, Zuckersucht, schmerzhafte Menstruationen und Schlafstörungen keine Seltenheit. Das Hormonkarussell dreht sich wieder – aber nicht aufgrund innerlicher Körpervorgänge, vielmehr wegen des Lebensstils und der täglichen Herausforderungen.

Um diese Phase – je nach Ausprägung bei Ihnen – gesundheitlich, energetisch und seelisch bestmöglich zu durchlaufen, ist **Selbstfürsorge** entscheidend. Schreiben Sie sich das Wort in großen Lettern auf und direkt darunter Ihre täglichen Maßnahmen dazu. Blocken Sie sich bewusst Zeiten nur für sich, und füllen Sie sie z. B. mit einem Massagetermin, einer Yogastunde oder mit der Lektüre eines Buches. Gehen Sie mal wieder mit Ihrer besten Freundin entspannt eine Tasse Kaffee trinken. Wenn Sie das Wort »Selbstfürsorge« aus Ihrem Sprachschatz verbannt haben und sich nicht um sich selbst kümmern, öffnen Sie Tür und Tor für Burn-out, Autoimmunthyreoditis, Diabetes und, und, und. **Stressmanagement** und das Ausbalancieren des Hormons Cortisol sind das oberste Gebot in der Prä- und Perimenopause.

Und noch etwas geschieht mit Ihnen in dieser Zeit: Sie werden immer wütender, weil Sie selbst hinter allem zurückstehen müssen – seien es die beruflichen Belange Ihres Partners oder die Krankengeschichte Ihrer Mutter. Machen Sie sich Ihre Lebensumstände immer wieder bewusst, und überlegen Sie, wie es Ihnen geht. Sprechen Sie aus, was Sie brauchen und sich wünschen – häufig halten Frauen das auch heutzutage noch zu sehr zurück. Frust und Wut sind die Folge. Diese Wut bleibt entweder unterschwellig-passiv, was für Ihr Umfeld äußerst unangenehm ist. Oder sie entlädt sich nach außen und sorgt womöglich für einen Scherbenhaufen, den Sie sich nicht wünschen. Die hohe Kunst in dieser Lebensphase ist, sich zu entspannen, das Leben zu genießen und ausreichend für sich selbst zu sorgen, um in der eigenen Kraft zu bleiben.

Kümmern Sie sich um Ihr Glück und Ihre Zufriedenheit. Sorgen Sie für sich wie für jedes andere Familienmitglied: Gönnen Sie sich eine entspannende Massage an einem festen Wochentag, regelmäßige Wochenenden nur mit Ihren Freundinnen und Abstand vom Alltag, oder schenken Sie sich selbst einmal einen wunderschönen Blumenstrauß. Sie sind nur dann ein Segen für alle anderen, wenn Sie zufrieden und ausgeglichen sind. Und dafür müssen Sie selbst Sorge tragen, denn das wird kein anderer für Sie tun.

Menopause – die weise Frau

Sind Sie schon 50 geworden? Wird Ihr Zyklus unregelmäßiger, oder hat er bereits aufgehört? Sind Ihre Kinder aus dem Haus und Sie damit konfrontiert, welche Aufgaben in Ihrem Leben jetzt auf Sie warten?
Farida Shaw vergleicht die auf- und abbauende Energie des Menstruationszyklus mit einer Art »Wechselstrom«, der sich in der Menopause zunehmend zu einer Art »Gleichstrom« verdichtet. Sobald uns diese Energie anfüllt, öffnen wir uns der Weisheit der alten Frau.

Als Menopause wird die Zeit bezeichnet, die auf die endgültig letzte Menstruation folgt. Definitiv in der Menopause befinden sich Frauen, die ein Jahr lang keine Monatsblutung mehr hatten. Sie wird auch als Klimakterium oder Wechseljahre bezeichnet und ist ein eigenes Stadium im Leben einer Frau, das 6 bis 13 Jahre umfassen kann.
Diese Zeit im Leben einer Frau besitzt wie keine andere das Potenzial, die spezifischen weiblichen Kräfte zu verstehen und zu erschließen, sofern es uns gelingt, die negativen Einstellungen zur Menopause, wie sie in unserer Kultur seit Jahrhunderten vorherrschen, zu überwinden. Dr. Christiane Northrup ist überzeugt, dass sich die Sicht auf das Klimakterium ändern und eine radikal andere sein wird, wenn die geburtenstarken Nachkriegsjahrgänge mit ihrer großen Anzahl von Frauen durch die Wechseljahre gegangen sind.
Frauen haben mittlerweile eine durchschnittliche Lebenserwartung von 84 Jahren – wenn sie mit Mitte 40 bis 50 in die Wechseljahre kommen, haben sie also noch ca. 35–40 Lebensjahre zur aktiven Gestaltung vor sich. Im Vergleich dazu hatten Frauen, die um 1900 geboren wurden, insgesamt ein Leben von etwa 48 Jahren vor sich. Die Menopause könnte man also heutzutage statt als »Herbst des Lebens« als »Frühling der zweiten Lebenshälfte« ansehen.
Wechseljahresbeschwerden sind weit verbreitet, wenn auch nicht jede Frau darunter leidet. Sie sind ein präsentes gesundheitliches Thema in unserer Gesellschaft. Dabei gibt es große individuelle Unterschiede. Mit der Menopause sind viele Frauen nicht nur mit den klassischen Symptomen he-

rausgefordert, vielmehr stellt diese Zeit auch den Übergang zu vermehrten Alterungsprozessen und deren körperlichen Manifestationen dar. Es geht also nicht nur um Hormonausgleich, sondern auch um eine intensive aktive Gesunderhaltung von Körper und Geist.
Neben den körperlichen Veränderungen bringen uns die Wechseljahre einen Weckruf. Dieser fordert uns auf, zu klären und zu reinigen, was nicht mehr in unser Leben passt, und zu uns selbst zu finden. Die Astrologie kennt als Pendant zu solchen Prozessen die Energie des Planeten Pluto. Er will, dass wir alle »Zwiebelschichten« abwerfen, um zu unserem Kern vorzudringen.
Die Menopause ist als Aufforderung zu verstehen, in der zweiten Lebenshälfte wirklich zu gedeihen und den eigenen Weg bis zum Ende des Lebens kreativ, wissend und entschlossen zu gehen. Wir können wählen zwischen »*Stirb*« oder »*Werde*«. Entweder unterdrücken wir als freundliche, angepasste ältere Dame unser Potenzial, öffnen Alterungsprozessen und Krankheit die Tür, oder wir lassen sich nicht weiterentwickelte Freundschaften und Beziehungen, abgestorbene Triebe und Träume hinter uns und geben unserem Selbstausdruck, unserem Mut zur Entscheidung und der Kreation eines neuen, lebendigen Lebens den Vorzug.
Bei den Kelten sah man das Mädchen als Blume, die erwachsene Frau und Mutter als Frucht und die ältere Frau als Samen, in dem sich die Anlage und das Wissen für die anderen Pflanzenteile sammeln. Nach der Menopause war es die Aufgabe der Frauen, ihre Weisheit und ihr Wissen allen zuteil werden zu lassen.
In indianischen Kulturen konnte eine Frau erst nach der Menopause Schamanin werden. Man war der Meinung, dass ihr »weißes« Blut dann bewahrt und nicht zyklisch vergossen wurde.
Tamara Slayton, Gründerin der »Menstrual Health Foundation«, sagt über eine richtig verstandene Menopause, dass sie für die Frauen die nächste Ebene der Initiation in ihre persönliche Kraft ist. Wenn es uns gelingt, die höhere Lebenserwartung von Frauen und den Prozess des Älterwerdens positiv zu betrachten, dann werden aus diesen Jahren tatsächlich Reifungsprozesse – wie die Rose, die zur Hagebutte wird, zur saftigen Frucht, die die Samen in sich trägt.

Dass die Wechseljahre als Jahre der Weisheit bezeichnet werden, findet sogar eine körperliche Entsprechung: Die Gehirnhormone FSH und LH, die im fruchtbaren Alter die Ovulation im Menstruationszyklus anstoßen, bleiben nach der Menopause permanent auf einem hohen Niveau.

Welche Weisheit soll damit zur Reifung gebracht werden?

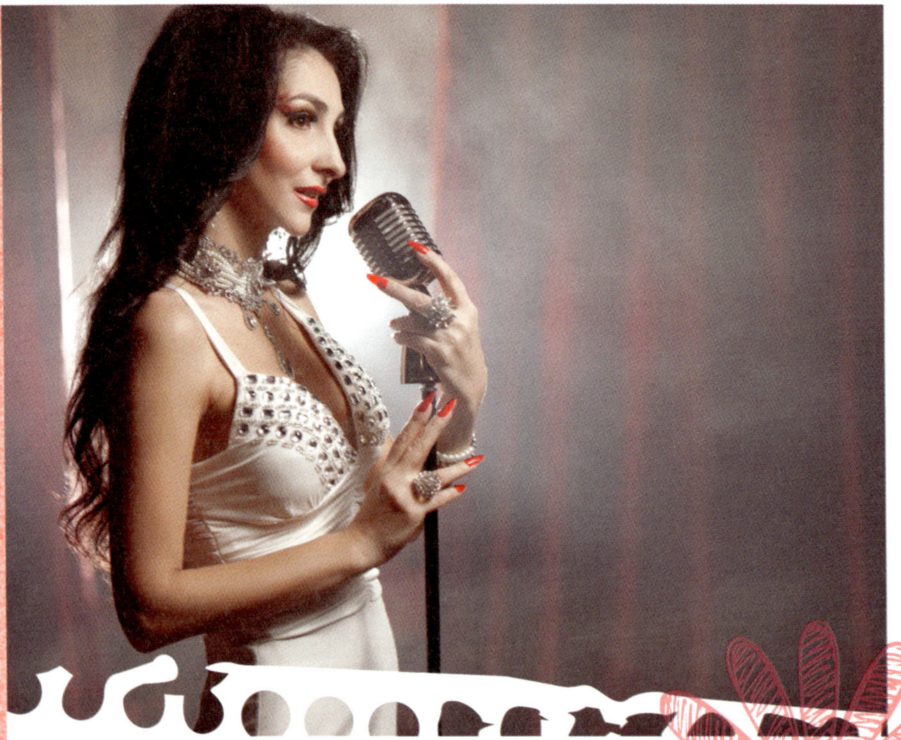

Die selbstbestimmte, starke Frau der heutigen Zeit – Kreation und Ausdruck der neuen Göttin

Wo stehen wir heutzutage, nach vielen Jahren der Emanzipation und der Rollensuche von Frauen und Männern? Diese Frage lohnt einer tieferen Betrachtung.

Was ist unser authentischer weiblicher Selbstausdruck? Wie funktioniert ein selbstbestimmtes Leben als Frau praktisch in der heutigen Zeit? Und welche Auswirkungen hat es auf die komplexen Zusammenhänge von Hormon-, Nerven- und Immunsystem?

Ich habe eine Leadership-Trainerin, die seit mehr als 20 Jahren Frauen zu diesem Thema begleitet und trainiert, gebeten, ihre Gedanken dazu mit uns zu teilen.

»Sinnlichkeit ist eine der großartigen Gaben, die Frauen zu Göttinnen macht. Die Kraft von uns Frauen liegt in unserer intuitiven Weisheit, unserer Gabe zur Entspannung, unserer Sinnlichkeit, unserem großen Herzen und in unserer Bereitschaft, uns um andere Menschen zu kümmern.

Vor über 7000 Jahren, im Zeitalter des Matriarchats, war das ein natürlicher Zustand für Frauen. Sie waren gleichzeitig sinnlich, stark, sensitiv, intuitiv, wach und weise. Männer haben diese Qualitäten geschätzt und Frauen als Ratgeber gesucht.

Davon ist in den letzten Jahrtausenden viel verloren gegangen – für uns Frauen, aber auch für die Männer. Und so wissen viele Frauen nicht mehr, welche Stärken sie haben, welches Naturell in ihnen steckt.

Eine Frau kann jedoch nur selbstbestimmt und stark sein, wenn sie weiß, wer sie ist! Sie kann nur glücklich sein, wenn sie sich im Klaren darüber ist, was sie glücklich macht. Wenn sie tief in sich um ihre Herzenswünsche weiß, kann sie sich auf den Weg machen und dafür sorgen, dass diese in Erfüllung gehen. Eine der Voraussetzungen dafür ist, dass sie ihre Talente erforscht hat und diese auch aktiv auslebt. Dadurch erkennt sie auch, welche Partnerschaft zu ihr passt. Sie weiß, womit sie anderen einen Dienst erweisen kann und welchen Beitrag sie für die Welt leisten möchte.

Indem die Frau heute wieder lernt, die Verantwortung für ihre eigene Happiness, *die Erfüllung in ihrem Leben und ihren Spaß zu übernehmen, kann sie sich entspannen und ihre Sinnlichkeit für sich selbst und als Segen für andere leben. Wenn wir alle bewusst wahrnehmen würden, welche Auswirkung das auf ein friedliches menschliches Zusammenleben hat und welche Attraktivität das insbesondere auf Männer ausübt – es würden sich mehr Frauen auf diesen Weg begeben.*

Diesen Weg zu gehen, erfordert Mut und vor allem die Bereitschaft, Neues zu wagen. Womöglich erhalten wir Frauen dafür nicht von allen Zustimmung. Denn es bedeutet, sich selbst treu zu bleiben, auch auf die Gefahr hin, den einen oder anderen aus seinem Umfeld zu verlieren. Das Geschenk, das wir Frauen uns selbst und anderen machen, ist mehr Power, Lebendigkeit in allen Zellen, ein gestärkter Selbstwert und eine stabile weibliche Gesundheit. Besonders positiv wirkt sich dies auf die Wahrnehmung und eine glückliche Stimmungslage der Frau aus.

Der selbstbestimmten starken Frau geht es nicht an erster Stelle um sie selbst. Ihre eigene Happiness *ist Grundlage dafür, auch anderen zu ihrem Glück zu verhelfen. Im Flugzeug müssen Sie sich bei Sauerstoffmangel zuerst selbst die Maske aufsetzen, um vielen anderen helfen und damit Leben retten zu können!*

Die Göttin von heute mischt sich ein. Sie traut sich, auch unangenehme Wahrheiten auszusprechen, und macht Schluss mit ›nettem‹, scheinheiligem Getue. Die Göttin hat ihr Herz geöffnet und praktiziert bedingungslose Liebe für alle. Sie ist neugierig und interessiert an Menschen. Die Fähigkeit, das Leben in vollen Zügen zu genießen, hat sie sich bewahrt. In ihrer Sinnlichkeit und ihrem authentischen Selbstausdruck ist sie für alle eine Freude.

Ladies – let's rock the party!«

Margit Königsecker zum »Pleasure Principle« für die Frau von heute

Als ich mein erstes Frauentraining zum »Pleasure Principle« besuchte, entdeckte ich meine weibliche Kraft völlig neu – meine Partnerschaft wurde harmonischer, und mein Business erfuhr eine Wandlung. Ich führte es danach tatsächlich weiblicher – im Training hatten wir dies gelernt. Ich zog mehr Klienten an und habe seitdem sehr viel mehr Freude an meinem täglichen Tun. Der Zugang zu meinen weiblichen Ressourcen wurde neu initiiert. Ich durfte eine empfangende, weibliche Haltung einnehmen, die ich in diesem Umfang niemals zuvor erspürt hatte. Eine Transformation fand statt, die mich in allen Zellen friedlich und gelassen machte und mich zu mehr Stärke und Selbstbewusstheit führte. Dies mit Worten zu beschreiben, gelingt nur bedingt.
Ich kann es Ihnen, wenn Sie selbstbestimmt und stark als Frau leben möchten, sehr ans Herz legen, zum Wohle Ihrer selbst und Ihres Umfeldes an Ihre verloren gegangenen Qualitäten anzuknüpfen.

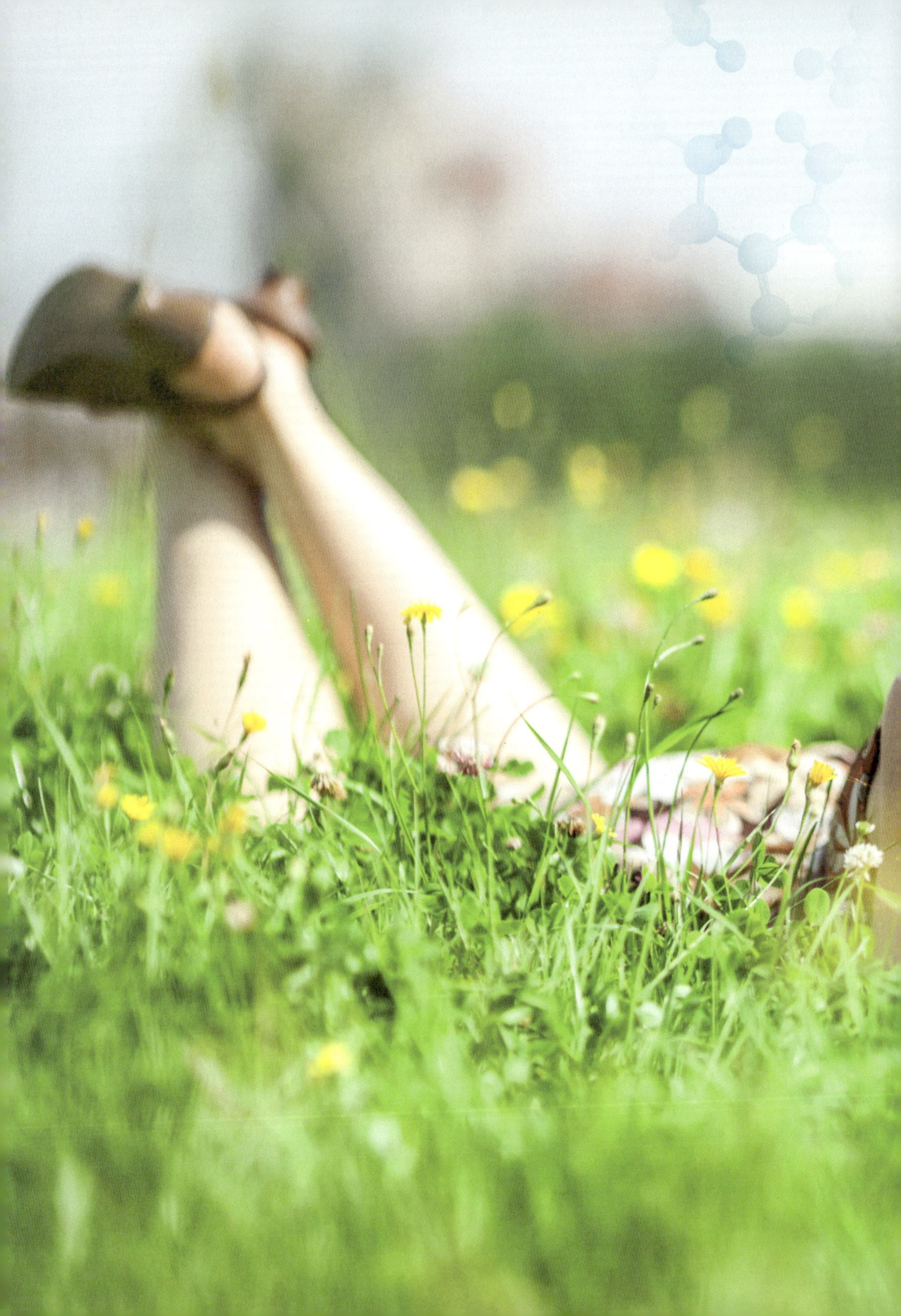

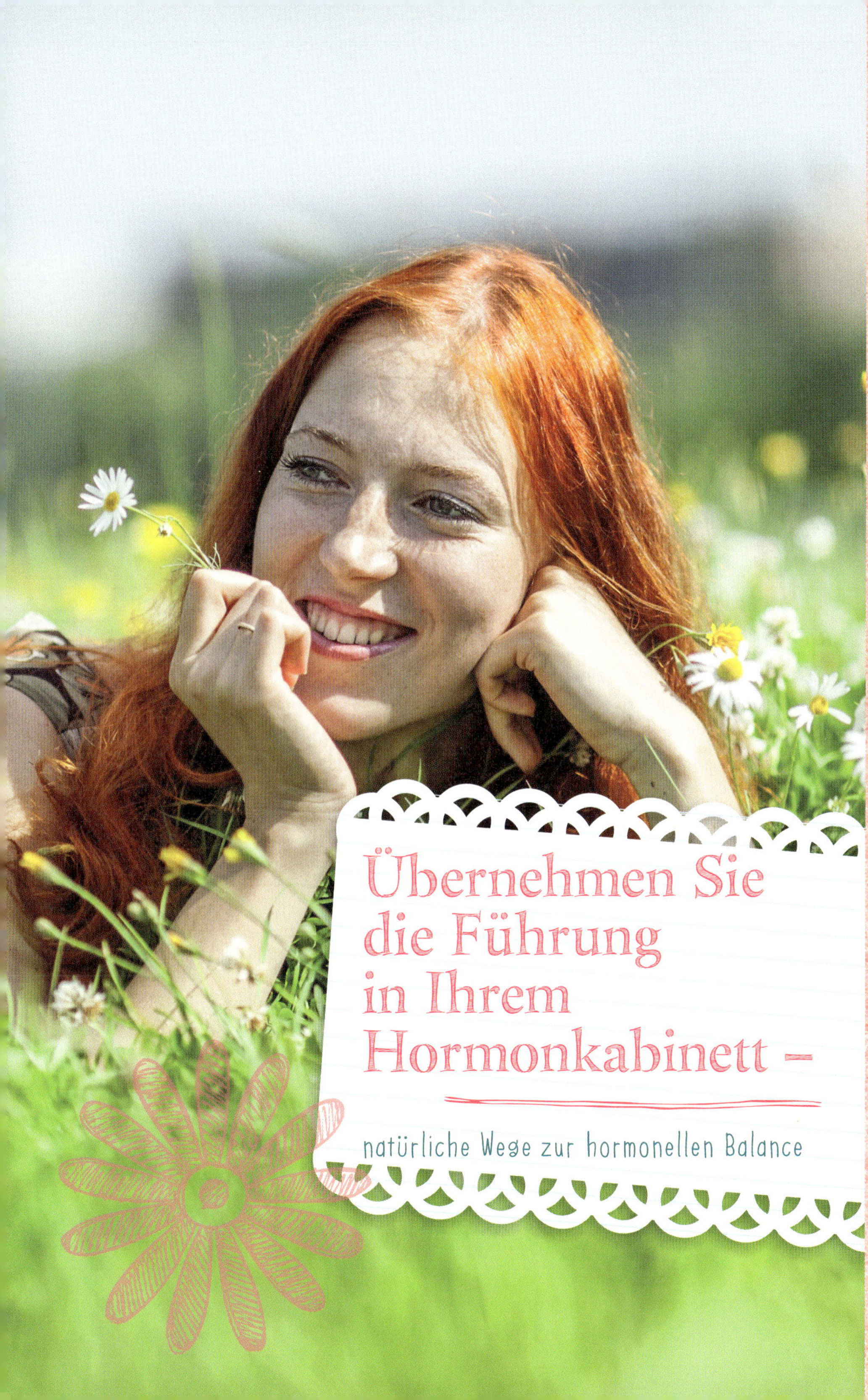

Übernehmen Sie die Führung in Ihrem Hormonkabinett –

natürliche Wege zur hormonellen Balance

Die ausführlichen Beschreibungen der einzelnen Organe, wichtiger Hormone und ihres komplexen »Spiels« miteinander in den vorangegangenen Kapiteln haben im Prinzip nur einen Zweck – Sie durch Information zu einem eigenverantwortlichen Handeln im Sinne Ihrer Gesundheit zu befähigen und an die Spitze der Regierung Ihres Hormonkabinetts zu setzen. Rüdiger Schmitt-Homm, Physiologe, Gerontologe und Dozent für Präventivmedizin, und Simone Homm, Allgemeinärztin mit Studienabschlüssen in Sportwissenschaft und Psychologie, schreiben in ihrem *»Handbuch Anti-Aging und Prävention«* zum Thema Hormone: »Sie fragen sich vielleicht: Muss ich mir als Laie die Namen und Funktionen dieser Hormone merken? – Unbedingt! Denn dann und nur dann werden Sie in der Lage sein, Ihre individuelle Gesundheitssituation zu verbessern, beschleunigte degenerative Prozesse zu verhindern und Ihre Gesundheit zu erhalten. Das gilt auch, wenn Ihr Arzt sich mit diesen Zusammenhängen auskennt und Sie optimal betreut.«

Ich habe mich mehr als einmal beim Schreiben dieses Buches gefragt, ob ich die Zusammenhänge in dieser Komplexität ausführen soll. Als ich die Aussage der beiden Mediziner entdeckte, ermutigte mich das, alles in der Art und Weise niederzuschreiben, wie es Ihnen nun vorliegt. Das Hormonsystem mit seiner Nähe zum Nerven- und zum Immunsystem benötigt Ihr Verständnis und Wissen, damit Sie gezielt Ungleichgewichte erkennen und ausgleichen können. Sie müssen sich nicht alles im Detail merken, doch manche Zusammenhänge sind für Ihr Leben, zu Ihrem Wohle wichtig. Zu wissen, wo Sie nachsehen und Unterstützung finden können, ist ebenso wertvoll.

Bis hierhin haben Sie sich tapfer durch die Komplexität des Hormonsystems gearbeitet. In diesem Kapitel möchte ich Ihnen aus dem großen Fundus an Optionen für ein gesundes Hormonsystem einige großartige aufzeigen. Jede Maßnahme, soll sie von effektiver Wirkung auf Ihr Hormonsystem sein, muss individuell gewählt und ggf. engmaschig angepasst werden. Da auf diesem Gebiet weiterhin intensiv geforscht wird und auch in naher Zukunft mit neuen Ergebnissen zu rechnen ist, erfordert die Behandlung Offenheit, Flexibilität und Neugier von Ärzten, Therapeuten und auch von den Patienten.

Als erfolgreiche Regierungschefin benötigen Sie:

- ein uneingeschränktes Ja zu Ihrer Gesundheit, eine ehrliche Beobachtung Ihres Körpers und Ihrer Gewohnheiten und den festen Willen, sich um sich selbst zu kümmern
- regelmäßige »Regierungstermine«, die Sie Ihrem Hormonsystem widmen
- ein exzellentes »Beraterteam« aus Arzt, Heilpraktiker/Therapeut und Gesundheitscoach, das Sie bei allen »Regierungsvorhaben« unterstützt mit Hormongaben, sonstiger Medikation, Stressreduzierung, Entgiftung, Massagen, Veränderungen von Lebensgewohnheiten, Motivation und Training
- einen Sparringspartner oder guten Freund, der an Ihrer Seite ist und zusammen mit Ihnen dafür sorgt, dass Sie Ihre Ziele erreichen

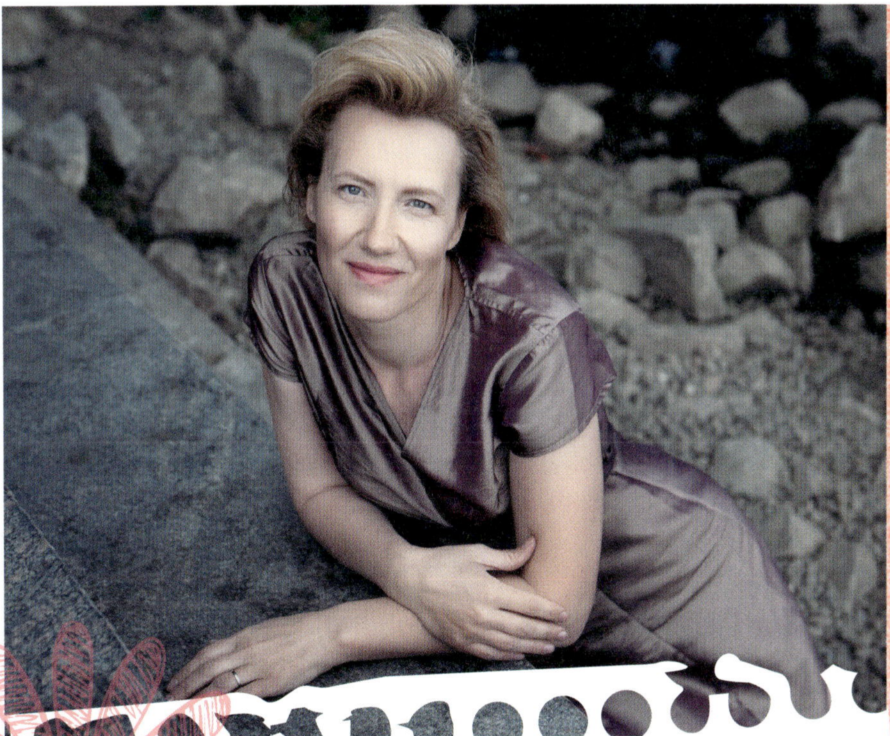

Speziell zum Thema (unerfüllter) Kinderwunsch liegt mir am Herzen, all den Frauen, die sich Kinder wünschen, zu sagen, dass mit gut überlegten, natürlichen Maßnahmen, etwas Geduld und konsequentem Handeln auf verschiedenen Ebenen im besten Fall eine sichere Empfängnis und Schwangerschaft möglich ist. Mit diesem Thema sind häufig Erwartungen, Enttäuschungen, Trauer, Belastungen in der Beziehung und nicht selten in der Folge mangelnder Selbstwert und Zweifel an sich selbst verknüpft. Ich will Sie ermuntern, neugierig zu werden, wie jenseits von Kinderwunschpraxis und moderner Reproduktionsmedizin die Natur dafür sorgen kann, dass Sie empfänglich werden und ein Kind austragen. Heilpflanzen begleiten Menschen seit vielen tausend Jahren, die moderne Reproduktionsmedizin ist nur wenige Jahrzehnte alt. Sie war ein Durchbruch in der Medizin und hat sicherlich bereits vielen Paaren dazu verholfen, ein Kind zu bekommen. Doch sie ist nicht der einzige Weg, den es sich lohnt zu gehen – zumal die chemisch-synthetischen Hormongaben für die Frauen belastend sind und durchaus auch Nebenwirkungen wie Myom- und Zystenbildungen vorkommen. Wissenschaftler haben festgestellt, dass Kinder, die durch In-vitro-Fertilisation (IVF) gezeugt wurden, vermehrt Fehlbildungen der inneren Organe, Wachstumsstörungen des Skeletts und Tumore der Netzhaut aufweisen. Ich kann gut nachvollziehen, dass Paare den Weg der Reproduktionsmedizin einschlagen, um die Chance auf ein eigenes Kind und das damit verbundene Glück zu ergreifen. Aber hier möchte ich eine Lanze für die natürliche Fruchtbarkeitssteigerung brechen, denn die Erfolge sprechen für sich. Selbst bei jahrelang unerfülltem Kinderwunsch wirken Maßnahmen wie Entgiftungskuren, Leberpflege und Ausgleich des Säure-Basen-Haushaltes zusammen mit hormonell regulierenden Heilpflanzen und homöopathischen Verordnungen Wunder. Dabei kommt der Anregung des Eisprungs eine besondere Bedeutung zu, weil sich Frauen und Paare heutzutage oftmals erst jenseits eines Alters von 35 Jahren für ein Kind entscheiden. Bestimmte Untersuchungen sind nach Margret Madejsky, einer erfahrenen Kollegin im Bereich des natürlich unterstützten Kinderwunsches, angeraten, um die Gründe von ungewollter Kinderlosigkeit ausfindig zu machen. Diese stellen die Basis für einen erfolgreichen individuellen

Behandlungsansatz mit natürlichen Methoden dar:

- genaue Kenntnis des Zyklus mit Temperaturaufzeichnung, um den Eisprung möglichst exakt bestimmen zu können und abzuschätzen, ob es zu einem Eisprung kommt (Die Temperatur muss in der zweiten Zyklushälfte ansteigen. Bleibt sie über 8–10 Tage auf 36,9 Grad Celsius, kann dies ein Hinweis auf einen Gelbkörpermangel sein.)
- gynäkologische Untersuchung, um Aussagen zu Uteruslage, Eileiterbeschaffenheit, Vorhandensein von Myomen und Zysten, Vorliegen von Infektionen (u. a. Chlamydien, Bakterien, Pilze) treffen zu können (Sie schaffen bereits bei einem geringen Entzündungsprozess ein spermienfeindliches Milieu.)
- Bestimmung des Hormonstatus für FSH, LH, TSH, fT3, fT4, Progesteron, Östrogene, Testosteron, ggf. Pregnenolon, Prolaktin (Es muss eine Aussage zur Situation der Hypophyse, der Schilddrüse und der weiblichen Sexualhormone getroffen werden können. Stressbedingt gesteigertes Prolaktin und Pregnenolon wirken beide hemmend auf die Schilddrüsentätigkeit, wodurch es zu Unfruchtbarkeit kommen kann.)
- Postcoitaltest (12 Stunden nach dem Geschlechtsverkehr wird Schleim vom Muttermund entnommen und untersucht, ob und wie viele Spermien darin vorhanden sind. Dadurch kann eine Aussage zum Scheidenmilieu, zu einer möglichen Unfruchtbarkeit des Mannes sowie zu einer Spermaallergie getroffen werden.)
- Spermiogramm (Dieses liefert nach Untersuchung des Ejakulates des Mannes nach 2–7 Tagen Karenzzeit Hinweise zur Spermienanzahl (optimal > 40 Millionen), zur Beweglichkeit der Spermien (> 50 %), zur Menge (> 2 ml) und zum pH-Gehalt (ca. 7,2). Schwanken können die Werte durch Medikamente, Umweltgifte, Stress und Genussmittel. Darüber hinaus liefert ein Spermiogramm Erkenntnisse zu Entzündungen bzw. Erkrankungen von Hoden und Prostata.)

Hormonschätze aus der Natur – Heilpflanzen für Göttinnen

Es gibt wunderbare Hilfen aus der Natur. Diese umfassen kräutertherapeutische Rezepturen für Tinkturen oder Teemischungen, anthroposophische Heilmittel in Kombination mit Kräften aus dem Metallreich und homöopathische Potenzierungen von Pflanzen, Metallen oder Organen. Die sogenannte Organtherapie ist für ein angeschlagenes Hormonsystem oftmals eine vielversprechende Option, die Drüsen- und Hormonorgane – ob Schilddrüse, Nebenniere, Eierstöcke oder Hypophyse – zur Selbstheilung anzuregen. Ich präsentiere Ihnen hier eine gute Auswahl hormonell wirksamer Pflanzen und Präparate. Da eine Pflanze nicht immer nur für eine Behandlungsmöglichkeit einer speziellen Drüse oder eines Symptoms bzw. einer Befindlichkeit eingesetzt werden kann, sind auch die Mehrfachwirkungen aufgeführt. So, wie die Natur die Hormondrüsen vielfältig miteinander verbunden hat, gibt es zahlreiche Verbindungen zwischen den Heilmitteln. Sie finden zu den verschiedenen Lebensphasen, zu Symptomen und Organschwächen kurze Informationen zu einzelnen Heilpflanzen, phytotherapeutische, homoöpathische und spagyrische Pflanzenpräparate unterschiedlicher Hersteller, Salben mit ätherischen Ölen oder Metallen – ohne jeglichen Anspruch auf Vollständigkeit – und sogenannte Medizinalweine, die Sie aus vielen Kräutern und Gewürzen selbst herstellen können.
Gerade mit Letzteren möchte ich Sie inspirieren, selbst mit Pflanzen, Kräutern und feinen Kompositionen für Ihr Hormonsystem und für Ihre Sinne zu experimentieren – Gesundheitsvorsorge kann Genuss und Freude bringen. Heilmittel selbst herzustellen, gibt Ihrer Bemühung um ein ausgeglichenes Wohlbefinden eine andere Erlebensdimension. Sie werden nicht nur mit wunderbaren Düften aus der Kräuterküche verwöhnt, Sie bekommen auch einen intensiveren Bezug zu Ihrem Heilmittel und bemühen sich dadurch aktiv um Ihre Gesundheit.
Wie wäre es, abends oder am Wochenende in fröhlicher Frauenrunde gemeinsame Zeit mit Ihren Freundinnen zu verbringen und Genüsse u. a. mit Vanille, Rose und Safran anzubieten? So verbinden Sie Geselligkeit, Spaß und Gesundheit.

Heilpflanzen (Dosis und Einnahme nach individueller Verordnung)

- **Angelika** ***(Angelica archangelica* und *Angelica sinensis):*** regt Eisprung und Östrogenproduktion an, vor allem Angelica sinensis
- **Beifuß** ***(Artemisia vulgaris):*** fördert Eisprung, Entschlackung und Menstruation, regt die Östrogen- und Gestagenproduktion an, bei Post-Pill-Syndrom und Nebennierenschwäche, DHEA-Mangel; älteste Frauenheilpflanze, der Göttin Artemis (römisch Diana) gewidmet, der Göttin der Jagd und der Fruchtbarkeit
- **Blasentang** ***(Fucus vesiculosus):*** jodhaltige Braunalge, wirksam bei Jodmangelstruma und zur ausreichenden Jodversorgung in Schwangerschaft und Stillzeit, einsetzbar bei Übergewicht mit Schilddrüsenunterfunktion mit und ohne Struma
- **Damiana** ***(Turnera aphrodisiaca):*** sexuelles Tonikum, regt Eisprung und Libido an, erhöht die Sensibilität und Erregbarkeit der Haut (siehe Damianalikör)
- **Efeu** ***(Hedera helix):*** Pflanze mit hohem Jodgehalt, regt die Funktion der Schilddrüse an, bei Schilddrüsenunterfunktion, löst psychisch bedingte Krampfzustände, befreit die Atmung
  »Ohne Schilddrüse wären wir dumpfe, unbewusste Wesen, bar jeglicher Fähigkeit zur geistigen Bewusstwerdung.« (Roger Kalbermatten) Das Thema von Efeu: die tiefen Gründe des Schattens wollen von dem Licht der Selbsterkenntnis durchdrungen werden.
- **Frauenmantel** ***(Alchemilla vulgaris):*** gestagenartige Wirkung, bei Menstruationsbeschwerden (Krämpfen, starken Blutungen), zur Empfängnisförderung, im Wochenbett, zur Schlafförderung, in den Wechseljahren, bei Insulinresistenz/Diabetes, macht in Verbindung mit Kupfer aggressive Frauen weiblicher und sanftmütiger, setzt in Kombination mit *Pulsatilla* den hormonellen Reifungsprozess in der Pubertät in Gang; *die* Frauenpflanze und Schutzmantel für die weibliche Psyche
- **Granatapfel** ***(Punica granatum):*** Samen enthalten Östron, seine Signatur ist die Fruchtbarkeit
- **Hopfen** ***(Humulus lupulus):*** steigert die weibliche Libido, wirkt in Zubereitungen aus frischen Hopfenzapfen östrogenähnlich

- **Melisse *(Melissa officinalis):*** wirkt antithyreotrop (einer Schilddrüsenüberfunktion entgegen) und mild östrogenartig
- **Mönchspfeffer *(Vitex agnus-castus):*** wirkt prolaktinsenkend und dopaminerg, hat dadurch einen Gestageneffekt, vor allem bei Frauen, die noch im fruchtbaren Alter sind und eine aktive Eierstockfunktion haben – in der Menopause oder danach ist er meist nicht mehr ausreichend wirksam, dämpfende Wirkung auf den Sexualtrieb (daher sollte der Einsatz gut abgewogen werden)
- **Küchenschelle *(Pulsatilla vulgaris):*** bei vielen Frauenbeschwerden, z. B. PMS, Post-Pill-Syndrom, Gelbkörperregulation, in der Pubertät bei Essstörungen, Launenhaftigkeit, Schüchternheit, vor allem in Kombination mit anderen Mitteln oder in einer zyklusabhängigen, biphasischen Anwendung, wird in verschiedenen homöopathischen Potenzen (D4, D30, C30, C200) angeboten – manchmal ist es sinnvoll, aufeinanderfolgende Gaben in verschiedenen Potenzen zur seelischen und hormonellen Behandlung zu verabreichen.
- **Mariendistel *(Silybum marianum):*** regeneriert die Leber, auch nach Langzeiteinnahme von oralen Kontrazeptiva
- **Rosenwurz *(Rhodiola rosea):*** positive Wirkung auf die Dopamin-, Noradrenalin- und Serotoninspiegel, steigert die geistige und körperliche Leistungsfähigkeit, verbessert den Schlaf und wirkt antidepressiv, cortisolsenkend; die Pflanze für die hypothalamisch-hypophysäre Nebennierenachse
- **Rosmarin *(Rosmarinus officinalis):*** wirkt östrogenisierend und damit Eisprung- und menstruationfördernd, mildes Aphrodisiakum, regt die Keimdrüsentätigkeit an
- **Salbei *(Salvia officinalis):*** schweißhemmende und östrogenartige Wirkung
- **Ashwaghanda *(Withania somnifera):*** ayurvedische Pflanze, wirkt auf die Nebennieren und die Schilddrüse, reduziert die Cortisolfreisetzung, steigert die Energie, allgemeines Stärkungsmittel, wirkt stimulierend auf die Hormonsynthese von T4 und T3, antioxidativ; leistungsstarkes Mittel für das hormonelle Gleichgewicht

- **Silberkerze *(Cimicifuga racemosa)*:** reduziert Hitzewallungen um 50 Prozent; meist gebrauchte Pflanze mit östrogenartiger Wirkung in den Wechseljahren
- **Taigawurzel *(Eleutherococcus senticosus)*:** antibakterielle und antivirale Wirkung, stärkt das Immunsystem, Regenerativum für die körperliche und psychische Widerstandskraft, Nebennierentonikum, verringert die Adrenalinausschüttung
- **Wolfstrapp *(Lycopus europaeus* oder *virginicus)*:** wirkt antithyreotrop und senkt Prolaktin
- **Yamswurz *(Dioscorea macrostachya)*:** enthält das Steriodsaponin Diosgenin, das früher für die Pille isoliert wurde; heute wird aus der Yamswurzel bioidentisches Progesteron synthetisiert, z. B. als verschreibungspflichtige Progesteroncreme transdermal bei Gelbkörpermangel oder Dysmenorrhoe

Präparate/Organpräparate/Metalle

(Dosis und Einnahme nach individueller Verordnung)

- **Remifemin plus (Schaper und Brümmer):** hochdosiert 6–8 Wochen bei klimakterischen Beschwerden und Hitzewallungen – das Motto des Mittels allgemein: »Das Leben ist wieder heller!«
- **Alchemilla comp. (Ceres):** Stärkung des Yin-Pols, einsetzbar bei Nervosität, Hitzewallungen und Hyperthyreose
- **Aurum jodatum D6–D12:** begleitendes Mittel bei Ovarial- und Schilddrüsenzysten mit Schilddrüsenfehlfunktionen, auch bei Myomen
- **Löwe-Komplex Nr. 14 Ovaria (Infirmarius):** klimakterische Beschwerden, klimakterische Depression, mangelnde Libido, Dysmenorrhoe
- **Rhapontikrhabarberwurzelextrakt ERr 731®:** Phytoestrol bei Wechseljahresbeschwerden, Hitzewallungen
- **Ovaria comp. (Wala):** Anregung der Keimdrüsen bei ovarieller Insuffizienz, mondhafte Arznei – fördert den Eisprung und die weiblichen Rhythmen, regt die körpereigene Östrogenproduktion an, nach der Anti-Baby-Pille

- **Colchicum comp. (Weleda, verschreibungspflichtig):** bei Schilddrüsenvergrößerung mit Tendenz zur Überfunktion, begleitend bei Struma nodosa (Schilddrüsenknoten), ggf. auch bei autonomen Adenomen in der Schilddrüse
- **Corpus luteum D6:** homöopathisch potenziertes Organpräparat vom Gelbkörper, soll die Gelbkörperreifung anregen
- **Cuprum metallicum D6:** das Metall Kupfer ist der Venus zugeordnet, homöopathisches Kupfer ist eines der wichtigsten Mittel in der Frauenheilkunde – es regt die Nieren an und verbessert die Verwertung von Eisen im Körper, ist fruchtbarkeitsfördernd, luststeigernd und krampflösend
- **Melissa/Phosphorus comp. (Weleda):** bei Kinderwunsch und nach Absetzen der Pille, reguliert den Gelbkörper, auch bei PMS mit Ödemen, Blähungen und psychischen Affektionen
- **Solunat Nr. 16 (Soluna):** enthält einen Kupferimpuls, der auf die Hormonachse bzw. Hormondrüsen allgemein wirkt, für Venuskräfte, Nierenkraft, Nebennierenstärkung, begleitend emotional ausgleichend
- **Thyroidea ferrum (Wala):** bei Erschöpfung, Kraftlosigkeit und Antriebsschwäche, zur rhythmischen, zirkadianen Therapie geeignet, reguliert leichte Unter- und Überfunktionen der Schilddrüse, enthält das Marsmetall Eisen, den perfekten Antagonisten zum Venusmetall Kupfer, ersetzt im besten Fall ca. 25 µg chemisch-synthetische T4-Hormongabe für die Schilddrüse
- **Thyroidea comp. (Wala):** bei Schilddrüsenübererregung bzw. Schilddrüsenüberfunktion, enthält Kupfer in Form von Chalkosin-Kupfersulfid (Venus) und Belladonna (»die schöne Frau«) – beide entspannen im energetischen Bereich, auch den Blutdruck; Thyroidea ferrum und Thyroidea comp. sind zwei Mittel, die sehr gut als rhythmisierende Gaben im Rahmen einer Chrono-Hormon-Therapie gegeben werden können (siehe »Rhythmik im Hormonsystem«).
- **Aurum/Apis regina comp. (Wala):** Stärkung der ICH-Kräfte bei Nebennierenschwäche und Schilddrüsenfehlfunktionen mit psychischer Beteiligung, enthält Gold, das Metall der Sonne, für ein gesundes Selbstvertrauen und Regeneration von Burn-out und Nebennierenschwäche

- **Metaharonga (Metafackler):** spricht die endokrinen Funktionen des Pankreas an, begleitende Behandlung von Diabetes, ist toxinbindend und entzündungswidrig, stimuliert den »inneren Alchemisten«, die Lebenskraft, und wirkt als indirektes Aphrodisiakum
- **Gandulae F Gastreu R20 (Reckeweg):** homöopathisches Organmittel mit Potenzierungen aller Hormondrüsen – gibt einen umfassenden Heilimpuls auf die gesamte hormonelle Achse

Salben

- **Kupfersalbe rot (Weleda):** bei sexueller Unlust, Nebennierenschwäche, Unfruchtbarkeit, Kälte und Frieren im unteren Körper; Einreibung auf den unteren Rücken, unterhalb des Nabels und die N1-Meridianpunkte an den Füßen
- **Conium Salbe N (DHU):** Regulation (nicht Dämpfung) endokriner Drüsen durch den Schierling; bei nächtlicher Unruhe, Hitzewallungen und Schlafstörungen abendliche Einreibung der eher übererregbaren Schilddrüse
- **Schilddrüsenbalsam Nr. 1 (Eigenherstellung der Marktapotheke Greiff):** mit 100 % reinen ätherischen Ölen von Lavendel, Schafgarbe, Kamille, Myrte, Kreuzkümmel, Weihrauch; bei Überfunktionsneigung der Schilddrüse mit oder ohne Entzündungszeichen
- **Schilddrüsenbalsam Nr. 2 (Eigenherstellung der Marktapotheke Greiff):** mit 100 % reinen ätherischen Ölen von Zitronengras, Orange, Myrte, Minze, Myrrhe, Syzygium; bei Schilddrüsenunterfunktion und/oder Entzündungsneigung, unterstützt die Umwandlung von T4 in T3
- **Schilddrüsenbalsam Nr. 3 (Eigenherstellung der Marktapotheke Greiff):** mit homöopathischer D4-Thyroidea-Potenz und reinen ätherischen Ölen von Wacholder, Zitrone, Orange, Rosmarin, Waldkiefer, Aniba rosaeodora, Oregano, Bitterorange, Engelwurz; bei Schilddrüsenunterfunktion
- **Thyreodoron Salbe (Weleda, verschreibungspflichtig):** bei Schilddrüsenentzündungen, auch bei Morbus Hashimoto und Schilddrüsenvergrößerungen mit euthyreoter Schilddrüsenfunktion

Spezialmischungen (Dosis und Einnahme nach individueller Verordnung)

Powertropfen für die Frau (nach Olaf Rippe):

- Cuprum arsenicosum D6
- Turnera diff. Ø
- Ignatia D12
- Moschus D8
- Panax Ginseng Ø

aa ad 100.0

Rezept, das Sie mit dieser Anweisung über Ihre Apotheke zubereiten lassen können – z. B. über die Firma Spagyra in Österreich
Gutes Mittel für mehrfach belastete Frauen z. B. in der Prä- und Perimenopause, das Kupfer – das Venusmetall – und die Lebenskraft stärkende Pflanzen enthält.

Teerezept bei Diabetes (nach Zimmermann) – ggf. in Kombination mit Diabetes-Complex Tropfen (Weber & Weber)

- Geißrautenkraut (Galegae off. Herba cc.)
- Bohnenschalen (Phaseoli cortex cc.)
- Heidelbeerblätter (Myrtilli folia cc.)
- Frauenmantelkraut (Alchemillae vulg. Herba cc.)
- Stiefmütterchenkraut (Violae tric. Herba cc.)

aa ad 100.0
M. f. spec.

2 TL des Tees mit 200 ml Wasser kalt ansetzen, aufkochen und 10 Minuten ziehen lassen. Zu jeder Mahlzeit eine Tasse trinken.

Selbst herstellbare Kräuterelixiere

Pflanzen entfalten häufig eine hohe Wirksamkeit, wenn ihre Stoffe in Wasser oder Alkohol gelöst werden. Bereits in der Antike, im Mittelalter und bis heute (denken Sie an den Melissengeist) wurden Medizinalweine (alkoholische Arzneien und Tinkturen) hergestellt, um die Kräfte aus den Pflanzen für den Menschen zugänglich und nutzbar zu machen. Im Sinne des Hormonsystems wirken die aufgeführten Rezepte als Tonikum und Lustförderer ganz allgemein aufs Leben. Im Speziellen aphrodisierend, erotisierend, stimulierend, energiefördernd, stimmungsaufhellend und lebensbejahend.

Hirschzungenelixier nach Hildegard von Bingen

Hirschzungenelixier ist eines der besten Hildegard-Heilmittel, um Hormonregulationsstörungen auf sanft eingreifende Weise positiv zu beeinflussen. Es ist einfach selbst herzustellen und verbreitet einen feinen Duft in Ihrer Küche.

› 6 g Hirschzungenfarnkraut, getrocknet
› 1 l Rotwein, lieblich
› 100 g Honig
› 5 g Langpfeffer
› 20 g Zimtrinde

Hirschzungenfarnkraut in Wein kochen. Honig hinzufügen und alles ein zweites Mal aufkochen. Mit Pfeffer und Zimt nochmals aufkochen. Abschäumen, absieben und steril abfüllen.

6–8 Wochen lang je 1 Likörglas oder etwas weniger vor und nach dem Essen einnehmen. In der ersten Woche nehmen Sie zur Gewöhnung nur 1 Likörglas nach dem Essen ein.

Das Elixier hilft besonders »bei Fäulnis und Schleim« – so wurde das zu Hildegards Zeit ausgedrückt, wenn der gesamte Stoffwechsel träge und verschlackt war aufgrund eines gestörten Leberstoffwechsels. Auch die Lunge wird mit diesem Mittel gereinigt. Einsatzgebiete sind Bronchitis, Husten und Asthma. Bei Autoimmunerkrankungen ist zusätzlich eine Darmreinigung mit Bärwurz-Birnen-Honig angeraten.

Damianalikör

- 2 Handvoll Damianakraut, getrocknet
- 4 Zimtstangen
- 5 Pimentkörner
- 1 Vanilleschote
- 700 ml Jamaica-Rum
- Honig nach Geschmack
- Gelee Royal (je nachdem, wie wertvoll der Trunk werden soll – Gelee Royal ist relativ teuer)

Damianakraut, Zimtstangen, Pimentkörner und aufgeschlitzte Vanilleschote mit Rum übergießen. 1–2 Wochen verschlossen stehen lassen, dabei ab und zu schütteln und das Gefäß umdrehen, um den Inhalt durchzumischen. Anschließend mit Honig süßen und das Gelee Royale darin auflösen.
Täglich ein Gläschen davon trinken.

Trank der Freude

- 1–2 Handvoll Rosenblütenknospen, getrocknet
- 2–3 Vanilleschoten
- 3 Zimtstangen
- 1 EL Koriandersamen
- 500 ml Portwein
- 1–2 Msp. Muskatnuss
- 1–2 Msp. Safran

Rosenblütenknospen, aufgeschlitzte Vanilleschoten, Zimtstangen und zerdrückte Koriandersamen zusammen in ein Glas mit 750 ml Fassungsvermögen geben und mit 500 ml Portwein übergießen. Muskatnuss und Safran einrühren.
Das Glas verschließen und 3–4 Tage an einem warmen Ort (in der Sonne auf der Fensterbank oder am Kachelofen) ziehen lassen. Anschließend abseihen, in eine Flasche füllen und kühl lagern.

1–2 Likörgläschen täglich sorgen für Sinnesfreuden und mehr Lebensfreude! Safran wirkt stimmungsaufhellend und euphorisierend. Er blüht zur Weinernte (Weinreben gelten als »Baum der Freude«). Vanille erwärmt die Seele. Die Rose, die Blume mit dem größten Bezug zu Venus, öffnet uns für das Mysterium der Liebe. Zimt sorgt für Belebung in den Lenden und steigert die Abwehrkräfte. Zimt und Vanille leiten die Freude aus dem Kopf in den Körper. Koriander und Muskatnuss wirken entspannend auf die Seele sowie entkrampfend auf den Bauchraum (2. und 3. Chakra) – der Muskatnuss wird auch (je nach Dosis) eine euphorisierende Kraft zugesprochen. Was die Gewürze- und Naturküche alles für Schätze für uns Göttinnen bereithält!

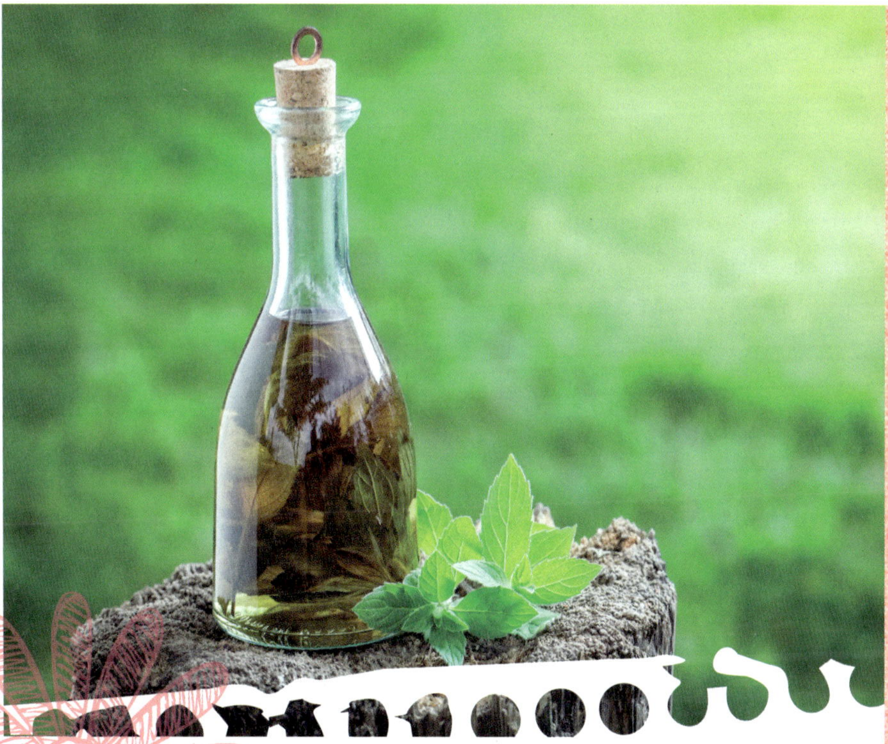

Hormonausgleich durch Ernährung – die Hormon-Balance-Kur

Vitalstoffdefizite und unausgewogene Ernährung sind eine nicht zu unterschätzende Belastung für das Hormonsystem. Mithilfe der Hormon-Balance-Kur (basierend auf Dr. Sara Gottfrieds Hormon-Kur) gelingt ein wirklich funktionierender **Hormonneustart** für die sieben wichtigsten Stoffwechselhormone **Östrogen, Insulin, Leptin, Cortisol, Schilddrüsenhormone, Wachstumshormon** und **Testosteron.** In 21 Tagen werden die Hormone vorwiegend über die Ernährung und die Eliminierung bestimmter Nahrungsmittel neu reguliert. Zudem verlieren Sie Gewicht und finden heraus, auf welche Nahrungsmittel Ihr Körper mit Unverträglichkeit reagiert. Der Schlaf wird sensationell verbessert, und Sie finden zu einem neuen Körper- und Lebensgefühl.

Streichen Sie für einige Zeit **rotes Fleisch** – insbesondere aus konventioneller Aufzucht – von Ihrem Speiseplan. Halten Sie sich ebenso von **Alkohol** fern. Beides sorgt dafür, dass Ihr Östrogenspiegel sich erhöht bzw. hoch bleibt. Wenn Sie eine Zeit lang auf diese beiden Nahrungsmitteln verzichtet haben, können Sie nacheinander rotes Fleisch und Alkohol wieder einführen und beobachten, wie Ihr Körper darauf reagiert. Um im Anschluss eine Verzehrmenge zu finden, die für Sie gut verträglich ist, können Sie sich an folgende Richtlinie für einen guten Hormonstatus halten: Essen Sie maximal 1 mal wöchentlich rotes Fleisch von biologisch gehaltenen Weidetieren, und schränken Sie Ihren Alkoholgenuss auf 2 Gläser pro Woche ein. Wenn Sie dauerhaft Gewicht verlieren wollen, verzichten Sie länger auf jeglichen Alkohol, da er die Fettverbrennung hemmt.

Verzichten Sie mindestens 3 Tage auf **Zucker,** welcher Art auch immer, sowie auf **Fruchtzucker** aus Obst, Säften und getrockneten Früchten. Idealerweise nehmen Sie nicht mehr als 15 Gramm Zucker und nicht mehr als 20 Gramm Fruchtzucker täglich zu sich. Das ist eine große Herausforderung, da Zucker in vielen Nahrungsmitteln enthalten ist und ein hohes Suchtpotenzial besitzt, vor der auch ich immer wieder stehe. Aber es lohnt sich, 3 Tage durchzuhalten – danach wird es leichter. Ihre Belohnung: Ihr Blutzucker reguliert sich neu, eine bereits bestehende Insulinresistenz bildet sich zurück, Schilddrüse, Bauchspeicheldrüse und Ihre Stimmung atmen auf, und Sie verlieren Gewicht und passen wieder in Ihr Lieblingskleidungsstück.

Im Weiteren reduzieren Sie allmählich Ihren **Kaffeekonsum** und machen schließlich einige Zeit eine völlige Pause. Kaffee ist ein schlimmer Übeltäter beim Thema Stress. Wenn Sie Ihren Cortisolwert im Blut reduzieren wollen, kommen Sie an der effektiven Maßnahme des Koffeinverzichts – auch aus anderen Getränken wie Tee, Cola und Energydrinks – nicht vorbei. Belohnt werden Sie mit einem besseren Schlaf und einer spürbaren Gelassenheit – ich habe es mehrfach an mir erfahren und kann bestätigen, dass es funktioniert. Die Erfahrung, welche Lebensmittel welches individuelle Suchtpotenzial bergen, ist interessant. Bei meiner ersten Hormon-Balance-Kur war ich überrascht, dass meine Sucht nach Zucker groß war, aber die Sucht nach Koffein noch größer. Ein guter Ersatz für Kaffee ist Lupinenkaffee: Er ist koffeinfrei, reizarm, kann wie normaler Kaffee gefiltert werden, sieht aus wie richtiger Kaffee und schmeckt wirklich gut als Alternative. Er gibt das Gefühl »ich trinke trotzdem Kaffee« und erleichtert den Koffeinverzicht erheblich. Erstrebenswert ist nach Wiedereinführung von herkömmlichem Kaffee, die tägliche Menge dauerhaft auf eine Tasse zu begrenzen für weniger Stress, ein ausgeglichenes Hormonsystem und gute Stimmung. Diese Tasse voll und ganz zu genießen, sei Ihnen aus ganzem Herzen gegönnt.

Nehmen Sie **Getreide** vom Speiseplan, um in erster Linie Ihren Schilddrüsenhormonen Gutes zu tun. Viele Schilddrüsenerkrankte reagieren auf Weizen sowie Gluten (das Klebereiweiß in verschiedenen Getreidesorten wie Weizen, Roggen und Dinkel) sensibel, etwa 50 Prozent der Morbus-Hashimoto-Fälle geht mit einer **Glutenunverträglichkeit** einher. Es wird vermutet, dass immunologisch ein reaktiver Zusammenhang zwischen Schilddrüsengewebe und Gluten besteht – beide haben eine ähnliche Molekularstruktur. Bei 80 Prozent der Morbus-Hashimoto-Betroffenen liegt zudem ein **Leaky-Gut-Syndrom** vor, was zusätzlich zur Unverträglichkeit beitragen dürfte.

Durch die »Löcher« im Darm tritt das Gluten ins Gewebe. Das Immunsystem scheint nicht zwischen Gluten und körpereigenem Schilddrüsengewebe unterscheiden zu können und greift abwehrend ein. Eventuell ist das sogar die Erklärung, weshalb es zu einem Autoimmunprozess an der Schilddrüse und zu Morbus Hashimoto kommt – wissenschaftlich gesichert ist das nicht. Was aber dafür spricht, ist, dass Entzündungszeichen und die Antikörperzahlen rückläufig werden, wenn dauerhaft Getreide und Gluten gemieden bzw. sehr stark reduziert werden. Auch scheint es eine Rolle zu spielen, ob es sich um hochgezüchtete Getreidearten mit einem hohen Glutenanteil handelt. Schon Paracelsus formulierte: »Die Dosis macht das Gift.«

Im weiteren Verlauf der Kur bekommt das Wachstumshormon seine Aufmerksamkeit. Jetzt lassen Sie sämtliche **Milchprodukte** (Milch, Joghurt, Kefir, Buttermilch, Käse und Butter) weg – sowohl von der Kuh als auch von Schaf und Ziege. Dadurch treten Sie Entzündungen im Körper, einer Histaminintoleranz und übermäßigen Fettanlagerungen um den Bauch herum entgegen. Milchprodukte aus konventioneller Viehzucht sind zusätzlich stark mit Antibiotika und Hormonen belastet, die eingesetzt werden, um das Wachstum der Tiere und die Milchproduktion anzuregen, was den wirtschaftlichen Ertrag enorm verbessert. Frauen reagieren schneller als Männer mit **Entzündungen** im Körper, sodass es sinnvoll erscheint, den Neustart für das Wachstumshormon immer wieder mit der Elemination von Milchprodukten durchzuführen. Wichtig ist hierbei, dass die Inhaltsstoffe der Milchprodukte unterschieden werden. Das **Milcheiweiß (Kasein)** sorgt bei etwa 50 Prozent der Morbus-Hashimoto-Betroffenen für Ärger, sie reagieren mit Blähungen, Durchfällen, Bauchschmerzen, Allergien und eben Autoimmunprozessen. Aber auch auf den **Milchzucker (Laktose)** sowie die **Molke** reagieren Menschen mit Unverträglichkeiten, Allergien, Nesselsucht und im schlimmsten Fall mit Atemnot. Bei einer **Laktoseintoleranz** fehlt dem Körper ein wichtiges Enzym, um den Milchzucker aufschlüsseln und verwerten zu können. Wird der Milchzucker nicht verstoffwechselt, kommt es im Dünndarm zu Zuständen wie auf einem Schlachtfeld. Molke sorgt ebenso für Unverträglichkeiten und allergische Reaktionen. Da sie häufig

»versteckt« in Nahrungsmitteln enthalten ist – sie kommt z.B. in Ricotta vor und wird in Pulverform Crackern, Brot und Gebäck zugesetzt – schließt man erst einmal nicht auf eine Beteiligung von Milch.

Milchprodukte haben ein hohes Suchtpotenzial, weil Kasein in der Kuhmilch in einer um das 7-Fache höheren Menge als in der Muttermilch enthalten ist. Sogenannte **Casomorphine,** die zur Beruhigung der Jungtiere in der Milch enthalten sind, wirken opiatähnlich und sorgen für eine große Abhängigkeit. Zudem enthält Milch **L-Tryptophan,** das der Körper zu Serotonin und Melatonin umwandelt. Als beruhigenden Stoff findet man noch **Cholin.** Um diesen Kreislauf zu durchbrechen, das Wachstumshormon und in der Folge auch das Insulin zu reduzieren, ist ein zeitweiser Verzicht auf Milchprodukte angezeigt. Sie dürfen währenddessen natürlich Mandel-, Macadamia-, Hanf- und Cashewmilch, Kokosmilch, -kefir und -joghurt sowie Cashewkäse verzehren.

Cashewkäse (nach Sara Gottfried)

für 4–6 Portionen:

- 1 Tasse ungeröstete Bio-Cashewkerne, über Nacht in Wasser eingeweicht
- Saft von 1 Zitrone
- 3 EL Nährhefe
- 2 EL vollfette, ungesüßte Kokosmilch
- 1 TL Knoblauchsalz
- ½ TL schwarzer Pfeffer

Alle Zutaten in einem leistungsstarken Mixer zu einer cremigen Masse verarbeiten. Der Cashewkäse passt hervorragend zu Stangensellerie und Gurkenscheiben.

Durch das Einweichen der Cashewkerne in Wasser vermindert sich der Phytinsäureanteil, und die Kerne werden leichter verdaulich. Der Keimungsprozess wird dabei initiiert. Auch wenn noch keine Sprossen sichtbar sind, werden dadurch nahrhafte Enzyme freigesetzt.

Der letzte Hormonneustart gehört dem Hormon Testosteron. Dabei wird darauf geachtet, dass der Körper möglichst wenig mit **Toxinen** und **hormonähnlichen bzw. hormonaktiven Stoffen** (etwa 800 sind bekannt) in Berührung kommt. Dieser Neustart lässt sich am wenigsten konkret greifen, handelt es sich bei Giftstoffen und hormonähnlichen Substanzen doch in der Regel um Stoffe und chemische Verbindungen, die wir nicht sehen können und die unbemerkt auf uns wirken. Dazu gehören folgende Umweltgifte:

- Abgase in der Luft
- Schwermetalle
- Pestizide, Herbizide, Fungizide
- Industriechemikalien
- Haushaltsreiniger
- Medikamente, synthetische Hormone
- Hautpflegemittel, Kosmetika

Das molekulare Schlüssel-Schloss-Prinzip in unserem Körper, also das Zusammenwirken des jeweiligen Hormonrezeptors und des für den Stoffwechsel verantwortlichen Hormons wird durch Toxine ausgehebelt. Sie stören die Insulin- und Leptinsensibilität, führen mit dazu, dass sich ein Blutzuckerproblem entwickeln kann, sich eine verminderte Immunantwort des Körpers einstellt, vermehrt Entzündungsherde auftreten und sich Autoimmunerkrankungen zeigen. Toxine stören die reibungslose Organfunktion und blockieren essenzielle Körpervorgänge und unseren Stoffwechsel. Hormonaktive Substanzen greifen in die Bildung von Hormonen, deren Transport und Stoffwechsel ein. Die Folge: Die Hormone können ihre Aufgaben im Körper nicht mehr oder nur noch eingeschränkt wahrnehmen.

Aus diesem Grund ist die **Entgiftung** des Körpers für eine langfristige Gesundheit und ein gutes Älterwerden unbedingt notwendig. Sie ergänzt die Hormon-Balance-Kur ideal, denn sie hilft beim Abbau der Chemikalien aus dem Körper, verbessert die Schilddrüsenfunktion (die Schilddrüse saugt Giftstoffe auf wie ein Schwamm), leitet Fremdöstrogene aus dem Körper,

verbessert die Lebertätigkeit, kurbelt den Stoffwechsel an und sorgt dafür, dass wir uns leichter und freier fühlen, energiegeladener und stark sind.
Der Ablauf der Kur wird durch Selbstfürsorgeübungen, körperliche Betätigung wie Yoga und täglich 10 000 Schritte, Bäder und Körperbürstungen sowie verschiedene Nahrungsergänzungen z. B. mit Prä- und Probiotika, Omega-3-Fettsäuren, Vitamin C, B, Selen, Chrom, Berberin, Thyrosin, Verdauungsenzymen (z. B. Bromelain) und bestimmte Pflanzen für die Leber (u. a. Mariendistel, Löwenzahn) bzw. für eine verbesserte Nebennierentätigkeit und Regenerationskraft (u. a. Ashwagandha, Ginseng, Rosenwurz) unterstützt.
Während der Kur sollten Sie auf eine gesteigerte Ballaststoffaufnahme Wert legen, um den Darm zu sanieren und der Leber zu helfen, überschüssiges Östrogen abzubauen. Der Ballaststoffgehalt von Chiasamen, gemahlenen Leinsamen, Flohsamenschalen, Linsen, grünem Gemüse wie Grünkohl und Spinat sowie Obst mit niedrigem glykämischen Index wie Beerenfrüchten, vor allem Brombeeren, ist besonders hoch. Mithilfe dieser Lebensmittel sollten Sie im Laufe der Kur Ihre Ballaststoffaufnahme täglich um etwa 5 Gramm bis auf eine tägliche Menge von 35–45 Gramm steigern. Die Nettokohlenhydrataufnahme sollte 20–49 Gramm pro Tag nicht überschreiten und möglichst pflanzlichen Ursprungs sein, um das Insulin neu zu regulieren. Ergänzt wird die Kost mit einer hochwertigen Fettzufuhr (Olivenöl, Kokosöl, Ghee) und einer ausreichenden Proteinaufnahme aus pflanzlichen und, wenn Sie wollen, biologisch gehaltenen Weidetieren.
Eine drei- bis viermalige Wiederholung der Hormon-Balance-Kur pro Jahr ist empfehlenswert, um das Hormonsystem über die Ernährung bestmöglich im ausgeglichenen Zustand zu halten. Die Kur in einer Gruppe und unter Anleitung durchzuführen, führt nach meiner Erfahrung zu einem größeren Durchhaltevermögen, mehr Freude an der Kur und zu sehr guten Erfolgen.

So gestaltet sich der Ablauf der Kur konkret:

Vorbereitungszeit (14 Tage): Um sich mental auf die Hormon-Balance-Kur einzustellen, sollten Sie diese Zeit nutzen, um Kühlschrank, Tiefkühlfach und Vorratsschrank »umzurüsten«. Verbrauchen Sie die nicht passenden Lebensmittel, sortieren Sie Ihre Vorräte, bestücken Sie sie neu. Tun Sie das ohne Druck und Stress. Parallel dazu beginnen Sie, der Selbstfürsorge zunehmend Zeit einzuräumen und die Suchtmittel Kaffee, Zucker und Milchprodukte allmählich zu reduzieren, um eventuelle Entzugs- und Entgiftungserscheinungen zum Beginn der eigentlichen Kur zu minimieren. Wenn Sie von 4–5 Tassen bereits auf 1–2 Tassen Kaffee pro Tag gekommen sind, haben Sie es beim Cortisolneustart deutlich leichter.

Start der 21-tägigen Hormon-Balance-Kur:

- Tag 1–3: **Östrogen:** Verzicht auf Alkohol und rotes Fleisch
- Tag 4–6: **Insulin:** Verzicht auf Zucker und Zuckeraustauschstoffe
- Tag 7–9: **Leptin:** Verzicht auf Fruchtzucker
- Tag 10–12: **Cortisol:** Verzicht auf Koffein
- Tag 13–15: **Schilddrüsenhormone:** Verzicht auf Getreide
- Tag 16–18: **Wachstumshormon:** Verzicht auf Milch und Milchprodukte
- Tag 19–21: **Testosteron:** Meidung von Toxinen

Wiedereinführungsphase: Ab Tag 22 dürfen Sie nach eigener Auswahl alle drei Tage ein Lebensmittel, z. B. Kaffee oder Käse, wieder in Ihren Speiseplan einführen. Sie müssen aber nicht! Diese Phase ist sehr wichtig, lässt sie doch sehr detailliert erspüren, wie der Körper auf die einzelnen Nahrungsmittel reagiert. Dies ist eine gute Methode, ohne Labortests am eigenen Körper zu erfahren, welche Nahrung wie wirkt und was einem guttut. Diese Phase dauert 9 Tage oder länger – je nachdem, welches längerfristige Ziel Sie mit der Kur verfolgen möchten.

Erhaltungsphase: Die letzte Phase dient dazu, aufmerksam zu bleiben und nicht in alte Gewohnheiten zurückzufallen. Der Kohlenhydratanteil wird jetzt z. B. leicht gesteigert – aber unter Beobachtung, damit die verlorenen Pfunde nicht zurückkehren (messen Sie weiterhin morgens nüchtern und jeweils 2 Stunden nach einer Mahlzeit Ihren Blutzucker). Auch in die Sucht nach Kaffee, Zucker und Käse sollten Sie nicht zurückfallen. Die erhöhte Bewusstheit und die geübte Selbstfürsorge sollten Sie aufrechterhalten.

Es kann keine allgemeingültige Ernährungsempfehlung für jede Frau geben – dazu ist jeder Organismus zu individuell. Es gibt viele Ansätze von vegan, vegetarisch über Paläo, Autoimmunpaläo, Autoimmunprotokoll bis zur Ernährung nach den Fünf Elementen. Es gibt aber kein absolutes Richtig oder Falsch. Sie sind aufgefordert, zu erforschen, was Ihnen gut bekommt und wie Sie Ihre Nahrung am besten zusammenstellen. Die Epigenetik und der individuelle Stoffwechsel sowie spezielle Krankheitstrigger sind zu berücksichtigen. Eine Morbus-Hashimoto-Patientin kann beispielsweise über die Regeneration ihres Darms und einen Verzicht auf Gluten eine Remission und eine Reduzierung des Entzündungsprozesses sowie ihrer Antikörper erreichen. Eine andere muss womöglich darauf bedacht sein, ihre Insulinresistenz zu beheben und ihren täglichen Stresslevel zu minimieren, um eine Heilung einzuleiten. Eine Dritte darf ihrer Leber mit starken Heilpflanzen volle Aufmerksamkeit schenken, um die Hormone in Balance zu bringen und in ihrem Körper wieder ganz zu Hause zu sein. Die Hormon-Balance-Kur ist für mich und sicherlich für viele andere ein guter Weg, um herauszufinden, welche Ernährung für einen guten Hormonhaushalt sinnvoll ist. Die Erfolge sprechen für sich, aber die Kur ist nur eine von vielen Optionen.

Hormondrüsenübungen – Anregung der Drüsentätigkeit

Alle Hormondrüsen benötigen Anregung, da ihre Tätigkeit sonst allmählich einschläft. Körperliche Übungen und Anwendungen wie Wickel oder Massagen sind eine der wichtigsten Maßnahmen zur Prävention und für ein effektives »*Anti-Aging*«. Man weiß mittlerweile, dass Alterungsprozesse und Degenerationen eng mit dem Einstellen der Aktivität der Hormondrüsen verknüpft sind. Die gute Nachricht ist, dass Sie eigenverantwortlich aktiv werden können. Yoga bzw. Hormon-Yoga zeigt hier sehr gute Resultate. Das Singen zur Aktivierung der Gehirnhormondrüsen und der Schilddrüse muss ich vertrauensvoll in musikalische Fachhände geben, da mein Talent in dieser Disziplin nur für das Trällern unter der Dusche ausreicht. Selbstausdruck durch Singen, Tanzen, Schauspiel, Comedy etc. hat einen hohen Wert. Besonders empfehlen kann ich Bühnenworkshops zum Ausprobieren und Spaßhaben, wie sie z. B. Irene Xander, Opernsängerin und Leiterin eines Theaters in Köln, regelmäßig anbietet. Sie aktivieren nicht nur die Hormondrüsen, es geschehen regelrechte Glückshormonausstöße, und Sie haben Spaß, den Sie noch lange nach dem Workshop in Ihren Zellen spüren. Gönnen Sie sich dieses Erlebnis, und machen Sie mal wieder etwas Verrücktes.

Ausführlicher möchte ich auf spezielle **Drüsenübungen** eingehen, die im Zusammenhang mit den Chakren stehen und sehr leicht in den Alltag zu integrieren sind. Sie sorgen für Elan, Schwung und Energie.
Praktizieren Sie morgens für 10–20 Minuten folgende Übungen oder eine Auswahl davon:[17]

› Rollen Sie Ihre Zunge 8–10 mal von vorn hinter den Schneidezähnen am Gaumen entlang nach hinten und wieder zurück. Dies aktiviert die Hypophyse.
› Strecken Sie Ihre Halswirbelsäule, und führen Sie in einer langsamen, kontrollierten Bewegung 6–8 mal Ihr Kinn zu Ihrem Brustbein. Sie

17 Dies ist eine kleine Auswahl von Übungen für die Hormondrüsen. Probieren Sie sie selbst aus. Um dieses Programm zu intensivieren und regelmäßig Fortschritte zu machen, gönnen sie sich einen Hormondrüsenkurs bei einem spezialisierten Therapeuten, z. B. bei meiner Heilpraktikerkollegin Christa Opitz-Böhm in Geretsried/Oberbayern.

spüren eine Dehnung der Nackenmuskulatur. Die Übung aktiviert die Hypophyse und die Schilddrüse.

› Setzen Sie sich aufrecht auf das vordere Drittel eines Stuhles. Stellen Sie sich vor, an Ihrem Scheitel sei eine Schnur befestigt, an der Ihr Körper nach oben gezogen wird. Strecken Sie dabei Ihre Wirbelsäule, sodass Sie das Gefühl haben, es sei mehr Platz zwischen den einzelnen Halswirbeln. Aus dieser Stellung heraus neigen Sie langsam und kontrolliert das rechte Ohr zur rechten Schulter und richten Ihren Kopf dann wieder auf. Halten Sie kurz inne, denken Sie wieder an die Schnur, die Sie nach oben zieht, und neigen Sie dann langsam und kontrolliert den Kopf zur linken Seite, sodass das linke Ohr der linken Schulter näher kommt. Das Ohr bewegt sich auf die Schulter zu, nicht die Schulter auf das Ohr. Wiederholen Sie die Bewegung auf jeder Seite 5 mal. Sie aktiviert die Schilddrüse und die Hypophyse. Nicht selten sind Nackenbeschwerden ein Ausdruck von Schilddrüsenfunktionsstörungen, denen man u. a. mit Übungen wie dieser begegnen kann.

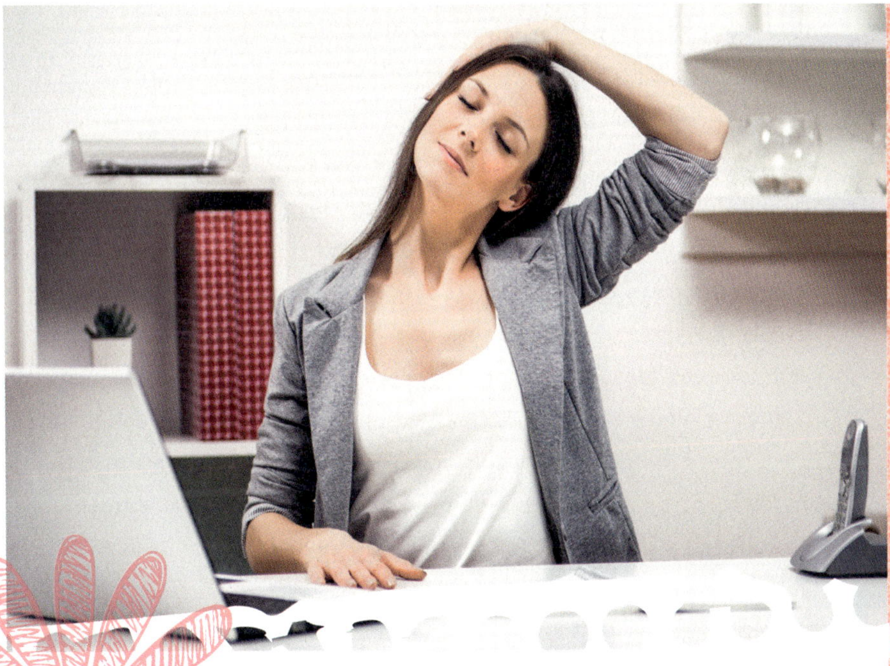

- Klopfen Sie zunächst sanft mit Ihren Fingerkuppen Ihre Thymusdrüse in der Mitte Ihres Brustbeines. Erhöhen Sie nach und nach die Intensität und die Frequenz des Klopfens, und fahren Sie für 1–2 Minuten fort. Dadurch aktivieren Sie Ihre Thymusdrüse.
- Setzen Sie sich aufrecht auf das vordere Drittel eines Stuhles. Überkreuzen Sie Ihre Arme vor dem Körper, und umfassen Sie Ihre Schultern. Drehen Sie nun Ihren Oberkörper so weit nach rechts und nach links wie möglich, und halten Sie ihn jeweils kurz so gedreht. Wiederholen Sie diese Bewegung 8–10 mal. Sie aktivieren damit die Bauchspeicheldrüse.
- Stellen Sie sich hin, und formen Sie Ihre Hände zu Fäusten, ohne den Daumen zu umschließen. Führen Sie Ihre Hände auf den Rücken auf Höhe der Nieren. Mit den Fingergrundgelenken reiben Sie ca. 10–15 mal beidseits über die Nierenregion. Im Anschluss öffnen Sie die Fäuste und streichen die Nierenregion mit den flachen Händen nach unten und nach oben aus. Diese Übung aktiviert die Nieren und die Nebennieren. Der erste Teil der Übung aktiviert die Nierenenergie, der zweite verteilt und besänftigt sie. Bitte kombinieren Sie immer beide Teile, da das reine Reiben der Nieren zu aufwühlend sein kann.
- Im Stehen heben Sie abwechselnd die Fersen je 15 mal in Richtung Gesäß. Diese einfache Übung aktiviert bei Frauen die Tätigkeit der Eierstöcke, und sie ist sehr alltagstauglich. Sie können sie in der Schlange im Supermarkt, in der Kaffeepause vor dem Kaffeeautomaten oder auch bei der Abendessenzubereitung durchführen.
- Setzen Sie sich wieder auf das vordere Drittel eines Stuhles, verschränken Sie die Arme vor Ihrer Brust, und halten Sie sich an den Schultern. Jetzt bewegen Sie sich mit geradem Rücken und gekreuzten Armen nach vorn. Beugen Sie aus der Hüfte den Rumpf 8–10 mal, dabei wird er von den Ellbogen geführt. Durch die Vorwärtsbewegung entsteht ein leichter Zug auf den gesamten Rücken und seine Muskulatur. Auch diese Übung aktiviert die Eierstöcke. Zur Intensivierung drehen Sie den Oberkörper abwechselnd um etwa 45 Grad nach rechts und nach links, während Sie sich vorbeugen.

Bereits vor einigen Jahren lernte ich die »Schüttelübung« aus dem Qi Gong kennen. Diese Übung ist bestens geeignet, unsere Hormondrüsen »auf Trab« zu bringen. Sie wirkt lockernd, entspannend, zentrierend, fokussierend, reinigend, energetisierend, verjüngend, fördert das Loslassen und schenkt neue Kraft. Zudem stärkt sie wunderbar unsere Verbindung zu Mutter Erde.

Stellen Sie sich an einen Platz, an dem Sie sich wohlfühlen und genug Raum um sich herum haben. Die Beine sind hüftbreit geöffnet, die Knie ganz leicht gebeugt, die Haltung ist aufrecht, aber locker, die Arme hängen neben Ihrem Körper. Der Kopf ist gerade, Ihr Blick nach vorn gerichtet. Wenn Sie einen guten Stand gefunden haben, schließen Sie sanft die Augen, und erspüren Sie zunächst ohne Bewegung Ihre Position. Gehen Sie mit Ihrer Aufmerksamkeit zu den Fußsohlen, und stellen Sie fest, ob Sie flächig auf dem ganzen Fuß stehen oder mehr Gewicht auf die Fersen oder auf den Vorderfuß verlagert haben. Korrigieren Sie Ihren Stand so, dass Ihr Körpergewicht möglichst auf den gesamten Fuß verteilt ist. Ein guter Stand ist beim Schütteln wichtig.

› Sie beginnen mit kleinen, feinen Schüttelbewegungen, die von außen kaum sichtbar sind, und beobachten sich selbst dabei: Wo schüttelt es? Wo am meisten? An welcher Stelle Ihres Körpers sind Sie fest? Steigern Sie das Schütteln ohne Anstrengung – es geht nicht um schneller, höher, weiter. Wichtig ist, dass Sie in ein Schütteln des gesamten Körpers kommen, das Ihnen angenehm ist. Während dieser Phase stellt sich meist ein Wohlgefühl ein, man gerät in eine Art meditativen Zustand und schüttelt sich fast automatisch weiter. Diese Phase dauert etwa 5–7 Minuten – je nachdem, wie angenehm es Ihnen ist und wie viel Freude Sie daran haben. Es geht darum, sich zu lockern, zu entspannen, sich zu spüren und zu sich zu kommen.
› In Phase 2 wird das Schütteln zielgerichteter und intensiver: Sie schütteln Ihren Körper aktiv, die Gelenke werden ausgeschüttelt, und Sie dürfen dabei auch die gerade Haltung verlassen. Nur der feste Stand auf den Füßen sollte während der gesamten Übung gewährleistet sein. In dieser Phase stellen Sie sich vor, dass Sie allen Müll, alles Gift aus den Händen (bzw. den Handchakren auf den Innenflächen) hinausschütteln und über die Füße in die Erde ableiten. Schütteln Sie so lange, bis Sie

das Gefühl bekommen, dass alles Ungesunde und Negative Sie verlassen hat und Sie körperlich müder werden. Das kann 10–15 Minuten dauern – muss es aber nicht. Ihre Empfindung ist entscheidend.

› Am Ende von Phase 2 verringern Sie die Schüttelbewegungen wieder bis zum vollständigen Zurruhekommen. Finden Sie einen festen Stand, und beobachten Sie, was nun in Ihrem Körper passiert. Spüren Sie nach, was das Schütteln in Ihnen und mit Ihnen gemacht hat. Nehmen Sie Ihre Stimmungen und Emotionen wahr. Spüren Sie Ihre Verbindung zur Erde über Ihre Füße. Zum Abschluss der Übung breiten Sie Ihre Arme neben sich aus, drehen die Handflächen nach vorn und lassen über Ihre Hände, Ihren Scheitel und Ihre gesamte Haut helle, lichtvolle Energie in sich hereinströmen. Visualisieren Sie diese Energie, und nehmen Sie sie bewusst in Ihr System auf. Dies dauert in der Regel etwa 5 Minuten. Kommen Sie am Ende langsam und gelassen ins Hier und Jetzt zurück, öffnen Sie Ihre Augen, und verlassen Sie die Position.

Diese Übung können Sie überall durchführen. Sie brauchen weder spezielle Kleidung noch besondere Utensilien. Wer mit ein paar Pfunden zu viel ringt, kann diese Übung wunderbar nutzen, um überhaupt wieder in Bewegung zu kommen.

Eine andere Art der Hormondrüsenübung ist die gezielte Massage der Schilddrüse. Damit bauen Sie eine Verbindung mit ihr auf, nehmen sie verstärkt wahr, aber auch liebevoll in die Hand, um ihr nach Entzündungen, Knotenbildungen und/oder seelischen Belastungen Gutes zu tun und sie auszubalancieren. Massieren Sie Ihre Schilddrüse täglich zweimal – am besten morgens und abends. Verwenden Sie dazu einen der Schilddrüsenbalsame, der genannten Salben oder feines Rosen- oder Aprikosenkernöl. Massieren Sie das Organ nach Empfinden, und hören Sie dabei auf die Signale Ihres Körpers. An manchem Tag ist eine etwas intensivere Massage möglich, wohingegen ein anderer Tag mehr Sanftheit und Feinheit erfordert. Legen Sie Ihre Finger – am besten Zeige- und Mittelfinger oder Mittel- und Ringfinger – flach mit den Spitzen auf die Schilddrüse und führen Sie kleine, kreisende Bewegungen mit sanftem Druck aus. Die Massage ist eine sehr schöne Möglichkeit, Kontakt mit Ihrer Schilddrüse aufzunehmen – ist sie doch ein Organ, das leicht vergessen wird. Knoten, die sich in der Schilddrüse verhärtet haben, können sich durch regelmäßige Massagen auflösen, ebenso Verklebungen zu schilddrüsenumgebenden Gewebe wie Faszien und Muskulatur am Hals, was durch Entzündungen der Schilddrüse wie bei Morbus Hashimoto durchaus häufiger der Fall ist und ggf. im Ultraschall zu verifizieren ist.

Da Genuss und Sinnlichkeit für uns Frauen essenziell sind, vergessen Sie nicht die Freude und den Spaß an Übungen für die Hormondrüsen. Das Wichtigste ist, dass Sie in Bewegung kommen – auf welche Art, dafür habe ich Ihnen einige Anregungen gegeben. Buchen Sie einen Tangokurs mit Ihrem Lieblingsmenschen, machen Sie einen Waldspaziergang, oder schütteln Sie sich frisch! Ich wünsche Ihnen ein Fest der Hormonbalance und der Lebensfreude!

Die Stellung der Leber – Schlüsselorgan im Hormonkarussell

Die Leber übernimmt als »Organ des Lebens« umfassende lebenswichtige Aufgaben wie den gesamten Steroidhormonkreislauf auf Grundlage des Cholesterins und die Metabolisierung der Östrogene. Sie ist unser größtes Entgiftungs- und Stoffwechselorgan und leistet Enormes für den Hormonhaushalt. Sie wandelt im anabolen und im katabolen Stoffwechsel ständig die für uns essenziellen Stoffe um. Ihr gebührende Aufmerksamkeit und Pflege zu schenken, gelingt sehr gut mit einem Schafgarbe-Leberwickel. Die Leber ist nicht nur sehr leistungsfähig, sie hat auch eine große Regenerationskraft, die man sich immer wieder präventiv zunutze machen kann. Im Hormonsystem nimmt eine gesunde, funktionsstarke Leber eine Schlüsselrolle ein. Sie immer wieder zu unterstützen und zu entlasten, ist für unsere Gesundheit und unser Wohlbefinden wertvoll.

Schafgarben-Leberwickel

- 5 EL Schafgarbe *(Achillea millefolium)*, getrocknet
- 1 l kochendes Wasser
- Geschirrtuch oder Stoffwindel
- Badetuch
- Wärmflasche
- Wolldecke

Übergießen Sie die getrocknete Schafgarbe in einer Schüssel mit dem kochenden Wasser. Lassen Sie alles 5–10 Minuten ziehen, und seihen Sie es danach ab. Verwenden Sie den entschlackenden und abschwellenden Sud. Legen Sie das Badetuch auf Ihr Bett, tauchen Sie das Geschirrtuch in den Schafgarbensud, und wringen Sie es gut aus – je trockener das Innentuch ist, desto länger speichert es die Wärme. Lassen Sie sich auf dem Badetuch nieder, und legen Sie das feuchte Tuch vorsichtig auf Ihren Bauch – die Wärme sollte angenehm sein, sonst lassen Sie es noch etwas abkühlen. Legen Sie nun die Wärmflasche auf das Geschirrtuch, und wickeln Sie zum Schluss das Badetuch darüber. Decken Sie sich mit einer Wolldecke zu. Feucht-heiße

Wickel bleiben so lange am Körper, wie es Ihnen angenehm ist und Sie das Innentuch als warm empfinden – in der Regel 15–45 Minuten. Eine halbstündige Nachruhe ist empfohlen. Sehr gut wirkt der Wickel unmittelbar vor dem Schlafengehen: Noch kurz die Wärmflasche und das feuchte Tuch weglegen und möglichst direkt im Anschluss einschlafen.
Um die Wirkung des Leberwickels zu verstärken, tragen Sie nach dem Wickel über den rechten Rippenbogen und rechten Oberbauch Stannum metallicum 5 %-Salbe (Weleda) auf. Wiederholen Sie den Leberwickel 2–3 mal pro Woche.
Sebastian Kneipp schwor auf die Schafgarbe bei Leberbeschwerden. Als Wickel hat sie eine anregende, wärmende Wirkung auf den Stoffwechsel und unterstützt die Leber hervorragend bei ihren Entgiftungsaufgaben.

Weitere wichtige Leberpflanzen sind:

- Löwenzahn *(Taraxacum officinalis)*
- Mariendistel *(Silybum marinaum)*
- gelber Enzian *(Gentiana lutea)*
- Berberitze *(Berberis vulgaris)*
- Benediktenkraut *(Cnicus benedictus)*
- Odermennig *(Agrimonia eupatoria)*
- Wermut *(Artemisia absinthium)*
- Gelbwurz *(Curcuma xanthoriza)*
- Schöllkraut *(Chelidonium majus)*

Einige dieser Kräuter finden sich in sogenannten Bitterelixieren. Die regelmäßige Einnahme von **Bitterstoffen** – entweder über die Nahrung z. B. mit Radicchio- oder Chicoréesalat oder über Bitterelixiere – regt die Verdauungssäfte und die Verdauungskraft an. Unser Speiseplan enthält heutzutage meist zu wenig Bitterstoffe. Eine reduzierte Nahrungsverwertung und Schwächung der Leberfunktionen sind die Folge. Die Leberpflanzen helfen bei physischen und seelischen Erstarrungs- und Verhärtungsprozessen und regen die Regeneration von Leberzellen an.

Jupiter ist der Planet, der der Leber zugeordnet wird, sein Metall ist das Zinn. Es findet sich z. B. in der Stannum metallicum 5 %-Salbe wieder. Die Natur hat den meisten Leberpflanzen eine gelbe oder gelb-orange Farbe gegeben, etwa dem gelben Enzian oder der Gelbwurz. Hier zeigt sich der starke Bezug zur Sonne und ihrer Kraft. Jupiter gilt in der Astrologie zusammen mit der Sonne als »großer Wohltäter«. Für Heilungs- und Gesundungsprozesse ist er eine tatkräftige Unterstützung. Ein spiritueller Meister, mit dem ich einige Zeit gearbeitet habe, sprach häufig von der Leber als dem Architekten des Lebens und von der Gallenblase als seinem Bauingenieur. Die Leber hat wichtige Aufgaben für unser Leben – nicht nur auf körperlicher bzw. organischer Ebene. Nach der Sichtweise der Chinesen wird der Leber die Emotion Wut zugeordnet. Wenn das Leberfeuer – wie es die TCM ausdrückt – übermächtig wird, werden die Betroffenen aggressiv, wütend und unausgeglichen. Dieses übermäßige Feuer in der Leber gilt es zu besänftigen. Das ist sowohl über körperliche als auch über seelische Maßnahmen möglich. Es reicht nicht, auf Organebene dafür zu sorgen, dass der Körper die Giftstoffe lösen und ausleiten kann, auch der seelisch-geistige Müll muss entsorgt, Erstarrungen und festgefahrenes Denken müssen aufgelöst werden. Der Löwenzahn hat die Kraft, Asphalt zu durchbrechen, was seine Potenz aufzeigt, auch im Körper und in der Seele Verhärtetes aufzubrechen.

Bei starken Entgiftungsschwierigkeiten stellen Infusionen mit Glutathion eine sehr gute Option dar. Gluthation ist eines der stärksten zellulären Antioxidantien und ein Gradmesser für Vitalität und den Alterszustand der Körperzellen. Das Tripeptid wird hauptsächlich in der Leber aus den Aminosäuren Glutaminsäure, Cystein und Glycin synthetisiert. Eine gute Entgiftungsleistung der Leber und des Körpers kann man am Spiegel von reduziertem Gluthation (672–970 µmol/l) erkennen. Das Enzym Gluthationreduktase vermindert bei oxidativem Stress, der zu chronisch-entzündlichen Prozessen, Tumorerkrankungen, Infektionen und neurodegenerativen Prozessen führt, das oxidative Gluthation im Körper. Reduziertes Gluthation sollte 80–90 Prozent des Gesamtgluthations ausmachen.

Intravenös kann sehr schnell und effektiv mit Tationil® für einen deutlich erhöhten Anteil reduzierten Gluthations gesorgt werden. Für eine orale

Einnahme steht z. B. von Pure Encapsulations ein Präparat zur Verfügung. Je nach Zustand des Patienten und Grad der Entgiftungsnotwendigkeit liefern Infusionen eine schnellere Besserung und Entlastung der Leber. Da ich selbst vor einigen Jahren eine Erfahrung mit diesen Infusionen machen durfte, empfehle ich sie in bestimmten Situationen als erklärte Therapieoption aufgrund ihrer durchschlagenden positiven Wirkung. Manchmal sind Maßnahmen wie diese sehr sinnvoll, um eine Ausgangsbasis zu schaffen, von der aus man weitere gesundheitliche Schritte gehen kann.

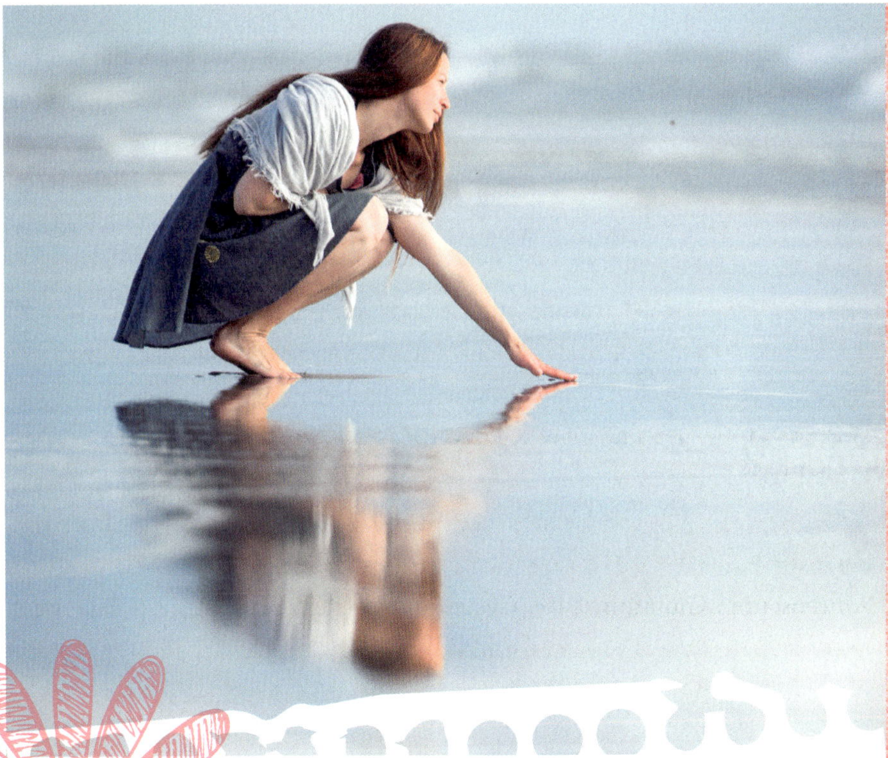

Rhythmik im Hormonsystem – Spiegel des Außen im Innen

Viele Hormone unterliegen einer Chronobiologie und werden rhythmisch ausgeschüttet. Unter Chronobiologie versteht die Wissenschaft das Wechselspiel exogener und endogener Zeitgeber in physiologischen Prozessen und deren Auswirkungen. Melatonin ist beispielsweise eng mit dem Licht verknüpft, und Cortisol sowie das gesamte Kortikosteroidsystem unterliegen eindeutig einem zirkadianen Rhythmus. Auch das Wachstumshormon, das TSH und die Schilddrüsenhormone, das Prolaktin und auch das Insulin folgen pulsatilen und zirkadianen Ausschüttungsmustern. Der Zusammenhang zwischen den Sexualhormonen und dem lunaren Zyklus liegt auf der Hand. TSH hat seinen Höhepunkt ab der Mitte der zweiten Nachthälfte und am späten Nachmittag seinen Tiefstwert. Allein durch Schlafentzug geraten die Hormonausschüttungen von Cortisol, TSH und Prolaktin außerhalb des normalen Sezernierungsmusters und sorgen für Wirbel im gesamten Hormongefüge. Eine einzige gestörte Nachtruhe lässt die Cortisolausschüttung für mehrere Tage aus der Norm geraten.

Den Einbezug der Rhythmik und der hormonellen Zyklen in die Gesundung und Ausbalancierung des Hormonsystems nennt man auch **Chrono-Hormon-Therapie (CHT).** Dabei wird erst einmal auf substituierende Hormongaben verzichtet und gezielt die Rhythmik einzelner Hormonsekretionen beeinflusst bzw. synchronisiert, um Erfolge zu erzielen. Melatonin im Zusammenspiel von Zirbeldrüse und Licht hat sich als Hauptdarsteller herauskristallisiert. CHT-Ergebnisse werden derzeit insbesondere bei Progesteron, Östradiol und Cortisol nachgewiesen – eindeutige Belege sind noch zu erbringen. Aber auch bei Hormonsubstitutionen hat man festgestellt, dass durch die Auswahl des Tageszeitpunkts für die Applikation nicht nur ein bestehendes Hormondefizit behoben werden kann, sondern auch die endogenen Zeitgeber positiv beeinflusst werden.

Damit Sie sich im »Hormondschungel« zurechtfinden, seien die verschiedenen Hormongaben erwähnt.

Chemisch-synthetische Hormonpräparate: Sie werden im Labor chemisch der Natur nachgebaut und sind molekularbiologisch nicht mit den körpereigenen Hormonen identisch. Dadurch können sie auch negative Wirkungen im Organismus erzeugen. Zu Präparaten wie diesen gehören u. a. die oralen Kontrazeptiva in Form von Filmtabletten oder Dragees, die in der Regel ein Östrogen (meist Ethinylestradiol oder auch Estradiol) und ein Gestagen enthalten:

- Chlormadinonacetat
- Desogestrel
- Dienogest
- Drospirenon
- Gestoden
- Levonorgestrel
- Nomegestrolacetat
- Norethisteronacetat
- Norgestimat

In der sogenannten Minipille ist nur ein Gestagen verarbeitet (z. B. Desogestrel, Norethisteronacetat).

Orale Kontrazeptiva wirken empfängnisverhütend und hemmen in der Regel die Ovulation, haben Einfluss auf den Zervixschleim und die Gebärmutterschleimhaut. Sie werden oral und zyklisch – meist ab dem ersten Zyklustag für 21 Tage – eingenommen. Mit dem Urin werden die Wirkstoffe der »Pille« ausgeschieden und gelangen ins Grundwasser. Von den Kläranlagen können die synthetischen Östrogene und Gestagene nicht herausgefiltert werden, sodass sie über diesen Kreislauf sekundäre und meist unerwünschte Wirkungen auf die gesamte Bevölkerung haben (z. B. eine »Verweiblichung« der Männer).

Als semi-synthetisches Östrogenpräparat wird neben der Anti-Baby-Pille Ethinylestradiol (EE) in den Wechseljahren zur Hormonersatztherapie eingesetzt. Dabei stehen als Darreichungsform die Tablette, ein Pflaster oder ein Vaginalring zur Verfügung. Seit 2002 erfolgt diese Verordnung unter strengeren Indikationen, um das erhöhte Brust- und Gebärmutterkrebsrisiko unter Beobachtung zu halten.

Die chemisch-synthetischen Verbindungen für Progesteron heißen Gestane, Progestane oder Progestine. Ein Vertreter ist Provera®, das als Drei-Monats-Spritze zur Empfängnisverhütung verwendet wird.
Für die Schilddrüsenhormonsubstitution stehen verschiedene pharmakologische Präparate zur Verfügung. Sehr häufig ist die klassische Verordnung eines reinen T4-Präparates:

- L-Thyroxin®
- Euthyrox®
- Berlthyrox®
- Eferox®
- Thyrex® (in Österreich)

Daneben stehen T4/T3-Kombinationspräparate zur Verfügung:

- Prothyrid® (mit einem Verhältnis T4 : T3 von 10 : 1)
- Novothyral® (mit einem Verhältnis T4 : T3 von 5 : 1)

Reine T3-Präparate sind:

- Thybon®
- Trijodthyronin®

Darüber hinaus stehen auch Kombinationspräparate mit T4 und Jod zur Verfügung:

- Jodthyrox®
- Thyreocomb®
- Thyronajod®

Bioidentische oder naturidentische Hormone: Sie werden in der Regel aus der Yamswurz und ihrem Wirkstoff Diosgenin hergestellt. Die Basis ist dabei natürlich, die Herstellung erfolgt halb-synthetisch im Labor. Die Molekularstruktur ist dieselbe wie bei den körpereigenen Hormonen, weshalb die bioidentischen Hormone wie die körpereigenen Hormone wirken können. Bioidentische Hormone werden mikronisiert, um in Kapselform vom Körper gut aufgenommen zu werden. Als Darreichungsformen für bioidentisches Progesteron gibt es transdermale Cremes oder Gele – meist als Eigenherstellung der Apotheken (z. B. Progesteroncreme 1 %, 3 % oder 10 %), Weichkapseln für die vaginale Anwendung oder zur oralen Einnahme:

› Utrogest®
› Famenita®

Dem humanphysiologischen 17β-Estradiol (mikronisiertes Estradiol, Estradiolvalerat) wird heutzutage gegenüber der Gabe von Östrogenen der Vorzug gegeben. Es gibt noch sogenannte konjugierte Östrogene aus Tieren (equine Östrogene) oder Pflanzen, die vorwiegend aus Estron und Estronsulfat sowie einer großen Anzahl an hormonähnlichen Stoffen bestehen und heutzutage nicht mehr oft verordnet werden. Die erste Wahl ist derzeit das physiologische 17β-Estradiol, das die Basis der physiologischen Hormonersatztherapie darstellt. Es liegt in Darreichungsformen als Pflaster, Creme und Gel vor.

Als orale Gabe werden die sogenannten Rimkus-Kapseln nach Dr. Volker Rimkus angewendet. Es gibt sie als Morgen- und Abendkapsel oder als Kombikapseln, in denen mikronisiertes Östradiol sowie mikronisiertes Progesteron und Zink- sowie Kupferglukonat und Ölivenöl enthalten sind. Auch hier findet die Einnahme tagesrhythmisch statt.

Natürliche Schilddrüsenhormone/»*natural dissecated thyroid*« (NDT): Für die Substitution von Schilddrüsenhormonen gibt es eine sehr wirksame Alternative zu den chemisch-synthetischen Präparaten: getrocknete, pulverisierte Schweine- oder Rinderschilddrüsen. Als es noch keine chemisch-synthetischen Hormone aus dem Labor gab, konnte man einem Schilddrüsenkranken in der Regel nur mit einem frischen Organ eines geschlachteten Lammes helfen. Damals musste der Betroffene die frische Schilddrüse essen, um gesund zu werden. Dieser Behandlungsansatz findet sich im Schilddrüsenpulver (meist vom Schwein) wieder. Es enthält alle fünf Schilddrüsenhormone (T1, T2, T3, T4 und Calcitonin) und stellt damit eine sehr umfassende natürliche Option der Hormonsubstitution dar. Die Erfolge sind oftmals sehr gut, insbesondere bei Morbus-Hashimoto-Betroffenen. Der Umstieg von einem reinen T4-Präparat auf NDT sollte sukzessiv und unter ärztlicher Betreuung stattfinden. Dazu gehört, dass man wachsam ist, wann das chemisch-synthetische Depot an T4 abgebaut ist – was mehrere Wochen dauern kann – und ggf. eine höhere Dosis notwendig wird. Die Laborwerte können sich unter NDT anders verhalten als unter chemisch-synthetischer Substitution. Der TSH-Wert geht oft weit hinunter, auf 0,1, oder ist nahezu nicht mehr messbar. Auch kommt es öfter zu höheren T3-Werten, die dann laut Dr. Berndt Rieger, Internist und Ganzheitsmediziner, leicht als Überfunktion fehlinterpretiert werden. Man kennt mittlerweile etwa 30 Unterhormone des aktiven Schilddrüsenhormons T3, die ebenfalls 3 Jodmoleküle enthalten und als Thyronamine bezeichnet werden. Teilweise haben sie gegenteilige Wirkungen zu T3. Labortechnisch lassen sich all diese Hormone noch nicht abbilden. Deshalb ist dem Befinden des Patienten auch bei einem hohen T3-Wert immer oberste Priorität einzuräumen. Dr. Berndt Rieger sagt klar, dass es unter NDT bei hohem T3, einem sogenannten Pooling[18] oder einem Missverhältnis zwischen T3 und T4 entscheidend ist, wie es dem Patienten geht. Werte müssen interpretiert werden und können an sich positiv und negativ ausgelegt werden. Friert ein Patient mit einem hohen T3-Wert beispielsweise und weist eine erniedrigte Körpertemperatur unter 36,3–37,3 Grad Celsius auf, dann deutet das immer noch auf eine Unterfunktion der Schilddrüse hin. Der Richtmesser ist hierbei in der Tat die Körpertemperatur – verfolgt die Schilddrüse doch stets das Ziel, eine Körpertemperatur um die 37 Grad

18 Von Pooling wird insbesondere im Zusammenhang mit NDT-Gabe gesprochen, wenn es zu hohen T3-Werten im Labor kommt und es den Betroffenen schlechter geht oder zumindest ein Stillstand in Richtung Besserung der Symptome eingetreten ist. Das bewirkt schnell Ängste und Unsicherheiten, lässt an der Wirksamkeit des natürlichen Schweineschilddrüsenextrakts zweifeln. Pooling bezieht sich auf die mittlerweile veraltete isolierte Betrachtung von T3 und T4. Das Wissen um die stoffwechselaktiven Unterhormone und die Komplexität der verschiedensten Gründe für einen Stillstand bzw. zeitweise Verschlechterungen ist essenziell, um richtig zu reagieren. Was auf der Hand liegt, ist, dass die Verordnung und Einnahme von natürlichem Schilddrüsenextrakt der klassischen Schilddrüsentherapie den Rang abläuft und häufig deutlich bessere Behandlungserfolge, eine größere Lebensqualität und Energiesteigerung erzielt. Dr. Berndt Rieger geht sogar so weit, dass er Pooling als eine »Kopfgeburt der Pharmaindustrie« bezeichnet. Das Entscheidende ist, dass man als Behandler zusammen mit dem Patienten forscht, was wirklich hinter hohen T3-Werten steckt und was für eine weitere Besserung des Patienten zu tun ist (z. B. Vitalstoffersatz? Ist das T4-Depot verbraucht? Befindet sich die Schilddrüse im »Urlaub«, weil sie endlich vernünftige Hilfe bekommt – ist also eine Dosisanpassung nötig? Sollte die Sensibilität des Betroffenen trainiert werden, der womöglich Anzeichen einer Überdosierung und damit einer Überfunktion nicht spürt?). Pooling kann sogar ein Anzeichen für weitere Heilung sein, sodass die Dosis an NDT reduziert werden kann. Die hohen T3-Spiegel bauen sich ab, die Schilddrüse arbeitet wieder vermehrt selbstständig, und der Weg ist bereitet, dass in bestimmten Fällen keine Hormonsubstitution mehr notwendig ist.

Celsius aufrechtzuerhalten. Diese Zusammenhänge verwirren oft, und genau dafür braucht es Befunde hinterfragende und wache Patienten, Therapeuten und Ärzte. Aussagen in Internetforen und Diskussionen in sozialen Netzwerken verstören häufig mehr als sie nutzen.

Das Einnahmeschema von NDT ist im rhythmischen Tagesverlauf mehr an eine aktive Schilddrüse angepasst und erfolgt in der Regel in 2–3 Tagesdosen. Da der natürliche Schilddrüsenextrakt mehr aktives Hormon enthält, ist die Verstoffwechslung eine andere und in der Regel schnellere als bei einem T4-Präparat. Darüber hinaus ist oftmals eine geringere Dosis nötig. Gute Erfolge sind in Studien bereits nachgewiesen und lohnen in vielen Fällen den Umstieg. Den Patienten geht es meist deutlich besser. Leider ist eine flächendeckende Versorgung durch Ärzte, die diese Behandlungsoption kennen und sich trauen, diese auch aktiv einzusetzen, immer noch nicht gegeben.

Das Mischungsverhältnis von T4 : T3 liegt in allen NDT-Präparaten bei 4 : 1.

Folgende Produkte sind auf dem Markt verfügbar:

In Deutschland (der Rohstoff wird aus den USA importiert):

- Klösterl-Apotheke: Thyreogland
- Receptura-Apotheke: Thyroid

In Amerika und Kanada und zur Bestellung über eine internationale Apotheke:

- Erfa Canada 2012 Inc.: Thyroid®
- RLC Labs: WP Thyroid®
- RLC Labs: Nature Thyroid®
- Acella Pharmaceuticals: NP Thyroid
- Allergan: ArmourThyroid®

Für den österreichischen Markt bietet seit Kurzem die Weltapotheke in Wien ein NDT-Präparat an. Außerdem gibt es in Österreich eine Kooperation von mehreren Apotheken, die planen, auf gleicher Basis NDT herzustellen, um eine flächendeckende, qualitäts- und produktidentische Versorgung mit NDT gewährleisten zu können.

Chemisch-synthetische Hormonpräparate, bioidentische Hormongaben und der natürliche Schweineschilddrüsenextrakt müssen vom Arzt verordnet werden und sind verschreibungspflichtig – aber auch von den Krankenkassen erstattungsfähig. Zu Schweineschilddrüsenextrakt gibt es allerdings unterschiedliche Informationen, wenden Sie sich im Zweifelsfall direkt an Ihre Krankenkasse. Dr. Jochen Armbruster, Allgemeinmediziner, hat in diesem Bereich viel bewegt.

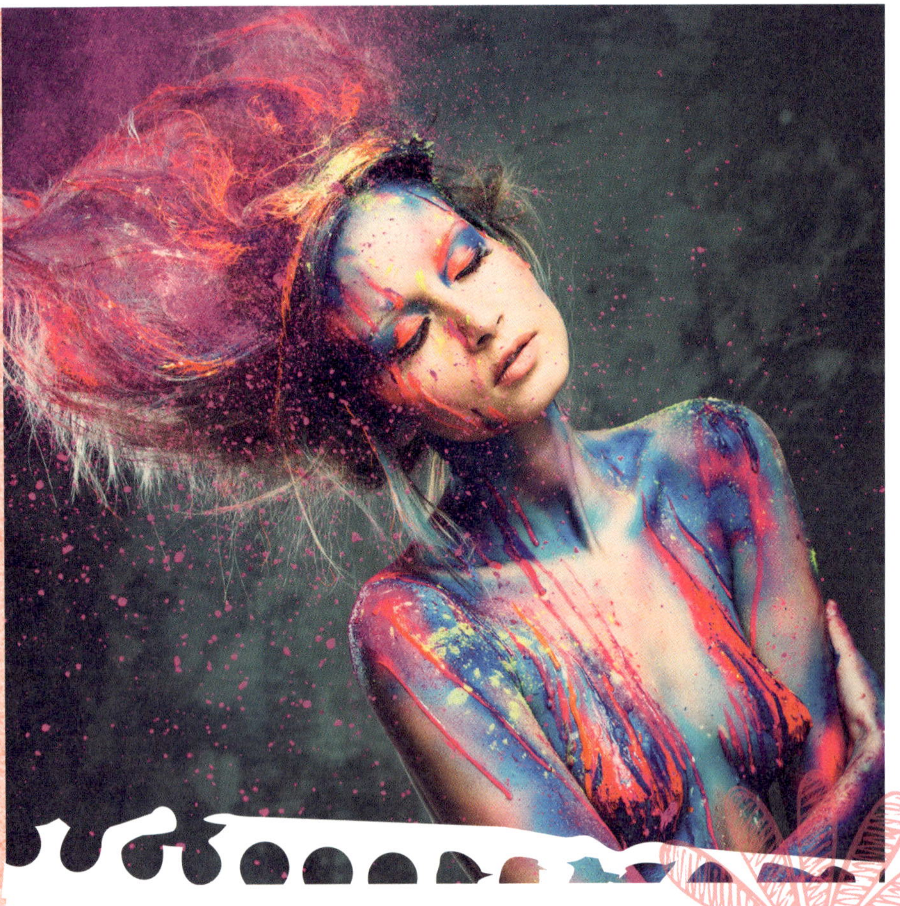

Homöopathische Hormongaben und/oder homöopathisch potenzierte Organpräparate: Der Einsatz homöopathischer Mittel geschieht aus dem ganzheitlichen Ansatz, die Drüsenorgane in ihrer Funktion zu stärken, die Selbstregulation zu fördern bzw. die Regeneration eines Hormonorgans so weit anzuregen, dass die Organfunktion möglichst vollständig wiederherzustellen ist. Homöopathische Mittel und Injektionen haben dabei stets einen **Impulscharakter.** Es soll ein Reiz am betroffenen Organ – ob Schilddrüse, Hypophyse oder Nebennieren – gesetzt werden, durch den das Organ selbst wieder tätig wird und aus dem »Dornröschenschlaf« erwacht. Denn Hormongaben von außen führen dazu, dass der Körper die Eigenproduktion zurückfährt, was auch in einer vollständigen Aufgabe der Produktion enden kann. Zudem besetzen chemisch-synthetische Hormone gern die Zellrezeptoren, wodurch an die obersten Regierungszentralen im Gehirn gemeldet wird, dass die körpereigene Produktion gedrosselt bzw. eingestellt werden kann. Das passiert häufig bei einer langjährigen Einnahme von oralen Kontrazeptiva. Die Folge nach Absetzen der Mittel kann sein, dass sich das gesamte Hormonsystem wieder mühselig »aufrappeln« muss, um einen gesunden und kräftigen Zyklus mit allen dazugehörigen Hormonen aufzunehmen. Man fasst diesen Umstand unter dem Begriff *Post-Pill-Syndrom* zusammen.

Einige unterstützende und wirkungsvolle Präparate seien hier aufgeführt – oftmals Eigenherstellungen von Apotheken:

- Estradiol D4-Creme/-Globuli
- DHEA D4-Creme/-Globuli
- Cortisol 0,5%-Creme
- Pregnenolon 0,5%-Creme
- Cortisol D4-Creme/-Globuli
- HSC-Progesteron-Globuli
- HSC-Testosteron-Gobuli
- Melatonin D4-Creme/-Globuli
- T3 D4-Globuli
- T4 D4-Globuli
- Thyroidea D4-Globuli

- Schilddrüsen-Direktbalsam Nr. 3
- Thyroidea comp.
- Thyroidea / Ferrum comp.
- Thyroidea / Thymus comp.
- Glandula thyroidea GI D4-Ampullen (entweder als Trinkampulle oder als subkutane Injektion in Höhe der Schilddrüse)
- Ovaria comp.

Sollte eine Hormonsubstitution notwendig werden, sind homöopathische Mittel durchaus geeignet, Anpassungsstörungen an die künstlichen Hormone zu mildern und die Dosis der chemisch-synthetischen Hormone zu reduzieren. Im Fall von niedrigen künstlichen Hormongaben kann ein homöopathisches Mittel das chemisch-synthetische häufig vollständig ersetzen. Dies ist durch eine engmaschige Kontrolle der Laborwerte und die Beobachtung des Patienten und seiner Befindlichkeit möglich, z. B. mit dem Mittel Thyroidea Ferrum-Globuli von Wala statt einer L-Thyroxin-Gabe in Höhe von 25 µg.

Sicherlich wird sich aus der wissenschaftlichen Forschung und der Behandlungserfahrung heraus in den kommenden Jahren Neues für eine optimierte Hormonregulation ergeben. Wir Frauen haben intuitiv einen Zugang zu zyklischen Rhythmen. Der vermehrte rhythmische Ansatz in der Behandlung wird größere Erfolge und mehr Nutzen für unsere hormonelle und unsere gesamte physische und psychische Gesundheit bringen. Davon bin ich bereits jetzt fest überzeugt. Die Hormon-Balance-Kur und eine erhöhte Achtsamkeit dem Schlaf-wach-Rhythmus gegenüber zusammen mit bestimmten Übungen und zirkadianen Maßnahmen hat mich 8–9 Stunden erholsamen Schlaf erleben lassen, wie ich es vorher nicht kannte. Dieser ist die Basis für mehr Energie und eine größere emotionale Stabilität in meinem Leben.

Liebe Frauen, lassen Sie sich von ganzem Herzen einladen, Ihr Hormonsystem natürlich und weiblich auszugleichen! Sie werden gestärkt und gesund zu neuen Rhythmen und Ihrem ganz eigenen, weiblichen Zyklus (zurück-) finden – egal, in welcher Lebensphase Sie gerade sind. Ich möchte Sie beglückwünschen, dass Sie sich bis hierher durch die spannende Welt der Hormone haben bewegen und inspirieren lassen. Setzen Sie das Gelesene tatkräftig um – allein, mit einer Freundin und/oder mit kompetenter fachlicher Unterstützung –, und gönnen Sie sich ein ausgeglichenes, erfülltes, leidenschaftliches und vor allem gesundes, weises und weibliches Leben!

Happy Hormones – Happy Life!

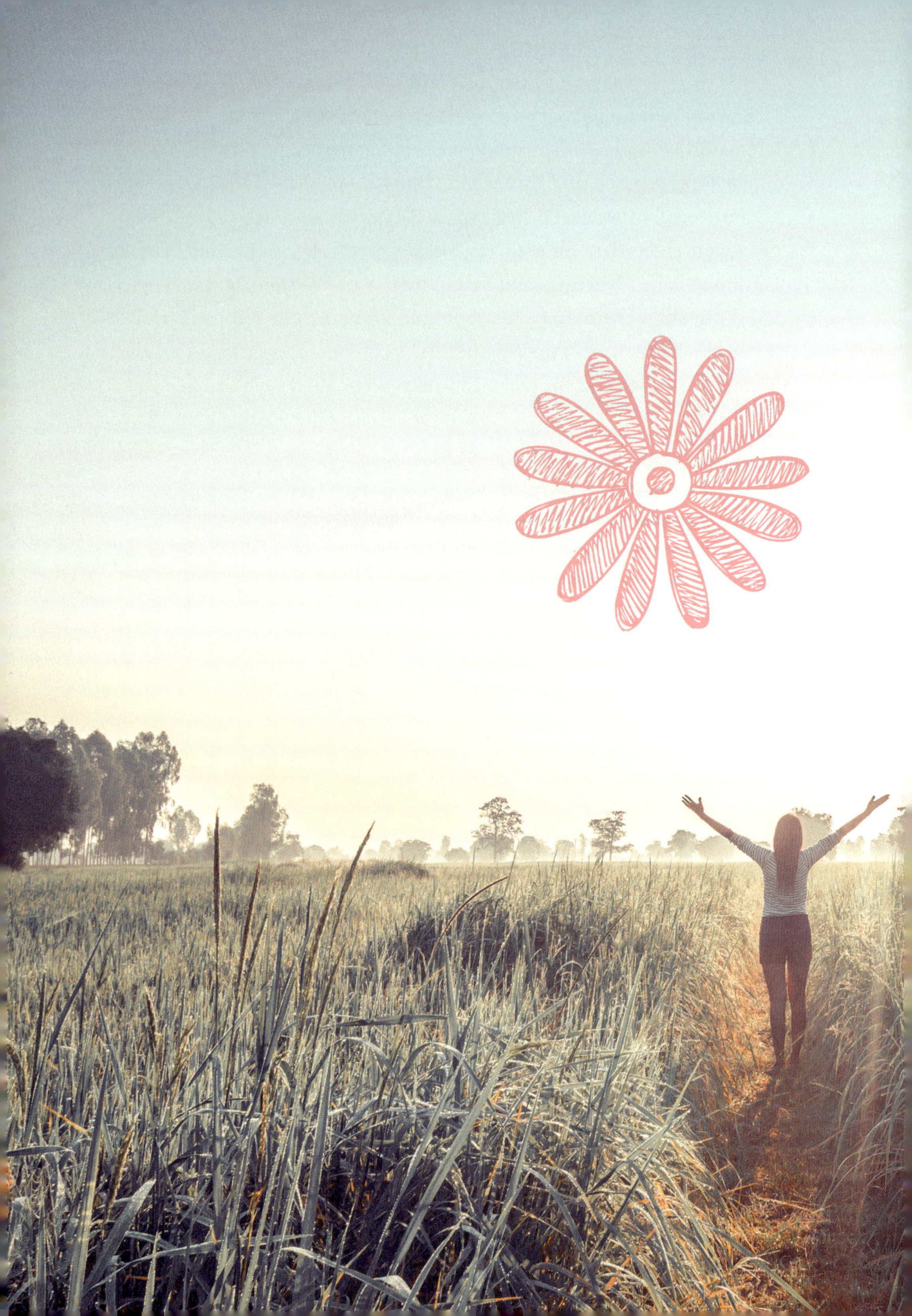

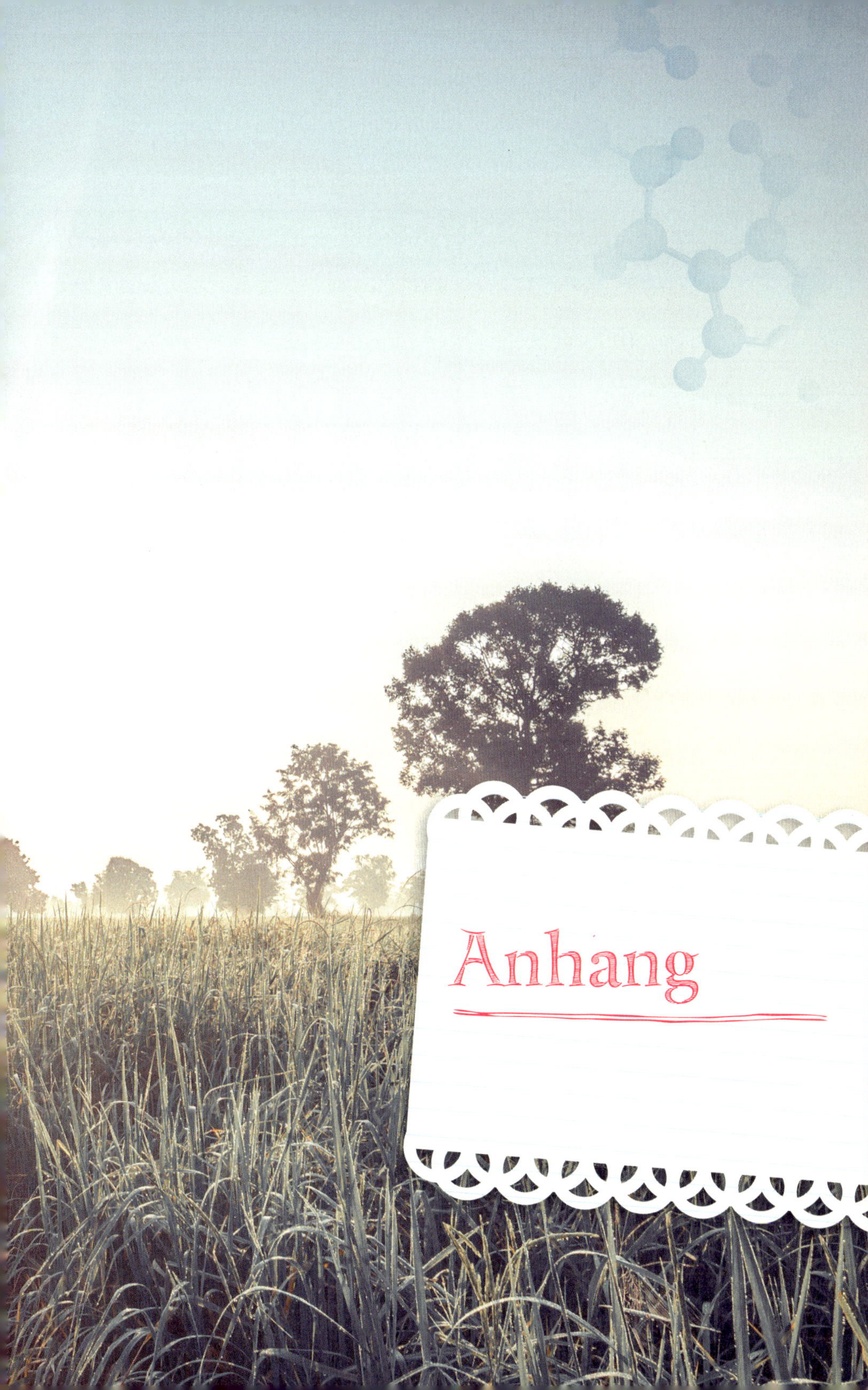

Anhang

Hormonwerte

<table>
<tr><th>Hormone – Testung im Serum</th><th>Einheit</th><th>25–30 Jahre (Follikelphase)</th><th>55–65 Jahre (Postmenopause)</th><th>Optimum als Richtwert für die Substitution</th></tr>
<tr><td>FSH</td><td>mE/ml</td><td>3–12</td><td>25–120</td><td></td></tr>
<tr><td>LH</td><td>mE/ml</td><td>2–8</td><td>15–100</td><td></td></tr>
<tr><td>Prolaktin</td><td>ng/ml</td><td>3,2–16</td><td>3–14</td><td></td></tr>
<tr><td>TSH basal</td><td>mE/ml</td><td>0,3–2,5</td><td>0,1–2,0</td><td>0,4–1,4</td></tr>
<tr><td>fT4</td><td>ng/dl</td><td colspan="2">0,7–2,5</td><td>1,45–2,5</td></tr>
<tr><td>fT3</td><td>pg/ml</td><td colspan="2">2,5–6,5</td><td>4,5–6,5</td></tr>
<tr><td>Melatonin</td><td>pg/ml</td><td>8–16</td><td>3–12</td><td>10–12</td></tr>
<tr><td>Serotonin</td><td>ng/ml</td><td>140–480</td><td>130–480</td><td>180–450</td></tr>
<tr><td>Pregnenolon-Sulfat</td><td>µg/l</td><td>70–250</td><td>10–70</td><td>150–300</td></tr>
<tr><td>Cortisol (zwischen 8 und 10 Uhr)</td><td>ng/ml</td><td>130–250</td><td>120–200</td><td>150–200</td></tr>
<tr><td>DHEA-S (DS)</td><td>µg/ml</td><td>1,8–2,8</td><td>0,4–1,1</td><td>2,0–2,8</td></tr>
<tr><td>Östron (Estron/E1)</td><td>pg/ml</td><td>28–58</td><td>22–45</td><td>< 75</td></tr>
<tr><td>Östradiol (Estradiol/E2)</td><td>pg/ml</td><td>38–70</td><td>12–30</td><td>38–60</td></tr>
<tr><td>Progesteron</td><td rowspan="3">ng/ml</td><td colspan="2">0,1–0,3</td><td>5–20</td></tr>
<tr><td>in der Lutealphase</td><td colspan="2">8–33</td><td>15–33</td></tr>
<tr><td>21./22. Tag</td><td colspan="2">10–25</td><td></td></tr>
<tr><td>Testosteron frei</td><td>pg/ml</td><td>1,4–2,5</td><td>0,2–0,8</td><td>0,8–2,0</td></tr>
<tr><td>Gesamttestosteron</td><td>ng/ml</td><td>0,2–0,4</td><td>0,1–0,3</td><td>0,3–2,0</td></tr>
<tr><td>Dihydrotestosteron (DHT)</td><td>pg/ml</td><td>56–95</td><td>22–45</td><td>70–130</td></tr>
<tr><td>IGF-1 (Insulinähnlicher Wachstumsfaktor)</td><td>ng/mg</td><td>205–480</td><td>110–185</td><td>180–240</td></tr>
<tr><td>IGFBP-3 (Bindungsprotein)</td><td>µg/ml</td><td>3,5–5,1</td><td>2,3–4,5</td><td>3,0–4,5</td></tr>
</table>

Hormone – Testung im Speichel	Einheit	25–30 Jahre (Follikelphase)	55–65 Jahre (Postmenopause)	Optimum als Richtwert für die Substitution
Cortisol				
morgens	µg/ml	3,7–9,5		
nachmittags	µg/ml	0,4–1,0		
abends	µg/ml	1,2–3,0		
nachts	µg/ml	0,6–1,9		

Die Testung der in der Tabelle aufgeführten Hormone wird im Blutserum empfohlen. Die Sexualhormone im Speichel zu testen, führt in der Regel zu falsch hohen Ergebnissen, die gegebenenfalls sogar Mängelzustände »beschönigen«. Lediglich die Testung des Cortisols im Speichel als Tagesprofil ist aussagekräftig und gut für eine Diagnostik geeignet. Außerdem ist das Verhältnis von Progesteron zu Östradiol (E2) im Speichel aussagekräftig und sollte als Richtwert bei einer gesunden, fruchtbaren Frau in der Lutealphase 300:1 betragen (Messung optimal 6 Tage vor dem Einsetzen der Menstruation).

Weitere wichtige Laborparameter

(Auswahl – individuell sind weitere Bestimmungen sinnvoll)

Laborparameter – Testung im Serum	Einheit	25–30 Jahre (Follikelphase)	55–65 Jahre (Postmenopause)	Optimum als Richtwert für die Substitution
Vitamin D	ng/ml	32–100	5–40	75–90
Ferritin	ng/ml	11–307		70–90 (besonders bei Haarausfall)
Blutzucker (nüchtern)	mg/dl	60–99		70–86

Chakrenzuordnung

Element	Chakren	Endokrine Drüse	Zugeordnete Hormone
Erde Rot (weiblich)	Wurzelchakra 1. Chakra	Ovarien (Eierstöcke), Testikel (Hoden)	Östrogene, Progesteron, Testosteron
Wasser Orange (weiblich)	Sakralchakra 2. Chakra	Nebennieren	Adrenalin, Noradrenalin, Cortisol
Feuer Gelb (weiblich)	Solarplexuschakra 3. Chakra	Pankreas (Bauchspeicheldrüse)	Insulin, Glukagon
Luft Grün	Herzchakra 4. Chakra	Thymusdrüse	Thymosin
Licht Blau	Kehlkopfchakra 5. Chakra	Thyroidea (Schilddrüse), Nebenschilddrüse	T1, T2, T3, T4, Chacitonin, Parathormon
pures Licht Indigo	Stirnchakra 6. Chakra	Hypothalamus, Hypophyse (Hirnanhangdrüse)	GH-RH/Somatostatin, CRH, LH-RH, TRH, GnHR, ACTH, TSH, LH, FSH, STH/GH, Prolaktin, Oxytozin, Vasopressin, MSH
pure Energie Violett	Kronenchakra 7. Chakra	Epiphyse (Zirbeldrüse)	Melatonin, Epiphysin
Seele Gold	8. Chakra	–	–
Spirit strahlend weißes Licht	9. Chakra	–	–

Instinkt	Körperliche Zuordnung	Psychologische Zuordnung	Veranlagung
Überleben, Zeugung	Enddarm, Beine, Füße, körperliche Stabilität, Ausscheidung	Schutz, Sicherheit, Selbstfürsorge	Überfluss, Kundalini
Sexualität	Nieren, Blase, Gebärmutter	Sex, Macht, Geld, Kontrolle, Kampf, Leidenschaft, Selbstachtung	Kreativität, Mitgefühl, Familiensinn
Macht	Magen, Leber, Milz, Bauchspeicheldrüse, Stoffwechsel, Verdauung	Mut, Kraft, Präsenz	Autonomie, selbstloses Dienen, Individuation, Langlebigkeit, Traumerfüllung
Liebe	Herz, Kreislauf, Lunge, Brüste, Immunsystem, Asthma	Liebe, Hoffnung, Hingabe, Mitgefühl, Intimität	selbstlose Liebe, Vergebung
psychische Ausdruckskraft	Kehlkopf, Hals, Nacken, Speiseröhre, Luftröhre	Träume verwirklichen, Kreativität, Vertrauen, Kommunikation	persönliche Kraft, Vertrauen, Wille
Kraft, Wahrheit	Gehirn, Augen, Nervensystem	Vernunft, Logik, Intelligenz, Depression, Leugnen	Erleuchtung, Selbstwahrnehmung
universelle Ethik	Haut, Gehirn, Hormonsystem	Selbstlosigkeit, Weisheit, Integrität	Transzendenz, Inkarnation
Transzendenz	Architekt des Körpers	–	Zeitlosigkeit
Befreiung	–	–	Unendlichkeit

Wichtige Adressen/Kooperationspartner

Linden-Apotheke
Apotheker Roland Andre e. K.
Kellerstr. 38
85276 Pfaffenhofen
Tel.: (08441) 76464
Fax: (08441) 83958
www.lindenapo-paf.de
(Hildegard Hirschzungenelixier zum Bestellen)

Markt-Apotheke Greiff
Marktplatz 36
94094 Rotthalmünster
Tel.: (08533) 919310
Fax: (08533) 9193129
marktapo.greiff@apotheke.de
www.marktapotheke-greiff.de
(Eigenherstellung von bioidentischen Hormonpräparaten, transdermalem Magnesiumgel, Bitterelixier, Teemischungen)

Klösterl-Apotheke
Färbergraben 12 Rgb.
80083 München
Tel.: (089) 54343211
Fax: (089) 53343277
apotheke@kloesterl.de
www.kloesterl-apotheke.de
(Eigenherstellung natürlichen Schilddrüsenextrakts Thyreogland, Liquid-Vitamin D3)

Weltapotheke
Lerchenfelder Str. 122
1080 Wien
Österreich
Tel.: +43 (01) 4052118
Fax: +43 (01) 4061413
office@weltapotheke.at
www.weltapotheke.at
(natürlicher Schilddrüsenextrakt)

Lab4more GmbH
Augustenstr. 10
80333 München
Tel.: (089) 5432170
Fax: (089) 54321755
info@lab4more.de
www.lab4more-online.de
(Labor für Komplementärmedizin, Anti-Aging-Medizin und Orthomolekular-Medizin, Speziallaboranalysen, Hormonanalysen – enge Zusammenarbeit mit Amerika, führende Wissenschaft in diesem Bereich)

Sunday Natural Products GmbH
Jan Alexej Gottschau
Potsdamer Str. 81c
10785 Berlin
service@sunday.de
www.sunday.de
(ausgezeichnetes Vitamin D3/Vitamin K2-Präparat – Testsieger, MHA-Vitamin B12-Präparat – neuartige Kombination)

Kräuterparadies Wilhelm Lindig

(»Kräuter- und Wurzelsepp«)
Blumenstr. 15
80331 München
Tel.: (089) 2657726
Fax: (089) 2326857
lindig@phytofit.de
www.phytofit.de
(Kräuter für die Eigenherstellung des Hirschzungenelixiers nach Hildegard von Bingen und des Leberwickels, Internetbestellung und Versand möglich)

Eußenheimer Manufaktur UG (haftungsbeschränkt)

Lisa und Andrea Amthor
An der Tabaksmühle 3
97776 Eußenheim
Tel.: (09353) 996301
Fax: (09353) 996302
kontakt@eussenheimer-manufaktur.de
www.eussenheimer-manufaktur.de
(effektive Mikroorganismen, Darmreinigung, Prä- und Probiotika für Mensch, Tier, Haushalt, Garten und Landwirtschaft)

Hannelore Mohr

Fachärztin für Allgemeinmedizin, Naturheilverfahren, Homöopathie und Akupunktur
Wasserburger Landstr. 225
81827 München
Tel.: (089) 4306100

Wailea Music Academy GmbH

Irene Xander
Brühler Landstr. 2
50997 Köln
Tel.: (0221) 37791388
Fax: (0221) 37791390
info@wailea-music-academy.de
www.wailea-music-academy.de
(Bühnentraining für authentischen Selbstausdruck und Selbstsicherheit, Stimmbildung, Gesang als Mittel zur Stärkung u. a. der Gehirnhormonzentren und der Schilddrüse)

The Feminine Pleasure Principle Seminare & Trainings für Frauen

Margit Königsecker
München/Köln/Wien
Tel.: 0176 98613215
office@margit-koenigsecker.com
www.thefemininepleasureprinciple.com
(transformatives Leadership-Training für Frauen, Hormone in Balance durch Wiederentdecken weiblicher Qualitäten, Sinnlichkeit, Service und Entspannung)

Über die Autorin

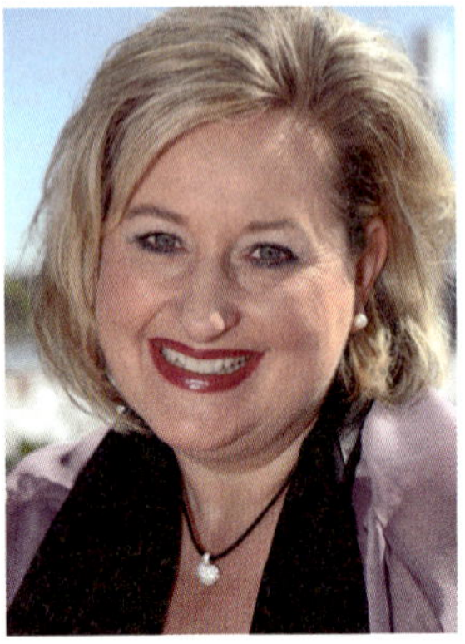

Sabine Hauswald, Jahrgang 1966, in München geboren, hatte sich zunächst für den Beruf der Physiotherapeutin entschieden und übte diesen u. a. in einer großen, eigenen Praxis über mehr als zwei Jahrzehnte aus. Zunehmend beschäftigte sie sich mit den großen Medizinsystemen der Welt: Diverse Ausbildungen in TCM, Energiearbeit, Ayurveda, traditioneller europäischer Medizin, astrologischer Medizin und Astrologie folgten. 2007 absolvierte sie erfolgreich die Prüfung zur Heilpraktikerin, ließ sich weiter zur Neuraltherapeutin ausbilden, erlernte die klassische Kräuterheilkunde, die traditionelle europäische Naturheilkunde sowie Orthomolekular-Medizin und kam durch viele Betroffene, Patienten und Menschen in ihrem privaten Umfeld und insbesondere dank ihrer Neugierde zu den Themen Schilddrüse und Hormonsystem. Infolge einer Leadership-Coaching-Ausbildung integrierte und verband sie ihre Leidenschaft für die Gesundheit, die kosmischen Zusammenhänge und die Menschen miteinander, um als Expertin für die Bereiche Schilddrüse und Hormonsystem in besonderer Weise aufzuklären und Bewusstsein zu schaffen. Sie begleitet und coacht ihre Klienten mit tiefem medizinischem und astrologischem Wissen zu einem kraftvollen, glücklichen und gesünderen Leben. Sie gibt u. a. heilpraktische Einzelsitzungen und Coachings mit und ohne astrologischem Bezug. Mit Leidenschaft und Erfolg leitet sie ihre Teilnehmer in mehrmonatigen Schilddrüsen- und Hormongruppen zu einer neuen Lebensqualität und transformativen Erkenntnissen der eigenen Persönlichkeit. Bei Vorträgen und Intensivtagesworkshops kann ihre Arbeit rund um eine ausgeglichene, harmonische Schilddrüse und die »Happy Hormones« kennengelernt werden.

www.sabinehauswald.de
www.happyhormones.eu

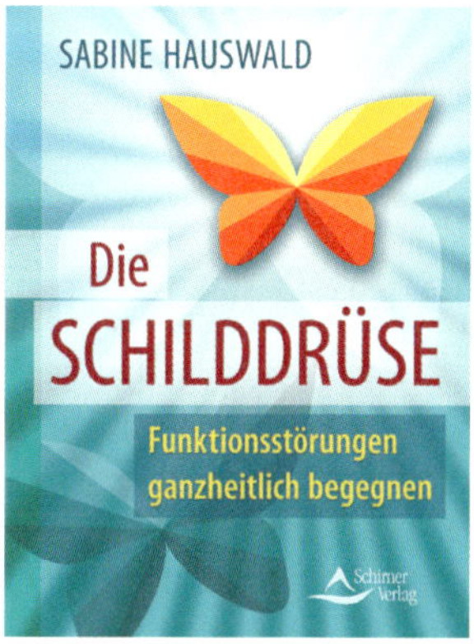

Die Schilddrüse
Funktionsstörungen ganzheitlich begegnen
248 Seiten
ISBN 978-3-8434-1255-1

Sabine Hauswald beleuchtet alle wichtigen physischen Grundlagen, Behandlungsmethoden und zusätzliche Hilfsmaßnahmen bei Schilddrüsenüber-, -unterfunktion oder -autoimmunerkrankungen. Darüber hinaus erhalten Sie Einblicke in die seelisch-spirituellen Zusammenhänge.

Literatur- und Quellenverzeichnis

Bücher

Allgeier, Riki; Amann, Max: Der himmlische Heilpflanzenführer. BACOPA, Schiedlberg 2017
Amen, Daniel G.: Das glückliche Gehirn. Goldmann, München 2010
Buchner, Elisabeth: Wenn Körper und Gefühle Achterbahn spielen … Hormone natürlich ins Gleichgewicht bringen. FVB, Kleinsendelbach 2007
Dahlke, Ruediger: Krankheit als Symbol. Bertelsmann, München 2007
Dahlke, Ruediger; Dahlke, Margit: Die Lebensprinzipien – Wege zu Selbsterkenntnis, Vorbeugung und Heilung. Arkana, München 2011
Eckert, Achim: Das Tao der Akupressur und Akupunktur – Die Psychosomatik der Punkte. Haug, Stuttgart 2002
Gottfried, Sara: Die Hormonkur. VAK, Kirchzarten 2014
Gottfried, Sara: 10 Jahre jünger! So steuern Sie Ihre Gene und senken Ihr biologisches Alter. VAK, Kirchzarten 2017
Gottfried, Sara: Die Hormondiät. VAK, Kirchzarten 2016
Hammon, André: Astrologische Gesundheits-Fibel. Edition Astrodata, Wettswil 2000
Hauswald, Sabine: Die Schilddrüse – Funktionsstörungen ganzheitlich begegnen. Schirner, Darmstadt 2016
Kalbermatten, Roger: Wesen und Signatur der Heilpflanzen. AT, Aarau 2002
Kleine, Bernhard; Rossmanith, Winfried G.: Hormone und Hormonsystem – Lehrbuch der Endokrinologie. Springer Spektrum, Berlin, Heidelberg 2014
Knaus, Harald: Schriftenreihe Spirituelle Heilkunst: Drüsen und Chakras – Zentren der Schöpferkraft und Transformation. Narayana, Kandern 2010
Lee, John R.: Natürliches Progesteron – Ein bemerkenswertes Hormon. AKSE, Wörthsee 1997
Madejsky, Margret: Lexikon der Frauenkräuter. AT, Baden, München 2008

Madejsky, Margret; Rippe, Olaf: Die Kräuterkunde des Paracelsus. AT, Baden, München 2006
Madejsky, Margret; Rippe, Olaf: Heilmittel der Sonne. AT, Aarau, München 2013
Müller, Nikolaus: Anatomisches Frauenbuch – Zeitgemäße Frauenpflege. Eigenverlag, München 1929
Northrup, Christiane: Frauenkörper Frauenweisheit – Wie Frauen ihre ursprüngliche Fähigkeit zur Selbstheilung wiederentdecken können. ZS, München 2017
Platt, Michael: Adrenalindominanz erfolgreich behandeln. VAK, Kirchzarten 2015
Platt, Michael: Die Hormonrevolution. VAK, Kirchzarten 2009
Rätsch, Christian: Pflanzen der Liebe. AT, Aarau 1995
Rieger, Berndt: Die Schilddrüse – Balance für Körper und Seele. Herbig, München 2014
Rieger, Berndt: Die Schilddrüsen-Massage. Nymphenburger, München 2016
Rippe, Olaf; Madejsky, Margret; Ochsner, Patricia; Rätsch, Christian: Paracelsusmedizin. AT, Aarau 2001
Römmler, Alexander (Hrsg.): Hormone – Leitfaden für die Anti-Aging-Sprechstunde. Thieme, Stuttgart 2014
Sage, Martin; Becker, Sonja: Coaching – Erfolg im 21. Jahrhundert. Sokrates, München 2011
Sage, Martin; Becker, Sonja: Time & Money – How to spend the rest of your life. Spicewood, New York 2002
Scherer, Hermann: Glückskinder. Campus, Frankfurt am Main 2016
Schmitt-Homm, Rüdiger; Homm, Simone: Handbuch – Anti-Aging und Prävention. VAK, Kirchzarten 2013
Selawry, Alla: Metall-Funktionstypen in Psychologie und Medizin. Haug, Heidelberg 1991
Sonnenschmidt, Rosina: Endokrine Drüsen – Basiskräfte der Spiritualität. Narayana, Kandern 2010
Strelow, Wighard: Die Heilkunde der Hildegard von Bingen. Lüchow, Bielefeld 2005
Szielinski, Sonja: Die Haltung einer Göttin. Schirner, Darmstadt 2014
Tomasek-Sage, Gigi; Engel, Birgit Claire: Hallo Tarzan! Rowohlt, Reinbeck 2004
Ursinus, Lothar: Mein Blut sagt mir … Labor ganzheitlich. Schirner, Darmstadt 2015
Villoldo, Alberto: Das geheime Wissen der Schamanen. Goldmann, München 2001
Wright, Jonathan; Lenard, Jane: Bioidentische Hormone – Das Standardwerk. VAK, Kirchzarten 2011
Zehentbauer, Josef: Körpereigene Drogen – Garantiert ohne Nebenwirkungen. Patmos, Ostfildern 2015

Artikel

Amann, Max: Die Lieblingsarzneien des Paracelsus, unter: www.natura-naturans.de/artikel/pdf/die_lieblingsarzneien_des_paracelsus.pdf
Heinrich, Christian; Rehermann, Vanessa: Die Dirigenten unseres Lebens, unter: www.zeit.de/zeit-wissen/2013/04/hormone-haushalt-botenstoffe/komplettansicht?print

Madejsky, Margret: Blumen für die Vagina, unter: www.natura-naturans.de/artikel/pdf/blumen_fuer_die_vagina.pdf
Madejsky, Margret: Alchymilla, unter: www.natura-naturans.de/artikel/pdf/alchymilla.pdf
Madejsky, Margret: Natürliche Hilfe bei unerfülltem Kinderwunsch, unter: www.natura-naturans.de/artikel/pdf/natuerliche_hilfe_bei_unerfuelltem_kinderwunsch.pdf
Madejsky, Margret: Post-Pill-Syndrom, unter: www.natura-naturans.de/artikel/pdf/post_pill_syndrom.pdf
Tulipan, Julia: Hunger und Sättigung – mehr als nur Willenskraft, unter: https://paleolowcarb.de/hunger-und-saettigung-mehr-als-nur-willenskraft/
Prof. Dr. rer. nat. Alfred O. Mueck, Universitäts-Frauenklinik und Forschungs-Institut für Frauengesundheit Tübingen, Hormontherapie Systemische Progesterontherapie – transdermal?

DVDs

Madejsky, Margret: Wenn die Hormone verrückt spielen. Natura Naturans, München
Rippe, Olaf: Heilen im Einklang mit den Sternen – Silber und Kupfer in der Frauenheilkunde. Natura Naturans, München
Wilkens, Johannes: Gutartige und bösartige Schilddrüsentumore aus der Sicht der Anthroposophischen Medizin. Natura Naturans, München

Bildnachweis

Von der Bilddatenbank www.shutterstock.com:

Layoutelemente: Molekül: # 454636948 (© Raimundo79), Blume: # 96424850 (© blue67design), Notizzettel oben auf allen Seiten und an Bildern: # 79896766 (© littleWhale), rosa Papier: # 134649560 (© egluteskarota), linierte Karteikarte: # 79924417 (© littleWhale), Linie: # 140526073 (© Eva Kali), Blätterranke auf rosa Papier: # 93898969 (© LiveWithArt);
S. 10: # 583719715 (© MJTH), S. 18/19: # 737174689 (© Albina Glisic), S. 21: # 389736331 (© Aleksey Stemmer), S. 33: # 89667043 (© wikki), # 330315446 (© marina_ua), S. 35: # 327502139 (© Blamb), S. 645657694 (© Vecton), S. 43: # 726023947 (© savageultralight), S. 48: # 187162169 (© stockshoppe), S. 50: # 147789452 (© Alila Medical Media), S. 55: # 686788594 (© Stella Oriente), S. 57: # 377335720 (© Teguh Mujiono), S. 65: # 208568053 (© sciencepics), S. 67: # 638631751 (© Sakurra), S. 73: # 606030836 (© I-ing), S. 80/81: # 58165474 (© photoff), S. 86: # 377885788 (© lenina11only), S. 88: # 193603451 (© Kuznetcov_Konstantin), S. 92: # 555831739 (© stockfour), S. 102: # 492920140 (© Chuchawan), S. 115: # 42847831 (© Iakov Kalinin), S. 121: # 64697893 (© Anatoly Tiplyashin), S. 138: # 710071993 (© sergey karabanov), S. 149: # 282764882 (© stockfour), S. 159: # 441578305 (© InaKos), S. 160: # 615988037 (© NEGOVURA), S. 169: # 322362191 (© MBLifestyle), S. 173: # 256888003(© michaeljung), S. 176/177: # 141704224 (© FamVeld), S. 181: # 18814756 (© logoboom), S. 187: # 709224187 (© Tomsickova Tatyana), S. 192: # 367523318 (© Cool_photo), S. 196/197: # 653061547 (© Olga Sapegina), S. 199: # 684743329 (© Olga Vladimirova), S. 211: # 477710311 (© Shaiith), S. 221: # 711355732 (© Mladen Mitrinovic), S. 229: # 396385576 (© Ventura), S. 236: # 196145165 (© Nejron Photo), S. 240/241: # 336993668 (© Mr.Yotsaran)

Register

Danke für deine REZENSION

– Gemeinsam sind wir mehr –

Liebe Leserin, lieber Leser,

von Herzen danken wir dir, dass du dieses Buch in den Händen hältst und es bis zum Ende gelesen hast. Das bedeutet uns, dem Schirner Verlag und seinen Autoren, sehr viel. Aus voller Überzeugung und mit Hingabe widmen wir uns seit vielen Jahren Themen, die unser aller Lebensqualität und Bewusstwerdung dienlich sind, und hoffen, einen Beitrag für eine lichtvollere Welt leisten zu können. Wenn dir unsere Arbeit gefällt, möchten wir dich bitten, dir einige Minuten Zeit zu nehmen, um dieses Buch zu rezensieren. Warum? Die meisten Menschen lesen Rezensionen, bevor sie ein Buch kaufen, da sie hierdurch einen Eindruck bekommen, ob und wie der Inhalt des Buches den Leser erreicht hat. Eine kurze Rezension ist dabei ebenso hilfreich wie eine lange, sehr ausführliche. Um es auf den Punkt zu bringen:

Eine Rezension ist heutzutage die beste Werbung für ein Autorenwerk!

Wenn du den Schirner Verlag und seine Autoren neben dem Buchkauf auch anderweitig unterstützen willst, dann bitten wir dich: Schreibe für jedes Werk eine Rezension – am besten auf der Seite, wo du es gekauft hast, und zusätzlich beim Schirner Verlag und bei Amazon. Das wäre nicht nur eine Wertschätzung für die Autoren, sondern kann dazu beitragen, dass die Verkaufszahlen steigen und der Schirner Verlag auch in herausfordernden Zeiten Bestand hat.

WIE SCHREIBT MAN EINE REZENSION?

Grundsätzlich sollte eine Rezension aus der eigenen, subjektiven Sicht geschrieben werden, da es sich um eine persönliche Meinung handelt. Du kannst in zwei Sätzen deine Gefühle zu dem Buch äußern oder eine längere Rezension verfassen. Falls du nicht weißt, wie du beginnen sollst, hier ein paar Anregungen:

- War das Buch leicht verständlich geschrieben? Wie hat dir die Sprache gefallen? Wie war die Aufteilung zu den verschiedenen Themen?
- War es unterhaltsam? War es deiner Meinung nach mit Herzblut und Liebe geschrieben? Wie hat es auf dich gewirkt?
- Hat es dein Herz berührt? Konntest du dich wiederfinden?
- War es tief greifend genug? Hast du viel Neues gelernt?
- Hat es gehalten, was der Titel und die Buchbeschreibung versprochen haben? Hat es deine Erwartungen erfüllt?
- Was macht das Buch besonders? Warum sticht es heraus im Vergleich zu anderen Büchern, die ein ähnliches Thema behandeln?
- Würdest du das Buch weiterempfehlen oder verschenken?

Dankeschön